"十三五"军队重点学科专业建设项目

U0259160

五官医学与教学研究

WUGUAN YIXUE YU JIAOXUE YANJIU

吴　强◎主编

中国纺织出版社有限公司

图书在版编目（CIP）数据

五官医学与教学研究 / 吴强主编 . -- 北京 ：中国
纺织出版社有限公司，2022.8

ISBN 978-7-5180-9620-6

Ⅰ.①五… Ⅱ.①吴… Ⅲ.①五官科学 – 教学研究
Ⅳ.①R76

中国版本图书馆 CIP 数据核字(2022)第 115757 号

责任编辑：樊雅莉　　责任校对：王蕙莹　　责任印制：王艳丽

中国纺织出版社有限公司出版发行
地址：北京市朝阳区百子湾东里 A407 号楼　邮政编码：100124
销售电话：010—67004422 传真：010—87155801
http://www.c-textilep.com
官方微博 http://weibo.com/2119887771
三河市宏盛印务有限公司印刷　各地新华书店经销
2022 年 8 月第 1 版第 1 次印刷
开本：787 × 1092　1 / 16　印张：12
字数：300 千字　定价：78.00 元

编委会

主　编：

吴　强　陆军特色医学中心

李崇义　陆军特色医学中心

戴　楠　陆军特色医学中心

熊艳丽　陆军特色医学中心

编　委：

李梦侠　陆军特色医学中心

陈其芳　陆军特色医学中心

黄　洲　陆军特色医学中心

耿　钊　陆军特色医学中心

陈　全　陆军特色医学中心

刘雨辉　陆军特色医学中心

谭　亮　陆军军医大学第一附属医院

郑　鸿　陆军军医大学第二附属医院

前　　言

　　科学的临床教学管理是教学医院完成教学工作的基础，是医院实现医、教、研协同发展的关键。在医学精英教育向大众普及教育发展和医教协同卓越医学人才培养改革背景下，临床教学的科学化、规范化管理显得更加重要。本书的目的就是要弥合医学教育理论和实际知识传授之间的裂隙，企盼帮助临床医生以及其他卫生保健领域的教师理解当今的教育原则，并对他们在具有现今课程计划特色的多样化教学过程中施教授业，提供实际的帮助。

　　本书涵盖了笔者临床教学组织与管理及临床疾病诊疗的经验，以及近年来笔者在教学研究与改革中取得的成就。本书从五官科医学教学的教育策略与技术、五官科医学教学中的课程主题、糖尿病视网膜病变、视网膜母细胞瘤、青光眼、白内障与屈光不正、耳肿瘤、鼻肿瘤、咽喉肿瘤、口腔颌面肿瘤等疾病诊疗进行阐述，为医院五官科临床教学与临床疾病诊疗提供参考，供同行学习时借鉴。

编者
2022 年 4 月

目 录

第一章　五官科医学教学的教育策略与技术

第一节　基于结果的教育

一、从过程到结果的转变

基于结果的教育理念较早以前就已经提出。Mc Gaghie 等曾在世界卫生组织刊物中提出过将基于结果的教育应用于医学教育的设想。在之后的数年中，政策制定者们开始认识到在 20 世纪末众多重要报告中出现的医疗保健系统中的不良质量和安全问题（IOM，2001；Frenk et al，2010）。在过去的 20 年中，对一名医生的胜任力和能力的思考和讨论已有很大的改变。事实上，向基于结果的教育的转变是过去 10 年或 20 年中医学教育最有意义的发展，这比教育策略的改变[如基于问题的学习（Problem-based learning，PBL）]、教学方法的改变（如使用新学习技术）、评价方法的改变（包括使用档案袋）都更为关键。尽管这些都非常重要，但是归根结底，它们都只是达成目标的方式，最主要的仍然是教育的结果——医生所获得的能力。

一名教师帮助其学生学习的最有效方法之一，就是在课程的第一天与他们讨论预期的学习结果。

现在教育工作者的态度已经有了一种转变：从以过程为重心，即认为教育方法是最重要的，转向以结果为重心，即认为毕业生的能力和态度是最重要的。这就是基于结果的教育（OBE）的本质。而使用模拟器和在线学习、基于团队和跨专业课程学习，以及如客观结构化临床考试（OSCE）和小型临床评估演练（mini-CEX）的评价方法均有其重要性，并将会在本书的其他章节中详述。但是，这些方法和技术对教育项目的作用均要以预期学习结果为导向。

二、转向 OBE 的趋势

现今国际上，OBE 正处于课程发展的领先水平。英国医学总会（GMC）对医学院的指南《明日医生》，也将其重点从 1993 年的强调整合、基于问题的学习及滥用大班授课，转变为 2003 年与 2009 年的强调在完成本科生课程时预期取得的学习结果。

在 2013 年和 2014 年的欧洲医学教育协会的会议上，越来越多研究者和教育家就这一问题进行讨论，而在新加坡举行的第四届亚太医学教育会议中，OBE 直接成为其主题。

美国医学院校协会（AAMC）则以 2014 年施行的住院医师核心可信赖的专业行为（CEPAERs）倡议更进一步推行基于结果的医学教育。美国的住院医师培训项目主任们感到十分失望，因为许多医学院校毕业生并没有为住院医师项目做好充分准备。这一倡议在一定程度上是对这种状况的回应。由加拿大皇家医师学院发布的加拿大对医学专家的教育定位（CanMEDS）的推荐意见，以及美国毕业后医学教育认证委员会（ACGME）的胜任力领域确定了毕业后教育的预期学习结果。欧洲医学教育协会（AMEE）和国际胜任力导向医学教育（ICBME）组织在2016年举办了一次国际峰会，以了解目前就基于胜任力的医学教育和OBE的发展和创新情况。上述可信赖的专业行为正是OBE从其原则和理念向普遍执行转变的信号。

三、为什么要向OBE转变

OBE并不是缺乏教育基础的一时狂热。尽管对这一方法也有过反对的声音，但OBE目前位于教育思想的中心位置是有充分理由的。以下是采用OBE的理由。

（一）关注医疗保健的质量和胜任力被忽略的领域

已有来自世界卫生组织（WHO）、经济合作与发展组织（OECD）和联邦基金会（CMWF）的多份报告提到，在全世界范围内，医疗卫生服务的品质和安全间存在着持续性的差距。在医疗保健服务中，也出现大量不合理的偏差。这就使政策制定者们开始关注医学教育事业，因为医学教育事业可以使卫生工作者更好地为21世纪的医疗实践做好准备，而这正是上述问题的解决方法之一。

对一个教育项目的预期学习结果的思考可以使人对教学内容的有效性进行反思，因而可以发现一些可能被遗漏或忽视的地方，包括临床沟通技能、临床推理、决策能力、自我评价、品质与安全提高技能、跨学科团队协作、创造性、患者安全与社会职责，而这些都是临床医生重要的能力。为了达到这个目的，需要明确学生毕业时应掌握的能力，并依靠课程的学习来培养他们，这一点应该得到确认。

（二）过大信息量的问题

几乎每两年，医学和医学科学的发展就会将人类原有的知识量翻倍，这明显引发了医学课程问题。尽管课程的时长几乎保持一致，但是我们所期待学生学习的知识量却明显增多了。我们不能对学生们说："我并不能准确地告诉大家我期待大家在课上学到什么，大家做好自己的事情就可以了。"我们需要从更广泛的范围中更清晰地指出学习目标。

（三）学生学习过程的评价和教育的连续性

本科、毕业后和继续教育阶段间无缝衔接的需要目前已经被接受，而这之中所暗含的是对学生或学员预期学习结果的清晰展示，例如在其进入下一阶段前所要求掌握的临床沟通技能、开具处方能力或临床操作能力。

在学习者完成培训项目的每一个阶段，包括4年、5年或6年的本科生课程时，也需要有对其所取得成果的清晰要求。针对每一个学习结果的进展情况，使用图表对之进行记录将有所帮助（图1-1）。

学习结果也对涉及不同阶段之间医学教育的持续性提供了蓝本。

学生在每一个结果中的进展可以从不同方面看待：

（1）增加宽度，如扩展新的论题或设置不同的实践背景。

（2）增加难度，如更高标准或深入的考量。

（3）增加对医疗实践的适用性和应用性，如从理论向实践的转变和将所学与医生的工作进行整合。

（4）增加熟练度，如进行更加高效的工作。

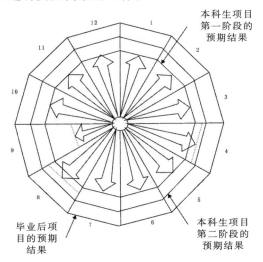

图 1-1　第一阶段学生与其相对应的12个学习结果的进度表。每一个结果的预期进展分别由其第一阶段、第二阶段、毕业后学习阶段项目的内层、中层、外层的靶点表示[已获得 Harden RM 许可：Learning outcomes as a tool to assess progression.Medical Teacher,2007,29（7）：682.]

（四）以学生为中心和个性化学习

现在有向以学生为中心的教育和独立学习转变的趋势。如果期望学生也能对其学习负责的话，则需要教师和学生都对所要求的学习结果有清晰的认识。卡耐基教学促进基金会的报告指出，学习结果的标准化和学习过程的个性化是医学教育的四大目标之一。Cooke等指出，清楚地解释学习结果可以提高教育效率，根据每位学习者的需求制定个性化教育目标，并尽可能减少学员的培训时长。同时，以学生为中心也要求通过专注于对学习进行目标设置、反馈收集行为、自我激励和自我管理，来帮助学员参与到对其学习的管理中。

（五）个人责任

不同的参与者，包括学生、教师、医疗工作者、社会大众和政府目前都期待能对教育项目的出口——学习结果有清晰的解释。将教育项目视为一种培训重点并不确定的"神奇的神秘旅行"已不再合适了，而这一点在资源有限的财政紧缩时期则显得尤为重要。

对学习结果的清晰解释对于支持目前在学术标准上的强调，以及医学院校教育项目认证都十分重要。而学习结果对于通过如 ASPIRE-to-excellence 项目对医学院的优秀教育成果进行认可也非常重要。

四、OBE 的实行

（一）学习结果和指导目标

OBE 会对学习结果进行确定、阐述并就其所有相关问题进行沟通。认识到需要为学习者提供有关学习终点和学习过程这一点并不陌生。在20世纪60年代，Mager 曾在推动使用指导目标时问道：如果一个人并不知道他的目的地是哪里，那他怎么决定如何到达目的地呢？学习结果与指导目标的五大重要区别为：

（1）学习结果如果设置恰当，则会是直观和易于掌握的，并易于应用在课程计划、教学、学习和评价中。

（2）学习结果是一种广义陈述，常围绕着包含8～12个更高阶的学习结果的框架来设计。

（3）学习结果认可知识、技能和态度在真正的临床实践中的相互作用和整合，以及其分离的真实性。

（4）学习结果代表的是在学习结束时将取得和进行评价的内容，而不仅是愿望和所计划要获取的内容。

（5）这种逆向设计的方法鼓励教师和学生有共同的目标结果。

（二）结果框架

学习结果通常表现为一个框架中一组公认的区域，而这些区域则代表了期望医生具有的能力。基于胜任力的教育与基于结果的教育有许多异曲同工之妙，而胜任力框架也可能与结果框架相似。被苏格兰医生采用的Dundee三环模型（Dundee three-circle model）（图1-2）则是结果框架的一个例子，这一模型包括以下内容。

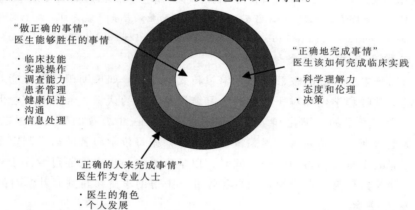

图1-2 苏格兰医生模型（Scottish Doctor）中的Dundee三环框架，包括12项学习结果区域（Scottish Deans's Medical Curriculum Group: The Scotish Doctor, 2008, AMEE, Dundee）

1.内层环（做正确的事情）

技术胜任力——一名医生能够胜任的事情，被分成7个区域，例如临床技能、实践操作等。

2.中间层环（正确地完成事情）

智力、情绪和分析胜任力——一名医生如何处理其临床实践。这包括了对于基础科学和临床科学的理解、合适的态度、恰当的判断和决策。

3.外层环（正确的人来完成事情）

个人智慧——包括医生的角色和个人发展。

全球医学教育最低要求（GMER）规范也使用了相似的框架。ACGME则定义了对所有学科的医生培训均适用的六大胜任力。这些都与图1-3中的苏格兰医生学习结果模型相关。而最近更新和修订的加拿大对医学专家教育的定位（CanMEDS）的框架，则以医生的六大角色为基础：医学专家、沟通者、合作者、领导者、健康倡议者、专业学者。结果或胜任力框架中的每一个主要区域都可以更细节化。

苏栏兰医生模型学习结果		ACGME结果项目					
		a 患者照顾	b 医学知识	c 以实践为基础的学习和提高	d 人际沟通	e 专业精神	f 基于系统的实践
A	1.临床技能						
	2.实践操作						
	3.患者调查						
	4.患者管理						
	5.健康促进和疾病预防						
	6.沟通						
	7.信息处理						
B	8.科学基础						
	9.态度与伦理						
	10.决策						
C	11.卫生系统中的医生角色						
	12.个人发展						

图1-3 ACGME及苏格兰医生学习结果模型

（三）选择或准备结果框架

当第一次设定了一组学习结果后，对于框架的使用有以下3种情况：

（1）采用上文提到的已存在的框架。

（2）对已存在的框架进行修改，以适用于教育项目的特定需求。

（3）设计新的框架。任何新的框架都应该根据表1-1中所描述的结果框架标准进行核对。

表1-1 结果及胜任力框架的标准

· 对使用者来说，框架清晰、直观

· 该框架可反映已被接受和定义的胜任力区域

· 教育项目的愿景和任务都可由所选取的区域反映

· 结果区域的数量是可控的（常为6～12个）

· 该框架支持在每一个区域中的结果的发展

· 该框架显示出不同结果间的关系

五、OBE 的实施

实施 OBE 的重要步骤之一就是确定用于实施 OBE 的框架。如前所述，已有许多国家选择使用胜任力模型来具体执行 OBE。胜任力是用于描述首要结果的重要机制。然而，实现胜任力目标却是有挑战性的，而这就催生了平行概念、里程碑和可信赖专业活动的产生。里程碑提供了不同程度发展连续体的胜任力和子胜任力的叙述性描述。简单来说，里程碑所描述的是在相关的临床胜任力方面所期望学习者能够取得的在技术、知识和行为上的表现水平。里程碑设计了可观察行为和其他将学习者培养为医生的框架（图 1-4）。而现在，ACGME 则在美国将里程碑作为认证的一部分。

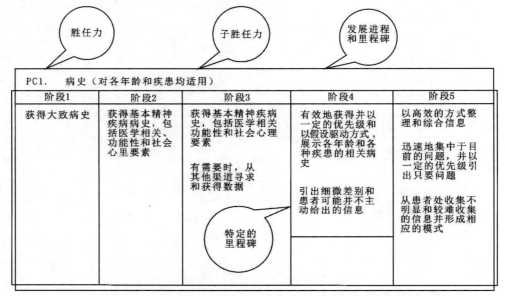

图 1-4 ACGME 专科里程碑的示例模板，该模板中描述了毕业后培训项目的五个发展阶段
（已获得 ACGME 许可）

可信赖的专业行为（EPAs）的概念最先在荷兰出现，并首先在妇产科助理医师的培训中得到应用。

如最近由 Ten Cate 所定义的：这是学员可被"信赖"的活动，EPAs 应该是专业核心的代表。简单来说，EPAs 所描述的是某一位专科医师在其住院医师或专科医师培训结束后可以独立完成的事情。使用里程碑作为"结构单元"来建立定义了专科核心活动的 EPAs，并将此作为一种用于定义培训项目更加整体化结果的方法，这已经在许多国家的许多专科中变得越来越流行，EPAs 可以指导项目和课程的评估。

基于结果的课程：在 OBE 中，关于教学和学习方法、课程内容、教育策略、评价、教育环境甚至是学生选拔的决定，都应该以特定的学习结果为基础。现在，许多关于 OBE 的注意力则集中在具体化的学习结果，而较少集中在如何具体实施 OBE。OBE 有两项要求：第一是学习结果应被清楚地定义和展现，第二则是与课程相关的决定均应以特定的学习结果为基础。只有当以上两个要求均满足时，才能推断这一项目是基于结果的。不要使用学习结果作为课程或学习项目的表面形式。学习结果需要对教师或学员所做的决定产生影响。

　　一个标准的基于结果的设计次序的第一步就是对课程的出口学习结果进行具体化，下一步则是从这些出口结果中导出不同课程阶段的结果。然后就应该设计一个将每一阶段学习结果与学习机会和评价关联起来的蓝图。胜任力、里程碑和EPAs的结合可辅助这些最初的步骤。而这一过程在课程的每一阶段、课程的所有单元和每个单元的学习活动中可以重复进行。在这个"自上而下"的过程中，每一阶段、每门课程、每个单元和每次学习活动的结果都应该与出口结果联系起来并有助于出口结果的达成。

　　在OBE中需要注意的是，确保所有学生都能够掌握学习结果是教师的责任，同时每个学生完成学习结果可能有不同的方式。

六、OBE 的误区

　　如果OBE存在问题，往往并不在于其原理，而在于在实践中如何执行。

　　对于OBE，人们有以下错误认知。

　　（1）有一些教师担心OBE更加在意细节而忽略大方向。随着20世纪60年代的目标转变，OBE则开始关注胜任力和元胜任力的广义衡量标准。

　　（2）一些教师认为OBE是一种威胁，会侵害他们的自由度和自主权。但恰恰相反的是，OBE并不会强行规定教学方法：正是公认学习结果的存在，使得教师有能力建立他们认为可以帮助学生获得所要求的学习结果的项目。

　　（3）还有其他人认为OBE忽略了医学教育中逐渐向以学生为中心的学习的转变趋势。恰恰相反，在OBE中，学生是"主动体"，是能够对他们的学习担负起更多而不是更少责任的个体。在OBE中，教师和学习者可以围绕课程和评价形成一种共同合作的关系。

　　（4）还有一些教师担心OBE是关于最低限度胜任力的，但事实并不是这样。如Brown能力体系中所述，学习结果可以就不同掌握水平进行具体化。同时，在不同教育系统里使用的里程碑也定义了所期望达到的表现水平和发展水平。

七、小结

　　OBE是医学教育的重要发展，是对现今医学教育所面临挑战的回应，同时还提供了许多优势。对于学习结果的陈述，常通过胜任力、里程碑和可信赖专业行为，为帮助记录学生在不同教育阶段的进步和成长提供一种新的描述和表达，并且也可帮助他们识别适合其个人需求的学习项目。

　　只有确定学习旅程的终点，我们才能确定到达目的地的最佳路线。

　　学习结果需要通过使用适合的结果框架来进行具体细化。既可以采用目前已存在的框架，也可以建立新的框架。使用结果框架为每一门课程和每一次学习经历设定结果。而关于课程内容、教学方法、教育策略和评价的决定，都应该与达成共识的学习结果相关。

第二节 基于问题的学习（PBL）

一、PBL概述

简单来说，PBL是一种以学生为中心的学习方法，依赖于精心构建的问题（通常是典型案例，有一定的临床挑战性）来刺激学习小组进行自主探究的方法。在PBL过程中，学生需要和团队一起在整合知识、理论和实践的过程中解决问题。PBL中，问题解决的过程是有序的，并要求所有团队成员都作出贡献。

在过去的半个世纪里，PBL在世界各地的教育中被广泛使用——从小学到职业技术院校，再到研究生院。在医学教育上，PBL的整合形式以及构成十分多样化。PBL可以只在某些课程中使用，或仅在医学院的某些年级学生中使用，也可作为医学院全部核心课程的教育模式。混杂模式包括PBL结合案例学习（CBL）或结合模拟医学训练。

二、创建PBL课程：系统视角

在大多数国家，医学教育的总课程时间是固定的，学生的每周课时有限。以课堂教育为基础的培养模式在过渡到PBL模式时，通常会直接削减约40%的课时来让学生有时间独立学习课程内容。课堂时间主要用于解决问题和学生主导的讨论。在引入新的PBL课程时，常常会针对哪些课程内容将被"削减"以开展PBL课程来进行艰难的协商与讨论。当然，将PBL课程纳入选修课（因而不受固定学时限制）或是加入新培养方案的教学设计就较容易规划。

设计和执行PBL课程需要占用教师大量的时间，因此教育管理部门应该为开展PBL提供充分的奖励（薪酬和时间）以开发PBL课程、培训教师、实施课程和评价结果。PBL的6～10名学生组成的小组至少需要一名教师。鉴于低生师比和持续性发展的需要，应该有一个负责教学的高层管理者来确保充足的资源配置和教学人员的参与，教师培训应该把重点放在使教师了解如何协助学习小组（必要时进行干预）、如何促进安全的学习环境、如何掌握课程内容、如何在PBL中评价学生表现等方面。教师培训的时间应被纳入PBL的规划中。

考虑PBL是否是实现教育学习目标的正确指导形式。

一旦课程时间和资源得到确保，PBL课程就可按标准流程进行设计，如David Kem的六阶段模型。经过适当的需求评估和利益相关者分析后，教师应明确通过PBL课程希望达到的能力、学习目标和阶段目标，一定要高度关注PBL是否是达到该学习目标的正确方法。在这个阶段，利益相关者的投入对学生、教师和组织的需求能否得到满足至关重要。

在前期，教师应该确定他们将评价PBL哪方面的结果。评价PBL的过程应包括团队合作和个人对团队/学习氛围的贡献度，以及独立学习能力。评价PBL的表现应包括探索PBL问题的解决方案，或学生对问题解决能力的自我感知、动机或特定内容。明确内容和结果对于 PBL 课程的开发和评价至关重要。

三、撰写PBL案例

在设计 PBL 案例之前，有必要确定预期的学习结果。同时应注意融入课程中的其他活动，以强化和深入围绕 PBL 目标的学习。许多学校都乐意分享他们的课程材料，包括 PBL 案例。这样，设计者在适当归类后就无须从头设计新的案例了。

PBL 案例应难度适中：既不太容易（枯燥）也不会太有挑战性（有挫败感）。

一个精心构建的 PBL 案例可使一个自我管理的学习团队有组织地解决问题。问题应当符合学生的发展阶段——不要太容易（导致无聊）或者太有挑战性（导致挫折）。教师需要记住，学生应该自己搭建相应的问题处理框架，而不是使用预先给定的方法，因此，即使建立在已有的知识体系上，学习和整合内容仍需要较长的时间。医学教育中，PBL 案例可由任何相关的素材（新闻报道、政策白皮书、数据/图像/图表、真实或模拟患者互动、剪辑的视频、剪辑的电影、照片、实验数据等）触发。

例如，为早期临床前学生设计临床或基础科学案例时，教师可能会使用一个问题明确且直接的视频片段，例如用一个标准化患者来扮演一个发育迟缓的孩子的母亲。根据时间的情况，也将其他因素（如临床、社会、流行病学、伦理、法律或行为因素）纳入案例中。

案例可以分阶段展开，以模拟临床情景。例如，在案例的第一幕中，母亲可能会把孩子带到门诊，对孩子的成长没有遵循标准生长曲线表达担忧。学生将探索发育迟缓的原因，并形成自己的方法来深入探究这个问题。随着时间的推移，教师可提供更多的临床（或既往史）信息——允许学生深入了解医疗保健的差异以及经济、生活状况、性别与健康之间的关联等。学生应主动获得解决问题所需的资源（在线资源、咨询专家、视频、临床数据、影像学资料等）。

对于正在展开的 PBL 案例中的每一幕，教师应该设计引导问题和活动以促进小组活动。根据学生的能力水平、问题专业程度而不同。

（1）"儿童发育迟缓的主要原因是什么？"（初学者）。

（2）"你会如何解释该发育曲线？"（二、三年级学生）。

（3）"结果的假阳性和假阴性的可能性有多大？"（二、三年级学生）。

（4）"在这一阶段你会做什么诊断性检查？为什么？"（高年级学生）。

（5）"什么重要的体格检查结果将增加或降低你对患者的临床干预决定？"（高年级学生）。

案例设计好后，应由内容专家进行审查，以提高准确性和相关性。采用计划—执行—研究—行动（PDSA）循环的方法，设计者应根据教师和学生的反馈对案例进行修改。

四、PBL小组的运转

PBL 团队常常是由 6~10 个学生组成的。一个过于庞大的 PBL 小组并不利于所有学生的参与，而一个过于小范围的小组又可能无法让足够数量的学生来参与讨论以完成学习目标，或者不能保证有足够不同的观点来确保有理有据的讨论。学生小组可以只由医学生组成，也可以由跨专业学生（护理、药学、兽医学、社工学、口腔医学等）组成，学习小组的成员可以从课程的目标和合作的角度进行考虑和选择。

进行PBL的经典方法是根据设计好的角色分工进行。在轮转时，小组中的学生会分配到不同的角色和任务：主席或主持人、记录员、网络信息搜索员和参与者。小组主持人负责引导小组进行学习过程和讨论，以确保每个成员都有参与的机会，确保在讨论中不是"一家之言"，同时还要提醒讨论时间和保证成员们专注于讨论中。记录员的任务是记录工作任务、所使用的资源和由小组成员所提出的观点。而网络信息搜索员则负责确保资源的高质量。所有参与者都要主动地参与到讨论中，并承担特定的任务以完成案例的讨论。

通常来说，PBL使用的是以下这种已有多年历史的方法。

（1）案例展示（通常以纸质形式展示，有时可以使用视频、音频、患者数据或患者的书信、电话等）。

（2）确定疑难和重要问题，以及进行调查的方法。

（3）分成不同的学习事项/任务并且搜集信息。

（4）自主学习（"个人学习"）。

（5）向小组汇报和分享学习结果。

（6）产生假设。

（7）整合知识。

（8）评价小组学习过程和成果。

当小组确定了其学习课题后，小组成员通常会对解决问题的方法进行头脑风暴。就目前情况来说，小组所知道的信息有哪些？不知道的信息有哪些？可以用于解决问题的潜在方法有哪些？然后小组就会找出潜在的解决方法并提出假设。主持人要确保每个小组成员都参与到讨论中，并且鼓励补充问题和调查。在这个过程中，记录员会梳理小组目前的问题和事项。小组会规划其学习目标，并将特定的学习目标分配到个人。在经过一段时间的个人学习后，小组成员碰面以搜集和讨论各自的结果。个人学习的时间可以从20分钟到数天不等。在一个表现很好的小组中，讨论是深入和主动的。小组中每一个人都会学习他人的长处，并且提出问题。接下来，小组就会改进其假设，尝试其他可能性，并且最终就其问题得出最佳结论。但表现不佳的小组可能会需要有观察力的教师通过启发性提问以重新引导小组讨论。

给予充足的时间来解决PBL问题。

如果学生并不熟悉这种学习模式，那他们需要进行PBL小组协助培训。这种培训可以是提前观看PBL课堂（现场/录像），也可以观摩PBL过程，还可以通过PBL导师的指导和反馈来实现。

五、作为PBL导师的教师

在PBL中，教师被称为"导师"，在PBL中承担着独特的角色。导师并不需要是内容专家，而应该是一个小组讨论的协调者。其目的就是保证小组的讨论切题。例如，如果小组的讨论偏离了讨论任务或者有所阻碍，导师就应该提示学生考虑其他的可能性。导师的责任是确保小组在一个方向正确、氛围积极的环境中进行学习。例如，导师应该有处理干扰者、消极成员或组内矛盾的能力，但导师只有在小组成员无法独立处理时才会出面处理。传统的PBL课程要求导师在一般情况下保持沉默，观察小组的动向，并且仅在小组学习遇到问题时才进行干预。在一个运行良好的PBL小组中，导师可能只有在讨论结束时才需要向学生展示大多数的案例。

在PBL课堂中，学生要承担领导的角色并且探索相关的话题。教师仅在学生感到困惑时对错误认识进行澄清。

导师可以通过苏格拉底式的问题激发学生的好奇心，例如"你目前对……的处理方法是什么？"或"你可能忽略了什么信息？"或"如果患者来自不同的文化背景，你的方法会有什么改变呢？"如果学生问了导师与内容相关的问题，导师应该鼓励学生回到团队中对这一问题进行思考，并且鼓励小组用创造性的方法解决问题。当学生偏离了讨论话题时，导师无须直接干预，因为就PBL的本质来说，这些分歧也是探索性学习的一部分，并且会使得学生自我改进、提高观察力和自我调节能力。

导师应该将问题返回给学生，而不是直接回答问题。

很多教师对PBL并不适应，因为教师们都习惯作为讨论的主导者，与他人分享观点和解释。同时，他们也习惯了更正错误，而没有太多作为学习小组协调者的经验。对于学生而言，他们或许不理解为什么教师知道答案却不直接提供指导或更正信息。因此，针对教师的协调培训对PBL就尤为重要，培训也包括鼓励协调学生自主解决问题。此时，"沉默"往往是最好的教学方式。

六、评价PBL课堂结果

通常来说，PBL评价包括由导师或同学对小组进程的客观评价，而不是标准化或书面测试成绩。学习者结果包括学生的参与、角色/任务的完成度、主动性的自我评价或自我效能感。团队结果可能包括团队合作的程度、矛盾的处理、对资源的利用、对临床问题的思考、案例的最终决定或项目展示等。导师的表现可由学生评价，或由教师自我评价（包括其是否给予学生适宜学习的环境、是否在必要时给予协助、是否干扰课程的进展、是否给予与课程目标一致的适当指导等）。如果以评分或者小组的最终讨论结果对导师进行评价（而不仅仅是过程），那么案例作者就应该建立一套特定的指南或者流程来进行评价。

七、关于PBL的争论

支持纯PBL的学者认为PBL是与现实生活相呼应的。在临床实践中，并不总能得到问题的答案，并且模棱两可也是学习过程的一部分。起初，教师并不愿意相信学生可以独立解决问题。但目前普遍一致的意见则是，当学生根据期望进行适当准备后，他们会更加享受和喜欢PBL课堂，并且会意识到他们正在学习与临床相关的知识。学生们认为进行良好的PBL课程可以整合学习主题，特别是整合基础科学和临床实践。用小组过程的Tuckman模型，表现良好的学习小组可以自我管理。但只有较少的研究数据支持PBL促进了解决临床问题的能力，提高了学生主动性或者有助于学生在全国评价性考试中的成绩。同时，也有学者担心 PBL 过程的统一性导致对学生评价的一致性。正如其他需要投入较多资源的小组学习方法一样，教师需要证明在 PBL 中所投入的时间和资源是有意义的。

八、PBL课程的结果

过去的半个世纪，PBL 及其演变类型已经在全世界许多医学院校中得以实践并获得了不同的结果。导致结果差异性的因素包括课程设计者的经验，学生的年龄、经历、准备是否充分，学校投入是否充足，以及评价的方法等。许多学生的自我报告都表示相较传统教学法而言，他们更倾向于 PBL 这种学习方法。并且也有研究证明 PBL 可以提高团队合作、领导力和解决问题的技能，PBL 的重点是在解决问题，而非获取知识。普遍来说，PBL 与传统授课/讨论的教学模式效果相当（而非更优）。成功的 PBL 可以培养学生在临床工作中更好的团队合作和解决问题能力。PBL 的参与者并不一定在标准化的书面测试中表现得更好，这说明 PBL 就国家考试而言并不是更好的学习方式。也有学者认为，学生在 PBL 课程中对整体内容的学习相对较少，因而需要自学与考试相关的内容（通过补习班或参考书）。学生同时表示，仅通过自己查找的资料（阅读材料、网上搜索、录像），无法确定信息的可靠性。因此，学生在与小组之外的同学讨论案例的时候，他们通常讨论哪个小组是正确的，以及哪些数据或参考文献更加准确。

九、使用PBL法的原因

理论上，小组学习尤其是 PBL，较传统教学课程有许多优点。

（1）PBL 已在全世界广泛使用，用于多个专业，并且已被学生、教师和医学院校普遍接受。

（2）PBL 案例模拟了现实生活环境下的临床情景，增强了学生对不确定情况的耐受性和促进学生为问题寻找答案的能力。

（3）案例的模板和典型案例在许多资源中都可以找到（例如 MedEdPortal 及一些大学），这使得从传统课程向 PBL 小组课程的转变更加容易。

（4）学生更倾向于主动积极的学习方式，包括 PBL。

（5）表现良好的 PBL 小组会成为能自我引导、自我管理的可靠团队，促进了学生的合作能力。

（6）如果给予一定的支持，PBL 可以使学生成为主动的、充满好奇心的终身学习者。

（7）PBL 提高了对终身学习而言十分重要的能力（团队合作、寻找信息、成为一个有效沟通者和整合信息以解决问题等）。

十、小组学习的普遍劣势

尽管 PBL 有以上所提及的优势，但也存在一定的局限性。这些局限性在所有的小组学习方法中都是类似的。例如，小组学习方法需要充足的教师沟通时间（通常是受过培训的教师），需要教师和学生对 PBL 学习过程的专注度，需要适应学习多样性的能力，还需要新的评价方法。对于教师和学生来说，改变并不容易。将课程从传统教学方法向小组学习的改变需要信任、时间、教师专业技能（内容/方法），还有以 PBL 形式对导师/学生的培训。由于 PBL 小组学习需要的资源较多，如果没有学校的支持，对于未经过培训的教师极具挑战。因此，课程团队同时需要重新调整教师的回报和激励机制。教学认可度不再基于"讲台上的圣者"，而是以小组学生的参与度为基础。对学生的评价也需要重新进行仔细的考虑，因为 PBL 的学习结果已从单纯的知识评价转变为对知识、技能、态度、团队合作和行为的综合能力的评价。

十一、PBL 作为学习模式的劣势

PBL 课堂可能不是结构化的，因为其要求学生从信息中独立形成思路，而非依赖教师提供的参考文献或者指南。正因如此，PBL 学习过程从本质上来说是一种探索性的活动，因此它不是高效的学习方式。这些不足使 PBL 作为一种教育方法，无论对于教师还是学生都产生较为明显的结果。

十二、PBL 作为教育方法的相关问题

（一）将学习目标与教育方法相契合

教育任务的最佳结构应该注重于满足阶段学习目标的主要活动。基于学习阶段或课程学习目标的确定，独立地寻找和整合信息来源可能有针对性，也可能是低效的。除此之外，对决策过程和认知错误的深入理解使我们对临床推理的理解更加清晰。学生可以利用不同的策略解决临床问题——使用快速的思考过程[心理捷径（启发式）和模式识别]，或更加深思熟虑和分析式的方法。这些策略包括演绎式推理或者自上而下的逻辑（从已知正确的普遍前提继而得出结论）、归纳推理或自下而上的推理（探索前提而尝试得出结论）和反绎推理（产生并测试假说以解释观察到的现象）。如果有效学习和信息应用是主要的学习目标，那么 PBL 可能并不是最好的指导方法，这时就应该考虑其他的教育手段。

（二）外在负荷

医学有着相对明确的知识体系，这其中常常包含了如何在遇到问题时选择最佳的解决方案。纯 PBL 热衷者要求学生独立寻找所有相关信息，并且建立起他们自己的理解，而不为学生提供任何启发性的信息或框架。因为 PBL "搜寻和搜集"的无结构性特点，学生将花费很长的时间搜寻各种未经过滤的信息，而这些信息通常来自网络，也会来自其他的渠道，例如教材。这种低效会让学生感到沮丧，并且特别消耗时间，还有可能是错误的信息。

另一种相关的教学模式是 CBL，这种模式直接减少了外在任务的负荷。CBL 的案例与 PBL 案例可能是相同的，但是作为一种小组学习方法，CBL 与 PBL 是非常不同的。在 CBL 的案例中，教师会向学生提供提前整理好的信息（这是一些供大家参考的高质量信息来源），同时也会在学习之前将阅读材料分配给个人。有时，信息可以是主要的数据（一个研究或政策类论文），也可能会是一系列针对案例中患者的特定问题提前准备好的答案。一些人提出课前准备可能会使学习团队的时间用于应用而非探索，因而可以利用这些时间来更深入地讨论手头的问题。在 PBL 课堂中，学生在没有很多准备的情况下就来参加 PBL 了，而在 CBL 中，学生会提前准备问题的相关讨论，而教师也通常扮演着一个更加积极和

更多参与的角色。

（三）多样的课堂经历

尽管发现和探索的过程是很重要的，但对于小组来说，基于其对不同信息来源的理解，也常常会有不同的结论。因此，当学生在倾听其他小组的同学讨论案例结论时就会感到沮丧。学生也会因为不知道哪一个解决方案是较好的和哪一个会是评价测试中的"正确"答案而感到迟疑。

（四）脚手架

脚手架指的是为学生提供适当的指导，使他们可以通过具有更多知识的个人/小组的协助而获得胜任力，且不会感到沮丧。如果课程/学习阶段目标是促进学生的好奇心、鼓励团队合作和解决问题，那么PBL是一个不错的方法。然而，经典PBL模式不允许教师为学生提供任何有意义的指导，那么专业教师的知识就没有得到利用。学生也提出了不知道要学习多少、应该注重哪些内容的顾虑。进一步来说，在不同发展阶段，学生可能需要获得帮助以理解相关数据，例如实验室结果、影像学和病理报告。总体来说，缺乏脚手架会导致获得临床推理技能的沮丧感和延迟，特别是在培养的早期阶段。

（五）资源利用

教师的专业知识在课堂中没有得到充分利用是对有价值资源的一种浪费，许多PBL课程在接受过小组协助培训的非医学专业教师指导的情况下，仍可以进行。为了更好地利用教师的专业知识，PBL模式鼓励教师在引出小组讨论的见解和想法后提供相关的见解和经验，并且可以向之前提出的一些错误观点提出问题。

十三、学生相关问题小组运转障碍

在许多小组中，理想状态下的Tuckman小组发展过程（形成期、磨合期、规范期、执行期、解散期）可能并不会自然发生。小组成员间会有分歧，可能并不会互相支持，也会有压制小组其他成员的事情出现，或者可能没有足够的能力和成熟度来进行合作。有经验的协助者在这时就需要引导小组回到学习的正轨上，或者要重新分配小组。尽管真正的小组运转障碍是很少发生的，但处理这种情况是需要技能和专业知识的。

（一）学生准备

来参加PBL课程的学生往往已经接受了传统的理论教育，他们需要就如何在小组中学习、如何独立学习，以及考试所需的能力等方面进行重新培训。正因如此，学生通常需要进行PBL前培训，从而完全参与到PBL中去。

（二）评价与结果

因为PBL的重点是团队合作、解决问题、整合、应用和演绎式或反绎推理，获得某一特定的知识内容常常并不是重点。进行以PBL驱动式课程的学生经常需要独立学习或理解课程内容。并且小组的"成功"常常是很难定义的，而为学生（或教师）提供详细和有建设性的反馈又常常被忽略或者完成度不佳。评价的方式也注重学生个人。

十四、导师相关问题

导师在协助小组学习和提供有效、真实反馈方面需要特别的培训和教育。在小组间存在着很大的多样性，这不仅是指学习的结果，同时也指导师的角色扮演情况。在课堂上，一些导师会遵守限制参与的严格规则，然而其他导师可能会非常积极，这就导致了在学生的教育经历上有很大的多样性。同时，还会有其他的导师仍然抵触小组学习这一理念而使用最经典的借口："我们从不这样做，但我们的结果还不错！"

十五、PBL模式外的主动学习——扩展教师的工具箱

教和学的每一种方式都在医学教育中占有一席之地，包括授课/演示。PBL是除了传统的实验室工作和科学实验外第一个经过良好描述的主动学习模式。在过去的50年里，有许多教师尝试其他的方法以促进针对其特定目标的主动学习模式。这些课程的多模式极大地扩展了教师的"工具箱"，提高了教师用于达到其教育目的的方法的灵活性（图1-5）。

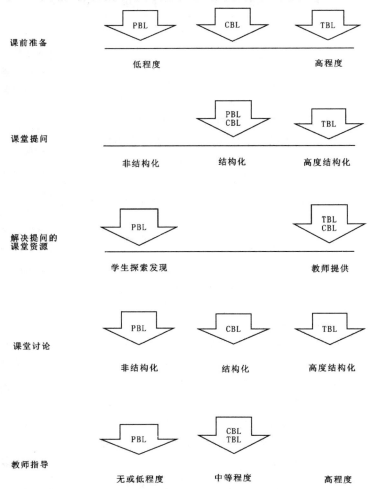

图1-5 基于问题的学习（PBL）、基于案例的学习（CBL）和基于团队的学习（TBL）的比较

最新的小组主动学习和教学技术包括基于案例的学习、基于团队的学习、促进诊断推理和临床决策的案例会议、模拟培训和团队合作培训。基于案例的学习[例如"学做医生"（doctoring）模式]可使用标准化患者，通过完成精心设计的剧本以确保展示特定的临床问题，并且在一个安全的环境中进行解决，即学生不可避免所犯的错误并不会伤害到真正的患者。有时也会利用表现出真实阳性体征的"真正患者"扮演角色。加入非临床教师（特别是心理学家以及护士和社工）可以增强学生的学习效果，并可以开阔医学生和住院医师的视野，相似的，外行人的角色也十分重要。这些外行人可以作为观察员、评论者甚至是老师。另一个方法就是基于团队的学习（TBL），其确保了来参加课程前学生已经对其内容有了一定的准备，并且乐意参与到团队学习中。而这一方法的评价结构也让学生们有责任感地以团队为单位进行合作，在组间则会营造一种友善竞争的氛围。尽管所有的小组和主动学习模式都可以建立纵向的挑战和项目，纵向小组项目却是基于团队学习的核心特点。除此之外，所有的小组学习模式都可以更大限度地促进和管理学生的身心健康、自我照顾和顺应能力。表1-2列出了一些适用于小组学习的主动学习模式。

表1-2　教师工具箱：小组主动学习模式分析

学习模式	概述	优势	劣势
基于问题的学习	就某一问题进行小组自我指导式学习，寻找新的信息和共同解决问题。通常来说，问题是实际/模拟/纸质/录像的患者案例。导师要保持小组的学习在正轨上，鼓励小组自我管理，并且可以提出探究性问题。课程可以涉及一个或多个PBL案例	促进好奇心 鼓励团队合作 促进信息应用 促进终身学习能力 促进领导力 鼓励深入学习 学生较传统教授式课程更加倾向于PBL 所有学生都主动参与	低效学习 不更正学生的错误 不利用导师的专业知识 不涵盖总体课程中的过多资料 主观结果评价 没有提高标准化测试分数 须对导师和学生进行学习模式培训 需要许多的学习协助 各组间学习并不统一
基于案例的学习	向小组成员提前提供经过整理的信息，而小组成员在参加学习前是经过准备的。课堂上所呈现的问题通常是真实的/模拟的/纸质/录像的患者案例。教师给予更多的探索和提供指导。课程涵盖多个CBL案例，而案例通常涵盖多个维度的内容（生物科学、伦理学、流行病学、行为学、沟通技能等）	有效学习 经整理的信息 促进好奇心 鼓励讨论和应用 促进信息应用 及时纠正错误认识 鼓励深入理解 学生较PBL更倾向于CBL 所有学生均主动参与	并不涵盖整体课程中的过多内容 主观结果评价 对标准化测试分数没有提高 须以该学习模式培训教师 需要许多的学习协助

学习模式	概述	优势	劣势
基于团队的学习	提前向学生个人提供经整理的信息，并就学习材料对个人进行测验，学生个人在团队学习中进行相同测验内容的学习。团队向班级展示其学习内容并且进行辩论。教师就话题提供小讲课，接着团队就会分配到学习任务以更深入地应用其知识，这一学习任务可持续数个课时，问题的解决方法也会同时展示	有效学习 不涵盖课程中的过多材料 提高所有学生的标准化测试分数，包括表现较好和表现较差的学生 对结果的评估清晰——小组的分数有所反映 标准化测试分数的提高利用了教师的专业知识几乎不需要学习协助，所有的学生都主动参与	需要花费教师许多时间来建立课程、测验和大型项目 须对教师以该学习模式进行培训 就不同的项目会或不会促进团队合作和解决问题的能力

PBL是小组自我引导学习的众多方法之一。这种方法增强了医学教育中的团队合作和解决问题的能力。不论使用哪一种小组学习方法，已有许多领域在促进主动发展方面日趋成熟。包括更有趣味的教学材料、科技的运用（如基于互联网的互动式项目、模拟教具、用于反思的档案袋、行动计划、及时的教师反馈等），以及提高评价能力和指导。

由传统的教学模式向自主学习小组模式的转变不仅仅需要新的教学设计，也需要文化上的改变，包括学生选拔的理念、提供更优质资源的制度、对课程教师的支持及改变医学院教师的激励机制等。除此之外，医学院的行政人员需要确保大课不会干扰小组教学。PBL作为一种获得良好实践效果的指导模式，尤其是在促进终身学习能力方面，将会继续在医学教育中保有一席之地。

第三节　基于团队的学习（TBL）

一、什么是TBL

TBL是一种积极的学习指导策略，它通过为学生提供独立工作、团队工作和即时反馈等一系列事件，让学生有机会应用概念性知识。TBL以学生为中心，能让学生处理一些他们在临床工作中将会遇见的问题。TBL通过促进人际交往能力、团队精神和同伴反馈等能力的发展，进一步提高医学生的岗位胜任力。

关于TBL学术成果的证据越来越多，它在提高学术成果方面也有新的记录。TBL起源于商学院的教学，在强调以大班教学等方式教授的商业课程概念予以运用的过程中，TBL得到了进一步的发展。

二、TBL是如何运转的

TBL的流程强调前瞻性思考，即引导学生逐步思考，获得超越"现在"的思考能力，并不断询问："下一步是什么？"TBL中学生的学习过程分为以下几个步骤（图1-6）。

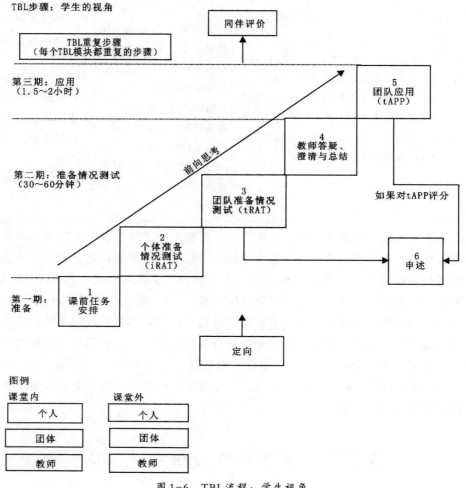

图1-6 TBL流程：学生视角

（一）TBL重复步骤

1.第1步：课前任务安排

课下/个人

学生将会收到一张学习活动的列表，这个列表还包含了一系列学习目标，包括较为初级的学习目标，如学生准备情况测试（RAT），以及较为高级的团队应用（tAPP）。在TBL的准备阶段，学生们会进行预习。学习方法包括阅读、观看视频、实验、小班辅导和大班授课等。除此之外，一些医学院校已开始使用课前（前期）组织者，他们为学生提供与tAPP相关的高阶学习目标，或提供团队应用问题的案例。组织者还会安排一些课前任务，要求学生们自己提出自我导向的学习目标，这些自我提出的学习目标可以帮助他们达到TBL的高阶学习目标，如团队应用或解决团队应用的案例。课前组织者可以让学生列出他们用于自学的资源,这个资源列表可以由教师课后在质量和证据强度上进行评价。

2.第2步:个体准备情况测试(iRAT)

课上/个人

每位学生应完成一套由10~20道多项选择题组成的试卷,试卷内容为解决团队应用问题时需要掌握的概念。

3.第3步:团队准备情况测试(tRAT)

课上/团队

团队测试的内容是学生们曾经分别做过的同一套试卷。但在团队测试中,学生们需要通过团队讨论达成共识来回答这些问题。团队成员必须尽快得知他们的答案是否正确,这是由于下列两个原因:其一,及时得到反馈是内容学习的重中之重;其二,及时反馈也能让团队成员发现他们的讨论过程与得出的结论之间的关系,从而进一步促进团队的决策过程。

4.第4步:教师答疑、澄清与总结

课上/教师

如果学生在tRAT过程中遇见了一些难以理解的概念,教师将在这一步进行澄清。当教师的澄清总结结束时,学生应感到信心十足,准备充分,可以进入团队学习中的下一步,在团队应用中解决更复杂的问题。

5.第5步:团队应用(tAPP)

课上/团队

团队应用是整个TBL中最重要的步骤。学生们将会看到一个场景/小插曲,类似于他们在职业生涯中遇到的问题。他们面临的挑战是对信息进行解释、计算、预测、分析和综合,并从一系列选项中作出具体的选择。不同团队接下来会同时宣布他们的选择,参与一场全班性的讨论,并在讨论过程中解释与维护他们的观点。

tAPP的结构遵循"4S"的特点。

(1)问题的重要性(significant problem):团队应用的问题代表了学生在工作中将要面对的情况,或者是进一步学习的基础。尽管我们鼓励学生在互联网上搜索,或是利用手头的其他资源来解答问题,同他们在"真实世界"中所做的一样,但是通过讨论和辩论解决问题仍然被认为是最好的学习过程。

(2)问题的同质性(same problem):每个团队在同样的时间处理同样的问题。理想状况下,不同的团队会做出不一样的决策。

(3)明确选择(specific choice):每个团队均应在组内讨论中做出明确的选择,团队不应被要求做出复杂的报告。团队的选择应该易于展示,以便所有的团队都能了解。

(4)报告的同时性(simultaneous report):要求不同团队同时展示他们对特定问题的明确选择。通过这种方式,每个人都可以得到自己在团队决策制订过程中个人观点的及时反馈,并且每个人就团队的决策担负起解释和维护团队决策的义务。

6.第6步:申诉

课上/课下/团队

团队可以要求教师考虑一个比标准答案更好的替代答案。如果他们认为被讨论的问题措辞不好,那么他们就必须改写该问题,直至其清晰可用;如果团队认为他们的选择和教师的"最好选项"一样好，那么他们应提供充足的证据和参考数据来说明。只有进行了撰写申诉这个 TBL 步骤的团队才有资格获得对某个特定问题的奖励。

（二）TBL 非重复性步骤

1.入门

课下/课上/个人/团队对于入门这个阶段，学生阅读一篇关于 TBL 的简短文章，或阅读"课程大纲"作为第一个"课前任务安排"。在课堂中，学生们先各自做 iRAT，然后进行 tRAT 和 tAPP。

2.同伴评估

课下/个人

每个学生都应评价他的每一个队友对团队的成就以及自身学识进步中做出的贡献。评价过程应该是匿名的，但鼓励团队成员直接互相提供反馈意见。

三、TBL 的课堂是什么样的

如果您参观一间正在进行 TBL 的教室，您将对教室内学生的行为状况和讨论印象深刻。没有学生会打盹或读新闻。教室十分喧哗，因为大多数时间，学生们都在组里讨论、辩论，甚至是争执，以期达到对问题的共识，最后产生出他们后期要辩护的答案。由于团队成员需要在他们已知和未知的知识上达成一致，他们会自发地进行互相教学。

如果课堂以进行 iRAT 作为开端，学生们会到得很早。在大家做题目时，房间将会非常安静。测试时间到点后，学生们会就测试的问题开始热烈的讨论。

学生们使用即时反馈评价技术（IF-AT）表格来回答 tRAT 问题。IF-AT 是一种选择题答案卡，各个选项都被一层不透明的薄膜所覆盖。学生们做题时不是用铅笔填满圆圈，而是像刮彩票一样将答案刮开。如果答案是正确的话，刮开得到的矩形框中会有一颗星，提示回答正确。在回答 tRAT 问题时，如果首次选择错误，学生们可以进行第二次尝试，如果答对，也能拿到部分奖励。因此，哪怕他们第一次答错了，他们也会立即重新开始考虑问题，做出另一个选择；由于第二次尝试的风险更高，他们会非常认真地考量。更多关于 IF-AT 表格的内容请访问 Epstein 教育公司的网站。

当所有团队都用 IF-AT 完成了 tRAT 以后，应给出一段时间供全班讨论班级选择的 1~2 个问题（记住，此时许多同伴间的学习和即时反馈已经开始了）。教师此时应选择是否接受多于一个的答案，或是进入申诉流程。教师应确认全班同学均已理解 RAT 中测试过的所有关键概念。在准备 tAPP 时，教师可以就核心概念提供一个简短而概要的说明（教师澄清总结）。

进入 tAPP 环节时，这个阶段的案例/问题可以装在信封里，然后放在各个团队所在的地方，案例/问题还应该显示在教室的屏幕上或张贴在网站上。团队成员一旦觉得自己已经准备好了，就可以立即开始讨论。每个团队都会开发出自己的流程，针对问题中提供的选项做出最佳决策。教师宣布回答时间并要求各团队同时宣布他们的答案：用于宣布答案的方法包括使用写有选项 A、B、C 等的大张彩色编码卡片，以及观众反应系统的"抢答器"。

接下来，教师会就一个团队的一个具体的选择进行探讨。当学生们充分但不是过度地表达了各自立场之后，教师就可以说明为什么他更青睐某一个选项。教师可能会同意，两个选项由于数据解释的角度不同，其是等价的。如果这个有争议的部分需要计入成绩，那么那些不同意标准答案的团队可以提出申诉。

四、成功的TBL模块由什么组成

选择学习活动对于以大班授课作为主要教学法的医学教育者而言是一个挑战。由于供学生学习的内容可以从课本、带有笔记的PowerPoint甚至多媒体在线教程中得来，TBL可以淘汰"信息传递"式的大班授课式教学。通过给学生提供应用练习的"案例"，帮助他们澄清已经知道的内容，学习他们不了解的内容，以便解决后期课堂上产生的问题。

一个成功的TBL模块需要大量的思考和精心的计划。首先，应评估教学环境（情境因素）并创建符合课程目标的课程设计。我们建议从DeeFink的整合课程设计开始，它结合了逆向设计范例，具体来说，它是一个三阶段的设计流程，直到明确和有意义的学习目标已经确定、反馈和评价活动也设计完备，才开始教与学活动的规划。

一旦课程学习目标确定，接下来要确定反馈和评价活动，以了解学生是否已经掌握了这些目标。TBL是一种评价工具，因为它在教学过程中为教师和学生提供了即时反馈。

在开发TBL模块时，你也应该使用逆向设计范例。表1-3给出了"下肢"TBL模块逆向设计的一个例子。

表1-3　下肢TBL模块的逆向设计

学习目标	反馈和评价活动	教学和学习活动
·明确并说明实验室手册中与下肢有关的所有骨性标志的重要性	·tAPP（评分的）	提前分配任务
·描述皮肌炎时皮肤的神经支配模式以及由特定神经支配的区域	·iRAT、tRAT（评分的）	·推荐的教科书的一个章节
·识别和描述与下肢关节相关的结构功能		·在线课程（下肢概述，神经肌肉，关节，影像学）
·总结下肢的淋巴回流		·解剖实验室
·确定并讨论下肢重要的表面解剖特征		
		教师澄清与总结

注：解剖学课程，1年级学生，基本没有学习过任何下肢相关的知识。

图1-7显示了根据逆向设计流程在课程中你想要使得TBL成功的一些步骤。

（一）TBL重复步骤

1.第1步：情境因素和学习目标

明确重要的情境因素，如学生的既往知识水平。询问自己"我想要学生们学会做什么？"并写出清晰的学习目标。在制订目标时，应使用如描述、解释、计算、区分、比较和分析等动词。

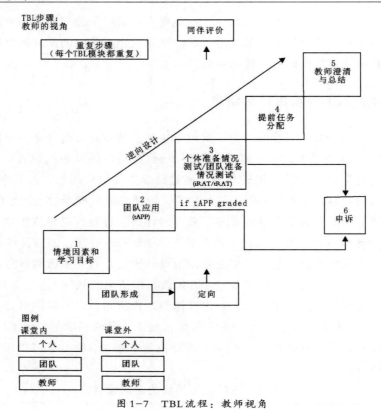

图 1-7　TBL 流程：教师视角

2.第2步：团队应用（tAPP）

创建一个满足如下要求的团队应用练习，该练习应该符合下列要求。

（1）符合学习目标：需要评价学生是否可以完成你要求的任务。

（2）真实可靠。

（3）有挑战性：需要依靠团队力量来解决问题。

（4）鼓励团队利用批判性评价方法，来解决他们 tAPP 练习中的一些不确定的问题。掌握批判性评价方法有利于终生学习。

3.第3步：个体准备情况测试/团队准备情况测试（iRAT/tRAT）

创建的准备情况测试习题应该具备下列特征。

（1）与 tAPP 相辅相成：侧重于掌握解决 tAPP 问题所需的概念。

（2）避免问仅仅为了解他们是否做了这个任务的过于"挑剔"的问题。

（3）有利于识别知识差距。

（4）产生的学生分数与课程任何终结性评价表现密切相关。

多项选择题（MCQs）命题时，应注意避免差错。如果它们是很好的问题，并且是 tAPP 的基础，那么你不必担心题目内容的覆盖面，学生们将会学习它，并能够使用它。

4.第4步：课前任务分配

选择/开发满足课前任务分配的教学/学习活动（阅读、视频、实验、教程、授课）并满足如下条件。

（1）与 iRAT/tRAT 问题保持一致。

（2）有效和充分地覆盖教学内容。

（3）鼓励自主学习和终身学习，并运用批判性评估技能来评价资源。

5.第5步：教师澄清与总结

创建的教师澄清与总结环节应该满足以下方面。

（1）能预测/解决知识差距：侧重于学生通常难以理解的概念。

（2）支持批判性思维技能的发展。

6.第6步：申诉

在团队提供了如下材料的情况下，考虑该团队提交的答案优于标准答案的申诉。

（1）如果他们认为这个问题措辞不当，可以重新写清楚这个问题。

（2）提供一个附有参考文献的理由，说明为什么他们的选择和教师选择的"最佳答案"一样好。

（二）TBL 非重复性步骤

1.团队形成

将学生们分配至各个团队，永远不要让他们自行组队。将你所认为的"优势因素"均分至各个团队中，例如既往具备卫生部门工作经验、获得其他科学学位、具有多样化的背景等。让整个组队过程足够透明，这样没有学生会产生"为什么把我分在这个团队？"的疑问。在整个课程期间或是整个学期都沿用同样的团队。

2.入门

为 TBL 提供一个入门课程，使用一个 TBL 课程样例来向学生解释。

（1）为什么要使用 TBL？

（2）它与以前的小组学习经历有何不同？

3.同伴评价

创建一个符合以下标准的同伴评价。

（1）让学生评价每个队友对他们成功和自己学习的贡献。

（2）评价同时包含定量部分和定性部分。

（3）评价中包含了如何提供有用的反馈的指导方针。

五、TBL 为什么有效

以下内容描述了 TBL 有效运转的几大关键因素。

（一）责任心

学生要为课堂学习准备负责。大部分学生对相关学习材料的探索都更加深入。尽管开始的时候，由于一部分成绩取决于学生对课程内容的掌握程度，他们觉得自己应该对自己负责；随着课程的进展，由于学生们想为自己的团队贡献一切力量，他们便开始对队友负责。

（二）即时反馈

TBL 学习的一个关键驱动因素就是对于个人或团队决策的即时而频繁的反馈。

（三）解决真实问题

一旦学生们通过 iRAT/tRAT 掌握了课程内容和关键概念，他们就能解决类似于他们在专业活动中遇到的复杂问题。

（四）与课程内容衔接

学生完全沉浸于课程内容，在课下以"提前任务分配"作为起点，在课上则以讨论课程内容的一系列活动作为重点。TBL 模块的教学过程组件与课程学习目标的契合程度越好，团队应用问题的真实性越高，学生的参与程度就会越高。

（五）学习团队合作

团队应尽可能长时间聚集在一起，因为激励机制明确表明是为了团队的利益而进行合作，学生们将学习如何与同伴进行有效沟通、解决冲突，并将精力集中在手头的任务上。

六、TBL可能会出什么问题

以下列举的这些例子明显是例外情况而非一般规律，TBL 常见的问题如下。

（1）学生们厌恶它，因为他们不喜欢为课程做准备。

解决方法：让学生们为 TBL 做好准备。必须让学生们为转向 TBL 做好准备，他们必须在课下学习内容，并将其应用于课堂。最快捷的方法之一就是为学生提供一个入门课程，作为 TBL 课程的示例。可以使用以下两种内容来创建示例课程：

1）TBL 内容（基于简短的 TBL 文章）。

2）作为第一个"提前任务分配"的课程大纲（想象学生在第一堂课之前阅读课程的大致内容）。TBL 合作网站（www.nbme.org）有一个链接，名为"学生入门"，其中有如何向学生介绍 TBL 的更多提示。

（2）学生们不喜欢知识 RAT 的题目，和我争论了太久，以至于没有时间进行 tAPP 的练习。

解决方法：撰写较好的题目，使用申诉流程。

国家医学考试委员会（NBME）题目写作手册是撰写有效 MCQ 的重要来源，可在其网站（www.nbme.org）下载。

使用申诉流程，使学生能够质疑问题的措辞或内容。

（3）学生们不喜欢 TBL，因为他们在个体 RAT 中表现不佳，团队的分数也不尽如人意，在开始团队应用之前，大家的情绪都沮丧又不满。

解决方法：调节问题的难度。

班级的平均 iRAT 分数应该接近他们在任何课程终结性评价作业中的表现。tRAT 的平均分应该在 80~90 分。如果平均 iRAT 评分较低，那么要么是问题制订得不好，要么就是这些问题和学生们在课前学到的东西之间没有很好地契合。完善"提前任务分配"计划，让学生们清楚地了解知识需要掌握到什么程度，才能通过 iRAT。任何作业如果带有示例问题，将会很有帮助。

（4）一切都很顺利，直到意识到我们没有时间进行团队应用的练习了；然后所有人都很沮丧。

解决方法：减少问题的数量。

确保有足够的时间进行团队应用的练习是非常重要的，准备太多的问题是最常见的错误。准备2~4个如"为什么"和"如何"的真正值得探究、思考和辩论的问题，比花费时间探索更多的内容要好得多。有时，最好将RAT与tAPP分开几个小时甚至一两天；也可以考虑将tAPP分为两个时间段进行。第二个比第一个更具挑战性。

（5）整个现场一片混乱，因为教室里的座椅是固定的，音响效果十分糟糕，而且也没有空间供团队成员聚集起来。

解决方法：采取有效策略更好地组织TBL活动。

很少有机构具备完全理想的TBL空间，由于它们要么遵守授课为核心的课程设计，教室都是为了讲课而设的"演讲者中心"式，要么建立了较好的PBL制度，有许多供小组讨论的小房间，却没有几间大的。关于如何完善TBL课堂体验，我们有几点建议：

1）将TBL课程分成两组：课堂上需要有空间进行人员聚集，所以如果教室里完全没有空地，可以考虑将学生分成两半后再进行TBL课程。

2）要求学生在提问/回答问题时站起来：要求学生在讲话时尽量站起来，尽量面对最多的同学。当他们这样做时，其他人几乎总会安静下来。如果他们一直坐着说话，只有很少人能听到他们说的内容，也很少有人会真正注意。教师应重复说出自己的要求和他听到学生所说的内容，以确保班上每个人都听清。

3）开发区分团队和同步报告的系统。找到一些标记系统，以便班级中的每个人都知道各个团队的位置（例如显示团队编号的杆子或旗子），以及什么时候可以同时报告、如何发布答案。用于发布答案的方法包括带有选项A、B、C等的大张彩色编码卡片和观众反应系统的"抢答器"。

4）提前包装材料：通过精心包装、准备，使所有TBL材料立即可用，减少导致混乱的因素，这包括IF-AT表格及关于如何记录个人和团队评分答案的明确说明。理想情况下，教师将为所有材料保密，这意味着没有材料会离开教室。

（6）学生们从iRAT、tRAT中学到了很多，但对团队应用兴致缺乏，因为他们感到这些问题和他们在准备测试中见到的太一致了。

解决方法：设计一个有效的团队应用问题。

tAPP的案例或问题必须是真实的，要非常类似学生在职业生涯中将遇到的问题，而且必须要求他们运用知识和概念来解决。要有创意，如使用患者的视频剪辑描述他的症状。实验室或诊断信息虽然是真实的，但似乎会与患者的其余症状、体征相矛盾。

七、值得为TBL付出努力吗

设计一个有效又成功的TBL模块是十分辛苦的，然而这种辛劳是非常值得的。个中原因，取决于教师花多少时间提前计划，以及教师是否愿意利用课堂时间来解决问题。ETBL比授课需要更多准备吗？是的。但是在授课的时候，学生真的听懂了课程内容吗？在课程结束时，他们能不能应用所讲的知识？在写授课稿时，有没有考虑过学生是怎么想的？

将课程或教学单元转换为TBL，将需要教师从重视覆盖教学内容，转变为重视学生对内容的应用，以回答有意义的问题。同时也要求学生放弃对于"填鸭式"课程的期待，学生不能指望只听课就能通过考试，并能在事业上取得成功。

还有一些要考虑的要点如下。

（一）一位教师：传达同样的信息

TBL 只需要一名教师，而且不会失去小班学习的优势。教师并不需要接受过团队学习流程的培训，或是在此方面特别有才干。他只需要是一名某个教学内容方面的专家，并在整个过程中坚持原则。这样，所有参与 TBL 的学生都能获得同样的信息，这在多个小组、多位教师的组合中是很难实现的。

应确保教师的"教学时刻"简短，并直接回应学生知识方面的差距。TBL 流程将为教师提供学生们了解或不了解的课程内容的相关信息。

（二）一间教室：小组无须分散，也无须更多的教师

整个 TBL 应在一间教室里完成。没有必要把学生分开成若干小组，分散在一个或者是多个房间中。教室可能会变得很嘈杂，但这意味着学生们正在分享、学习，并非常积极地参与这个过程。没有必要恳求同事离开他们的实验室/临床工作来带教一个小组，这样也就无须担心他们的教学效果。因为这些授课内容完全可以在 TBL 的讨论过程中予以传授。

（三）课上学习：全部学习过程在教室内完成

学生们不必在课外见面就可以准备或完成任何项目。除了作为"提前任务分配"一部分的个人学习之外，一切都在课堂上进行。

（四）个人负责制：拒绝闲逛

采取个人负责制，通过以下方法。

（1）iRAT 作为课程成绩的一部分。

（2）tRAT 作为课程成绩的一部分（tAPP 也可以计入）。

（3）同伴评价。以此杜绝学生们在课堂中游手好闲，无所事事。

（五）同时报告：不要展示

学生可以对某些特定的选择和决策予以同时报告，这样就避免了让学生轮流展示调查结果这种大家普遍觉得无聊又浪费时间的报告方式。

（六）教师澄清：即时反馈

当学生们遇到困难或需要新的方向时，教师，也就是内容方面的专家，应适时地分享他的专业知识，以明确问题、解释概念。学生们必须掌握课程内容（事实）和概念，因为他们必须同时应用这两者来解决团队应用中的问题。因此，当他们完成一个 TBL 模块时，他们将会对自身掌握的知识以及如何应用它们充满自信，并且清楚自己不了解的内容，以便在下一次评估之前学习。

（七）自发形成功能性团队：无须团队建设

没有必要指导学生如何进行团队合作，他们将通过实践来学习。他们作为个人和团队成员的思考都会立即得到反馈，从而形成协作行为。他们致力于增进团队的表现，改善绩效。因此，TBL 中一个功能不佳的团队是非常罕见的。

（八）自主学习和终身学习

TBL 促进了自主学习和终身学习。学生们在准备情况测试中认识到自己的知识差距和缺陷，在团队应用中消除了自身的不确定感。除此之外，他们还培养了评价具体问题的关键技巧，包括搜索答案、评价搜索结果的质量，并将结果应用于团队应用练习中的问题/案例，以作出具体的选择。如果高级组织者能为学生们提供与tAPP问题相关联的高阶学习目标，然后在"提前任务分配"中要求学生们生成自己的学习目标，以达到上述标准，这些评价问题的技巧就能得到强化训练。高级组织者可以让学生列出他们用来自学的资源，教师在课后可以评估列表中资源的质量和可靠性。

作为一种提供给教师和学生的令人兴奋的以学习者为中心的教学策略，TBL为学生定期提供了学习如何与同伴合作的机会。对于使用TBL的单个知识模块或整个课程来说，要成功，就必须坚持本章强调的步骤和原则。基于在TBL方面多年的经验，我们相信，它是医学教育的理想之选，因为它强调责任、决策制定、批判性评价以及与同伴的合作，这些都是医疗卫生专业人员的基本能力。

第四节　数字技术的应用

一、概述

教育涉及教与学的系统化，其中一个关键组成部分，就是利用各种技术来支持教学。一直以来，医学教育都在不同水平和不同层面上使用多种多样的技术。图书、建筑、摄影和模型，不论过去还是现在，都在塑造医学教育的方向上发挥了关键作用。虽然现代医学教育中采用了很多技术，但当我们提及技术时，大多数时候指的是数字技术。互联互通的计算设备、软件、服务和网络基础设施遍布我们的现代生活。这种对数字技术的特殊关注，原因有很多，其中就包括数字技术的相对新颖性（尽管这已经在逐渐消退）、普遍性和变革性的力量。事实上，今天的医学教育大都需要直接使用数字技术，或者利用含数字技术的方法来展现。

本节将探讨医学教师面临的两个关键挑战：如何将数字技术用于医学教育？如何成为数字时代的医学教师？医学教师需要了解何时以及如何在教学中使用（或是不使用）数字技术，因为技术不仅仅是达到目的的手段，它们改变了我们，也改变了我们寻求的目标。因此，现代医学教师需要认识到数字技术在医学教育中的导向性和破坏性，以及它的许多功能。这一点在当代尤其重要，我们正在培养最后一代能记住互联网前的世界是什么样的医生，他们也同时是第一代将在数字技术主导的环境中学习的医学生，第一代将在数字医学环境中执业的医师。医学教师需要细心地反思和考虑如何使用数字技术以及解决好使用中产生的各种问题。

二、数字技术集

在探索数字技术在医学教育中的应用之前，我们需要列出当代医学教师可以使用的工具和系统集。

（1）首先，最重要的是内容。是通过数字渠道以不同格式（如文本、图像、音频和视频）提供的数据、信息和知识。内容包括通用材料和收藏夹，如维基百科和YouTube，也包括医学教育专用材料和学习材料，如电子教科书、参考资料（如药典）、面向患者或医生的网站、学习指南、虚拟患者、游戏和数据集。

（2）其次，设备是提供人类与数字媒体交互的物理手段。该类别包括通用的设备（如计算机、智能手机和平板电脑）和教育特定的设备（如投影仪、模拟器、照相机、数字听诊器和腹腔镜模拟器）。

（3）再下一层技术由工具组成。工具允许人们访问和操作数字内容，并与其他个人或群体互动（如软件、应用程序和运行在设备上的其他服务）。这包括网页浏览器、日程表、书写工具、数据库和电子表格。

（4）工具可能是大型系统的一部分。系统包括了通用类（网络、电子邮件、社交媒体）或教育特定类（学习管理系统、测试题库、评估工具）等。这些系统允许个体之间的协作，并与共享资源进行交互。

（5）以上所有都依赖于基础设施。虽然这通常不是医学教师需要关心的问题，但是它的缺陷或者崩溃可能严重影响技术的使用，或者使大家不愿意使用数字技术。医学教师至少应该了解其教学环境中的基础设施问题，包括Wi-Fi和细胞网络、安全性、电器插座和确认它们的可靠性。

以上这些不同的技术并不是孤立存在的，使用其中之一通常需要使用其他技术。内容需要工具才能被访问，工具需要运行的设备和系统进行交互，而这些都依赖于基础设施。虽然本章的其余部分将重点讨论数字技术在医学教育中的用途和影响，但医学教师应该对这些依赖性有基本的了解，以便能够充分利用当前可用的技术。

三、在医学教育中使用技术

技术在实际应用之前几乎没有价值。因此，作为医学教师，我们的主要关注点应该是如何最好地利用数字技术来支持医学教育。值得注意的是，大多数技术并没有完全按照他们的设计意图被使用；事实上，对数字技术最有价值的应用往往涉及不同程度的拓展和延伸开发。因此，我们应该利用好数字技术的许多功能，而不是被其预设的用途所限制。

诸如多媒体学习包、播客和视频之类的资源可用于支持课堂教学和独立学习。在线模拟资源、虚拟患者可以用来练习临床决策等技能。教师和学生可以通过广泛的媒体（社交媒体、网络研讨会、维基百科等）在教育活动中进行交流和协作，他们可以通过博客、网页和多媒体站点（如YouTube）发布他们的工作成果。药物数据库、临床手册和科研文献等参考资料可以很容易地用于课堂或临床教学和独立的学习活动，其活动的结果以及对这些活动的反思，都可以被临床记录系统和档案记载。以网上测验和正式的计算机辅助考试形式存在的数字技术，已被广泛用于形成性和终结性评价。这些评价的结果可以在评价和学习管理系统中进行跟踪和分析。课程地图可用于促进课程规划、发展和跟踪，并可帮助教师和学生将其工作置于更广泛的学习计划中。教师和课程组织者可以利用他们工具中的跟踪和分析功能来监控学生的进度，并确定学生中有哪些需要更多支持和观察。显然，当代医学教育实践的几乎每个方面都涉及数字技术。

这些例子说明了技术可以作为一种中介方式：它们是进行特定活动的媒介。事实上，正因为这种中介作用，使得它们对所支持的活动的核心和结果既必不可少，又依赖使用者本人。因此，虽然医学教师需要了解并具备一些技术设施，但使用技术并不是他们关心的主要问题。技术的使用在很大程度上也取决于用户所扮演的角色。教师使用 PowerPoint 或学习管理系统的方式与学生们截然不同。一些技术几乎完全由教师或课程领导者使用，如跟踪和分析；而其他的技术，如教育应用程序和虚拟患者则几乎完全由学生使用。而且技术的使用并不对称，不是每个人都以同样的方式或相同的程度使用技术。每个班级都会有学生对数字技术不感兴趣，也会有积极使用它们的学生。显然，当代医学教师必须在许多方面灵活地使用数字技术。

四、为什么要使用数字技术

虽然使用数字技术有很多方法，但我们应该问自己：为什么要使用技术？使用教育技术是否是医学教学或学习的最佳方式？教育的金标准通常指面对面的个人辅导，很少或根本不涉及技术因素，并且很少有学习理论是以技术为基础的。那么，我们不妨再追问一句：为什么要使用技术？这个问题的一个答案，在于互联网的颠覆本质和与它密切相关的数字技术之中。我们可以列举以下互联网技术的优势和劣势。

（一）指数级的连通性与整合

互联网可以用来整合各种各样的服务和信息，例如 Blackboard 和 Moodle 这样的学习管理系统正在激增。然而，整合也意味着更多的相互依赖，这又会使系统越来越容易受到其中某个组件的错误影响。

（二）加快行动和反应的速度

互联网可以使通信、处理和访问更快。虽然这意味着任务可以更快地进行，但是留给个人反思自己行为后果的时间越来越少。人们对延迟或者需要花费若干时间才有进展的事情的容忍度也越来越低。

（三）打破地域和时间界限

互联网可以显著扩大人们的行动范围。例如，地理位置偏远的学生们可以一起学习，不同地点的患者和医生可以通过远程医疗网络连接。这种大范围的在线学习，使学生更重视面对面的交流。

（四）观察与记录

系统和工具可以跟踪和记录用户几乎所有的操作。这虽然提供了对学习者行为丰富反馈和建模的能力，但它也有可能会减少学习者探索的自主性和表达自己的自由。

这些数字技术的功能改变了我们工作与互动的规则。它们可以帮助教师和学生在记忆、重复、发现、记录以及构建信息和知识方面节省时间和精力；也可以扩大教学和学习的范围，使之超越物理限制（可以照顾到分布在多个地点的更多学生），它们可以扩大互动，超越时间限制（教学可以是非同步的——当学生方便时开始，而不是为每个人设定一个固定时间）。它们可以组织和连接学生和教师，以支持多种学习活动，它们可以帮助我们审查、记录和追踪教师和学生的行为。如果你需要利用这些优势，那么技术可以成为你活动的推动者。但是，也应该意识到，数字技术虽然拥有诸多优点，它仍然有一些不尽如人意之处。

使用数字技术的一个关键的后果是，教师和学生不再需要密切联系以创造学习机会。的确，在医学教育中设计和使用数字技术，使得教师的角色发生了许多变化，表1-4列出了教师在数字技术的不同发展阶段所出现的连续变化。

表1-4 教师存在的持续性和与其相关的通过技术促进的学习方法

项目	面对面教学	同步远程教学	非同步远程教学	软件中的教学
位置	教师和学生同时同地使用技术，实施一种"混合式学习"模式	教师和学生同时在线	教师在不同的时间与学生互动	带有教师功能的软件
活动	学习活动是在参与者之间建立起来的，这些参与者同他们使用的人造物品和资源互动不多	学习活动是在参与者之间建立起来的，部分取决于所使用介质的能力和功能	学习活动绝大部分取决于所使用介质的能力和功能	学习活动及其内部的调整范围在很大程度上是预定义的，并在软件中已经编码
示例	在教室活动或普通授课中使用数字信息	通过网络会议、视频会议或虚拟世界进行	通过论坛、维基百科或博客来学习	通过自学性质的多媒体教学包或虚拟患者

五、技术与教学设计

在医学教育中，教师可能会自然而然地使用技术，但更为常见的（也是建议的）方式是设计并规划技术的使用，并将其融入到教学实践中。这体现在一些教学设计的实践中，如"创建有利于学习和行为表现的情境的开发、评估和维护的详细规范"。关于技术的设计涉及两个关键领域：设计要使用的东西（工具、材料）和设计要做的事情（活动）。这两个领域都涉及以下教学设计问题。

（一）学生们是什么样的人，什么样的学习过程对他们来说最合适

同所有其他教学一样，在数字技术方面，想要了解你的学生们的偏好和能力是需要付出一定努力的。例如，与流行的观点相反，并不是所有的年轻人都热衷于使用数字技术。在任何特定的班级或人群中，都可能会有一些学生对使用技术非常感兴趣，而另外一些学生则不然。最好和学生们讨论该如何使用最适合他们的技术，而不是主观臆测他们的偏好和能力。

（二）工作学习和行为表现背景如何

使用数字技术的效果在很大程度上取决于教学背景，医学教育者需要付出许多努力，才能了解和构建好能支持数字技术教学的医学教育环境。这可能涵盖了确保为学生提供足够的Wi-Fi和电力设备，设立明确的标准，以区分对技术的适当和不适当使用，以及成为数字技术方面的专家（见本章后面的部分）。

（三）教学将涉及何种内容、如何排列组合

虽然有很多技术的使用不涉及提供"内容"（如讨论）；许多其他技术的确涉及教学内

容，例如幻灯片演示、讲义、教科书、参考资料、视频和音频以及实践练习的道具和资源。设计教学用品时，应借鉴学习理论（如与排序和认知负荷相关的理论）和经验证据。Mayer综合了一套"多媒体原则"，以启发多媒体教学设计（表1-5）。其他应考虑的因素包括测试和确保学习资源的可用性（确保其设计和演示清晰、明确和可访问），并确保版权和其他许可问题得到解决。后者的操作可能特别困难，因此寻求图书馆或其他机构的帮助是可取的，甚至是必需的。

表1-5 多媒体原则——根据 Mayer（2009）

1.一致性：删除任何与手头任务无关的材料
2.信号：添加关于材料组织的线索
3.冗余：图像和描述比图像、描述和文字要好
4.空间：相应的文字和图像应该位于相邻的位置
5.时间性：应该同时呈现相应的文字和图像
6.分段：让用户掌握节奏的分段比单个演示文稿更好
7.预培训：在应用前学习关键概念
8.模式：图像加描述胜于图像加文字
9.多媒体：文字和图片比文字好
10.个性化：使用会话叙事风格比使用正式风格要好
11.声音：人的声音优于机器合成的声音
12.图像：看到说话者的图像，例如"一个正在说话的人的头像"，并不能增进学习

（四）应该使用怎样的教学和非教学策略

在对学生、学习的背景及要表达的内容有了一个清晰的认识以后，下一步就是选择和设计学习目标，决定学生如何发展自己的知识、技能和态度。"活动设计"是这一步的核心，因为医学教师需要规定对学生和教师的要求。活动通常基于现有的、老师熟悉的方法，并且应该为特定的学生和学习环境提供所需的学习结果。例如，可以使用论坛进行同伴指导和反馈，而教学视频可以用来帮助知识获取或复习考试。利用或围绕数字技术产生的活动可以有多种形式，本章将不作赘述。

然而，在本书的其他章节中，我们探索了当代医学教育的许多方面，技术在整个过程中都或多或少地被使用。使用技术的一个特别优势是它可以帮助打破传统的医学教育活动的组合，创造新的复合型活动。例如，"翻转课堂"是将课程预先录制好，并放到网上供学生课前学习，这样上课的时间就可以用于讨论和解决问题。我们鼓励医学教师将活动与技术的使用作为某种模式，以创造新颖和有效的教学方式，适应新时代的学习情境。

（五）应选用什么样的媒体和传播系统

这一步主要是选择工具和设备。选择用于不同教育活动的数字技术往往涉及理想与现实之间的妥协。例如，开发定制软件以满足特定教学需要的成本较高，这意味着这种方式很少被医学教师采用（尽管也并非毫无先例）。医学教师通常将备选技术限制在立即可用的那些技术中。大多数学校都有一些在线学习管理系统（LMS，又名虚拟学习环境，

VLE），这些系统能提供文件存储、讨论、日程规划和公告等基本课程功能。目前市面上还有许多其他的通用教育工具和系统。例如，许多医学院校都有在线工具来进行组合、评估、记录临床数据和测评。教师也可以使用更通用的工具，如维基百科来进行合作性写作，使用博客来进行回顾性写作，以及采用网络研讨会工具来帮助分布式演讲和小组工作。目前还有专门针对医学教育开发的工具和系统，包括虚拟患者、床旁参考资料（尤其是移动设备）和循序渐进的技能培训视频。医学教师还可以使用可公开访问的系统（尤其是那些免费的系统），例如利用 YouTube 发布视频、Sound Cloud 发布音频剪辑、SlideShare 分享演示、Skype 召开视频会议等。

（六）如何具体执行设计流程

这一步主要是关于构建、配置和部署教育活动和它们使用的资源。ADDIE 模型（图 1-8）已经得到教学设计团体的认可，作为指导和构建这个过程的一种方式。首先，应分析情境和学生的需要，然后选择（或设计）将要使用的内容（活动、资源）的种类。其次，是构建（或开发）和实现设计。最后，应评估所得到的学习结果，这能够促使教师做出改变，有利于改善学习情境。即使医学教师不创造自己的技术，ADDE 模型也有利于构建有益于使用数字技术的医学教育。

制订了如何在医学教育中使用数字技术的策略后，我们将继续研究医学教育中有关数字技术使用的一些更具体和新出现的问题。

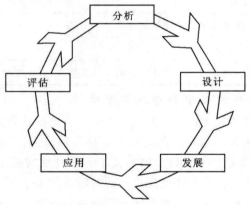

图 1-8　教学设计的 ADDIE 模型

六、移动技术

在过去的 10 年中，手机已经发展成具有强大计算能力的智能手机，融合智能手机和笔记本电脑的设计原则，则发展出了平板电脑。智能手表和其他"可穿戴"设备也大大丰富了我们与数字技术互动的方式。移动设备通常比台式机和笔记本电脑更小、更轻，它们的尺寸被设计为轻松地握在手里（而不是放在膝上或桌上），这意味着它们可以用在床旁或其他任何不方便使用大设备的地方。它们也有更广泛的联网能力，可以在很多地方使用。另一个重要的出发点是，它们的工具是以"apps"（应用程序 applications 的缩写）的形式存在的，这些应用程序可以通过"app stores"免费或低价获得。移动技术的兴起对医学教育产生了重大的影响，这不仅是因为现在大多数（但不是全部）的医学生都能够随时随地使用这些设备，还因为他们有自主选择设备和工具的权利，从而很少或根本没有受到学校或老师的监督。

移动技术在医学教育中有许多应用，包括后勤和个人信息管理、查房内容和参考材料（如药品指南或技能程序视频）、与同伴合作、授课中使用社交媒体或投票，通过短信、电子邮件和其他工具进行"永远在线"的交流，利用移动设备查询电子病历等。但是，使用移动技术的价值取决于使用的情况。我们可以基于 Maslow 的需求层次结构来分析在医学教育中使用移动技术的价值（图1-9）。

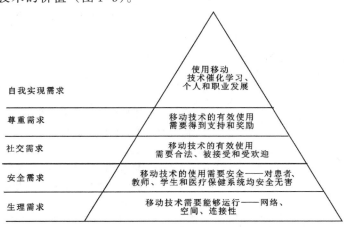

图1-9　在医学教育中使用移动技术的需求层次

七、为数字健康时代做准备

医生们越来越多地在执业中使用数字技术。的确，数字健康和远程医疗已成为当代医疗服务的核心。正因为数字技术已经成为专业实践的一部分，医学教育也需要做出相应的调整。在这种情况下，技术使用既是医学训练的媒介，也是目标。重要的数字健康技术和系统包括电子健康档案（EHRs）和电子病历（EMRs）、用于影像学的系统（如图像存档和通信系统，PACS）、实验室及医嘱输入和处方系统、重点照护检验、决策支持系统和指南、后勤系统（如调度和跟踪）、与患者和同事的通信工具，以及为大众提供信息和支持资源的技术（如公共卫生网站、热线和个人健康档案通过将它们用于教育以及实践目的，以上这些系统都可以被教授。例如，可以将电子病历填入 PBL 或是临床技能训练中的案例。这样，使用电子病历管理患者就成为了更广泛的课程体验的一部分。医学教育中技术的应用可以由数字健康胜任力构成。表1-6阐述了围绕 CanMEDS 角色组织的研究生医学教育中的核心数字健康胜任力，它们可以用于将数字技术整合到医学教育课程中。

表1-6　一些 CanMEDS 研究生医学教育中的数字健康胜任力

医学专家	·理解人机交互问题、组织文化、技术限制以及设备和基础设施故障可能会对患者安全造成负面影响的错误或数据失真。倡导和实施工作场所的危害减免策略

·利用信息和通信技术提供以患者为中心的医疗，并为各种不同人群提供专家咨询	健康倡导者
·利用临床决策支持工具作为临床判断的辅助手段，提供及时、符合循证、安全的干预措施	·在社区环境下的急慢性疾病管理中采用健康信息来提高医疗质量和拓宽服务覆盖
·通过捕捉和分析健康、质量和患者安全性数据来监测和审核个人实践	·在决策中使用汇总的医疗信息时，主张平衡个人的隐私权和医疗系统的需求
沟通者	·反对社交媒体中描述的错误医学信息
·以符合法律、隐私和法规要求的，准确、完整、及时和可检索的方式记录患者治疗效果和安全信息，为高效的临床决策提供帮助	学者
·了解健康信息的捕获，组织、制表和显示将如何影响患者的医疗，如何促进或妨碍信息交流，并影响医疗系统的效率	·利用信息技术来提高知识、技能和判断力，提供符合循证医学的医疗服务
合作者	·在整个职业生涯中，为自己和他人使用信息技术，组织、维护、评价和不断提高学术资源和健康信息管理技能
·合作开发、推广、使用和评价电子信息和管理系统、流程和资源，以辅助最佳的医疗实践以及提供安全、优质和高效的医疗	职业素养
·与其他医疗卫生专业人员共同分享电子信息，以使整合和优化护理，并改善个人和群体的诊疗效果	·采取行动确保技术保护并加强医患关系，对单一和整体患者有益，并以能保持公众对行业信任的方式使用
领导者	·使用社交媒体平台和数字技术来记录、传达和反应信息时，应遵守专业义务，遵守法律法规并保持适当的个人界限
·比较健康信息系统的优点和局限性，并将这些知识应用于患者管理、患者安全、实践管理，以及在自己的实践中及所有临床和专业环境中持续改进医疗质量	·遵守有关医疗信息系统中隐私、机密和数据安全的组织、专业公约和法律条文

八、隐性课程与数字技术

很少有人会毫无保留地接受和使用数字技术。因此，在医学教育中使用数字技术的过程中，我们应该考虑到障碍、混合信息、缺失和其他社会性构成的影响。我们可以通过在医学教育中加入技术使用的隐性课程、非正式课程和缺失课程来做到这一点。

（1）使用数字技术的隐性课程体现了影响其机构的期望、政策和文化规范。这可以包括预期要使用技术的情境（例如LMS成为可以访问课程资料的唯一方式），以及技术使用受到限制的情况（例如禁止给授课录像或禁止在考试中使用数字设备）。

（2）使用数字技术的非正式课程反映了学生和指导教师之间的个人互动。这可能包括教师特别热衷于使用技术的情况（例如，教师与学生交流应用程序和移动设备的使用技巧），或者教师特别反对使用技术的情况（例如，教师禁止在他们的患者附近使用任何移动设备）。

（3）使用数字技术的缺失课程反映了正规课程中技术使用的缺失和遗漏。例如，数字健康教学、数字化职业素养（见下一节）或者使用数字化工具进行学习和实践的完全缺乏，各自都能构成缺失课程。

这些因素可能会干扰医学教育课程中精心设计的、有意义的技术应用，也可能会混淆技术使用的目标。这意味着使用数字技术的潜在优势可能会减弱，甚至消失。

九、在线医学教师的角色

数字技术在教育中的使用已被广泛地称为"在线学习"，尽管它通常由教师而不是学生来定义和主导。因此，它有助于将两种截然不同的做法分开：在线教学（教师的职责）和在线学习（学生的职责）。在线医学教师应选择所使用的技术（并在一定程度上排除故障），并通过数字媒体及其相关技术促进学生活动，评价和鉴定他们的表现。

在线医学教师还需要决定他们教育技术工作的目标。教育制品越有效，就越能催化和支持更多学生的学习。然而，对于所有的教育者来说，都有一个挑战：最好的学生能抓住给他们的每一个机会，而较差的学生却不能。如果教师的目标是帮助能力较差的学生，那么提供的资源需要符合他们的需求和学习方式。简单地提供教学资源，可能会加大最好和最差的学生之间的差距，而不是缩小这种差距。包含有针对性反馈的测验题往往比丰富的多媒体资源更有帮助，特别是对于一些能力较差的学生，或那些纠结于某些核心概念的人。

至关重要的是，我们应确保医学教师将他们的技术相关活动纳入课程中。如果没有融入课程，那么技术的使用率就可能会很低，这个问题在那些最需要使用技术的人中特别明显。在线教学与项目的目标和成果之间的一致性也十分关键。Biggs指出："在一致性教学中，整个系统中能维持最大的连续性。"这种一致性应该延伸到在线和离线教学上，如果在线教学和课程的其余部分没有很好的一致性，它就会使学生感到不和谐和困惑，会带来类似隐性课程中关于"什么是重要的？什么是不重要的？"的疑问。而且在线教学并不是孤立于其他方法和技术，而是与其他方法和技术相互作用、相互借鉴，并最终更好地为传统面对面的教学服务。混合式学习（结合传统和新兴媒体及技术的优点）的概念现在已经很好地建立起来了，但它的并行概念——混合式在线学习并没有得到明确。虽然混合式在线学习在很多方面涉及教学，想达到协调的一致性以及做好在线教学与其他方法的融合，最好还是从实践经验中学习。

我们强烈建议那些希望担任在线教学角色的教师寻找机会，亲自体验学生在接收端的感受。这可以通过教师拓展活动体验，或在继续医学教育活动中感受。通过与许多在线教学社区的联系，也有机会学习和发展。我们还需要强调最后一点，也是作为在线学生将体验到的问题，就是没有一项技术是一成不变的。有些变化很快，有些则变化较慢，无论技术如何变化，只关注它的操作技能都是不够的。广泛理解在线教学不再是一个深奥的专业，而成为一个医学教师的核心部分。

在线医学教师还需要理解在线学生的角色和身份。过去十年来，社会（特别是媒体）倾向于认为年轻人的计算技能和能力比老年人高。"数字土著"或"网络一代"等标签已经成为许多学生和教师的流行词。这种说法是有问题的，个中原因有很多。虽然一部分学生对数字生活方式照单全收，但也有一些人并不是这样。每个班级通常会有一些具有较强信息技术能力的学生，而另一些学生则实践能力较差。学生们对自身信息技术能力的评价普遍和实际情况差距较大，他们通常眼高手低，因此情况可能会更加恶化。另一方面，教师则往往妄自菲薄，认为使用技术的风险更大，可能导致教师放弃对数字技术的控制，因为他们觉得学生们更有能力掌握它们。

尽管教育技术能够追踪学生的活动，但学生所做的大部分工作仍然是教师看不见的。例如，在过去几年中，使用社交媒体取代了大学体系中的活动，成为了全球学生的主要社交活动。同样，即时短信使分散的学生群体能够在没有教师教授知识和仔细审查的情况下进行交流。这也包括了不同机构学生之间的互动。在没有相应教师参与的情况下，来自一所学校的教学材料可能正在被另一所学校的学生使用（和重视）。学生们寻找着不被教师监视和评价的场所，也参与到专业网络中。在这个过程中，许多学生即使不是"数字土著"，也成为了"数字游牧民"。

第五节　教学设计

一、概述

学习的手段多种多样。人们可以通过学习范例、实操和练习、别人的引导、阅读书籍、自己摸索、提出和验证假说、答辩、教导别人、做笔记、解决问题、寻找类似问题、信息推演和许多其他方式来学习。学习是人类所有目标导向性活动的基础。人们会积极主动地去做一件事情，并期望能够从中学到知识。学习并不总是一个最优的过程：在学习过程中总会有各种阻碍或者促进的因素出现。教学设计（ID）是整个学习过程中的一个部分，它一方面是帮助人们学习的教学方法的理论和研究，另一方面是发展完善与执行这些教学方法的手段。有时，ID这一术语专指关于教学方法理论和研究的知识，教学系统设计（ISD）这一术语专指教学方法发展、完善、评估的实践。本节旨在简明地向读者介绍ISD及ID。

教学设计涵盖了理论研究和实践应用。

二、ISD模型

ISD模型经典地将教学设计过程分为分析（analysis）、设计（design）、开发（development）、实施（implementation）和评估（evaluation）5个阶段。在ADDIE模型中（图1-10），评估阶段主要进行终结性评价，形成性评价在各个阶段进行。虽然ADDIE模型看上去是一个线性模型，但执行过程并不需要严格按顺序进行。通常，这一模型被重复用来开发有关联的教学单位（迭代）。由于已有相似信息（必要性层面）或后一阶段提供的信息使得前一阶段有必要重新考虑（曲折设计），有些阶段可能被略过。正因如此，最好将其视为一种项目管理工具，来帮助设计者思考需要采用的每一个步骤，此外，ADDIE模型并不暗示或遵循某种具体的学习理论，不管是否有首选的偏好学习模式，ADDIE模型都可用于所有的教学设计。

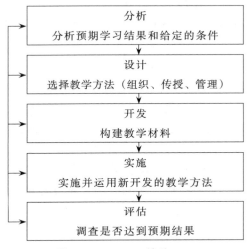

图 1-10　ADDIE 模型

ADDIE模型第一阶段，重点在于分析期望达到的学习结果和给定的条件。在条件确定的情况下，主要是对背景环境[如设备情况，时间与金钱，文化，场所（例如学校、军营或工作场所等）]进行考虑，对目标群体（已有知识、整体的受教育情况、年龄、学习风格、残障情况等）以及对任务和主题（工具及需要达到的目标、执行条件、风险等）进行分析。

最佳的教学设计取决于预期的学习结果和给定的条件。

ADDIE模型的第二阶段，将对教学方法进行选择。选择的教学方法要确保在给定的条件下，能够达到预期的教学效果。在选择的过程中，要对教学方法的组织方法（教学是如何组织的？）、传授方法（用哪种媒介进行教学？）及管理方法（教学如何管理及由谁管理？）进行区分。预期的教学效果和给定的条决定了最终选择的教学方法。例如，预期教学效果若是记住每块骨骼的名称，运用练习是一种合适的教学组织方法，但若预期教学效果是完成一项复杂的外科手术技能，合适的教学组织方法则是在各类特殊状况下的反馈性指导性训练。此外，若是有足够的设备或财力，高保真装置是适合教授复杂外科技巧的方法，但若是设备及财力欠缺，指导性的实习则更为合适。

ADDIE模型其余的三个阶段为开发、实施、评估。开发是指教学材料的实质构建，例如设立学习任务和目标、教学文本、多媒体教材、授课课件，编写教师指南等。实施指的是将在教学环境中新开发的教学方式应用到实际教学材料的使用当中。评估阶段主要调查预期教学结果是否达到，并回答诸如学生们是否达到了期望的学习效果、他们学到了什么、这次教学还可以怎样改进之类的问题。ADDIE模型中每一个阶段都代表了完整的研究领域，并且都在不断地发展完善。本章后续篇幅将叙述ID模型及其模型中的前两个阶段，不再赘述 ISD 模型。

三、广泛运用的 ID 模型

在各类文章及网站中已介绍了将近 100 种 ID 模型。不同的 ID 模型可以从以下几个角度体现差别：第一个角度是遵循不同的学习范式而产生的不同 ID 模型，这些学习范式可以体现行为主义、认知或社会建构主义的观点；第二种角度（将在下一部分讲述）是基于信息设计、课堂设计及课程设计层面中的差别而产生的不同 ID 模型；第三种角度是关于基于结果模型和整体任务模式。

可以从行为主义、认知或社会建构主义等不同角度来诠释 ADDIE 模型。

（一）基于结果模型

基于结果模型主要关注学习过程中的某个特殊领域，例如认知领域、精神运动领域及情感领域，这 3 个领域与知识、技能、态度这 3 个方面相匹配。在选择的不同领域中，按照不同的学习主题和学习目标来预测预期的教学效果。在这之后，选择不同教学方法来达到每个单独的学习目标。Gagne 在认知领域层面介绍了一种广泛应用的分类方法。这种分类方法区别开了语言信息、智力技能、认知方法、态度及精神运动能力。智力技能是该分类法的核心，共包括下面 5 个亚类。

（1）辨别。

（2）掌握概念。

（3）设定理念。

（4）制定规则。

（5）制定高级别规则。

这种分类法反映了一个事实，即一些智力技能使得其他更高层次的技能得以表现。例如一些规则和程序的运用是使用更高级别规则（例如解决问题能力）的先决条件。如果教授的是智力技能，教学过程中重要的一点是识别出学习的层次，即识别出比这项技能更低层次的能力在教学中，应该从学习层次较低的技能开始，才能成功学习较高级别的技能。

研究者们还引入了很多种不同的目标分类方法。但所有的基于结果模型的共同前提是不同的教学手段、不同的教学目标都能够实现。我们可以根据不同的教学目标选择最好的教学方法；通过教授一个个单独的教学目标，最终实现全部课程的终极教学目的。例如，教授复杂的技能或是专业能力，每一个教学目标由与之相应的技能组成，把教学目标进行排序，最终就会形成一个部分任务的教学目标。因此，每次只要教授学生一个或者是数量有限的技能就可以。在后期的实践练习中不断增加新的技能成分，直到教学完成，学员才有机会来演练整个复杂的技能。

基于结果的教学设计模型对于那些不需要相互协调的教学目标非常有效。但在 20 世纪 90 年代早期，教学设计领域的研究者们对于基于结果的教学模型对整合目标的实现提出了质疑。作为一门需要掌握复杂技能和专业知识的学科，医学学科不同领域中有许多交叉，而基于结果的教学方式碎片化，效果也并不好。整体任务模式因其注重任务各方面的协调而为解决这个问题提供了选择。

基于结果的教学模型能够非常有效地实现相对独立的教学目标。

（二）整体任务模式

顾名思义，整体任务模式是针对整合目标或者复杂学习的。这一模式从整体而非细节的角度进行教学设计。首先，学习过程中复杂的内容和任务并不是割裂开的（例如知识通过授课传授、技能在技能实验室训练、态度在角色体验中锻炼），通过让学生以整体任务的观点来学习，学生的知识、技能以及态度都可以同时得到发展。其次，学习过程中复杂的内容和任务不是缩减为通过报告或者练习就能完成的简单学习单元，而是这些复杂的内容和任务以一种从简单到复杂的整体模式进行教学。因此在整个教学过程中，完整地保留了不同知识单元之间的联系。整体任务模式在完成复杂的教学目标的同时，也充分保留了不同知识单元之间的联系。

整体任务模式的教学设计并非从目标的某个细节开始着手，而是从识别现实生活中一些具有代表性的问题以及需要解决这些问题的相关认知图式开始。认知图式是认知和整合知识、技能及态度的结构单元，学生学习过程的能力发展可以被视为认知图式的构建和逐渐自动复杂化的过程。认知图式的构建包括了归纳学习和对知识的进一步细化。学生根据自己在完成各种不同学习任务后获得的具体经验，归纳新的认知图式，并修订自己已有的认知图式。通过将新出现的信息与自己已知的事物关联起来，学生对自己新学到的认知图式进一步细化。

整体任务模式起步于识别和分析实际日常生活事物中具有代表性的问题。

认知图式的自动化过程包括了知识汇编和拓展过程。通过构建新的认知原则，学生在某种特定条件下做出同样的反应，这就是新知识的积累过程。重复可以帮助学生巩固这些认知原则；每次用到这些认知原则产生了预期的效果，那么在相似的条件下使用这些新构建的认知原则的概率就会增加。认知图式构建也可以帮助学生形成非常规行为（解决问题、推理、决策），而认知图式自动化可以帮助学生形成常规行为。非常规及常规行为的混合对有效处理真实日常任务是必要的。从设计的观点来看，对逐渐复杂图式的细化有助于明确一系列由简单到复杂的学习任务。图式的细化同时也有助于辨别具体实施中的非常规行为及常规行为，这样可以在整体任务实施的过程中，在不同方面给学生提供必要信息，并给予反馈及评价。

通过提供一些有意义、富有内涵的学习任务，如问题、项目及案例，可以驱动复杂型学习。

整体任务模式中，通常假定复杂学习以一些有意义的、富有内涵的学习任务来驱动学生学习，这些学习任务通常源于现实生活或工作。这种学习任务通常也被称为"问题"（在基于问题学习模式中）、"案例"（在案例法中）或"项目"（在基于项目学习模式中）等。Van Merrienboer 和 Kirschner 使用通用术语"学习任务"来指代所有帮助学生达到整合目标的任务。Merrill 对比了大量整体任务模式并发现它们都有 5 个"教学的首要原则"，这些原则表明，在下列情况下，学生可以达到有效的学习结果。

（1）学生积极参与解决现实世界的问题。

（2）学生使用现有知识作为新知识的基础。

（3）向学生展示新知识。

（4）学生需要运用新知识。

（5）新知识被整合到学生的生活和工作中。

四、ID模型的示例

本部分将从教学信息设计、课堂设计和课程设计3个层面来探讨3个ID模型的例子。这3个模型都可认为是整体任务模式。

（一）认知负荷理论

现今最广为接受的教学信息理论是Sweller的认知负荷理论（CLT）和Mayer的多媒体学习认知理论。这两种理论有很多共同点。本部分将重点叙述CLT。CLT的中心思想认为在设计教学信息时，必须重点考虑人类的认知结构。认知结构包括非常有限的工作记忆，工作记忆带有视觉/空间及听觉/语言信息的独立处理单元。这些处理单元可以与相对应的无限长期记忆存在相互作用。认知负荷理论提出了3种不同的认知负荷，这3种负荷依赖于与之相对应的处理单元。

1.内在认知负荷

内在认知负荷具有完成任务的直接功能，完成任务时，要求在工作记忆中的数个元素进程基本同步。与一个需要协调较少组成性技能构成的任务（例如伤口换药）相比，需要协调多个组成性技能的任务（例如处理急诊患者）将产生更高的内在认知负荷。

2.外在认知负荷

这是在内在认知负荷之外的负荷，主要由于较差的教学设计而导致。学生需要在完成学习任务时查阅教材以获取信息（例如查找如何操作一台机械的清单），查阅这一过程本身并不直接有助于学习，因此成为外在负荷。

3.关联认知负荷

关联认知负荷是指与促进图式构建和图式自动化过程相关的负荷。将新信息与已知信息自觉联系在一起并自我解释新信息，即关联认知负荷的过程。

内在、外在及关联认知负荷是可以叠加的。在学习过程中，两种负荷的总和不能超过工作记忆容量可承载的限度。因此，优质设计的教学信息应减少外在认知负荷并减轻关联认知负荷，以不超过认知容量可承载限度，否则认知超载将会对学习发生的过程产生消极影响。CLT产生的第一套原则旨在减少外在认知负荷。自由目标原则建议将传统的学习任务替换为自由目标的任务，为学习者提供一个非特定的目标（例如，对学生说"请提出尽可能多的可以观察到的症状相关的疾病"，而不是问他们"这个患者的症状表明他患了哪种疾病"）。而传统的学习任务迫使学生确定学习方法，达到特定学习目标，这导致了较高的认知负荷。自由目标的任务使得学生可以从给定的内容通过逻辑推理达到目标，使认知负荷低得多。类似的原则是工作样例原则，建议用工作样例代替传统的任务，样例中还包含了一个完整的解决方案，学习者必须仔细研究（例如，让学生修改一个现成的治疗计划，而不是让他们独立创造这样一个计划）。与此相似的还有完成原则，建议用完成了一半的任务替代学生必须完成的传统任务（例如，让实习生仔细观摩外科手术，只做一部分手术，而不是让他们独立执行整个操作）。

在我们的认知能力范围之内，精心设计的教学信息可以减少外在认知负荷，提高关联认知负荷。

其他减少外在认知负荷的原则对设计多媒体教学素材尤为重要。注意力分散原则建议替换多个来源的信息，用或者分布在空间（空间分散注意力），或者分布在时间（时间分散注意力）的信息，替换一个综合的信息来源（例如，在学生需要的时候及时提供学生操作医疗设备的指示，而不是事先向他们提供信息通道。原则建议用口头文字说明和视觉来源信息（多通道模式）来替代书面说明文本和视觉来源信息（单通道模式，例如在学习消化道工作机制的计算机动画时，给予学生口头解释，而不是在屏幕上给他们书面解释）。冗余原则建议用单源信息来源替代多源信息（具有自释性）（例如，向学生提供心脏、肺和身体中的血液流动图，删除这个流程图中的文字说明）。

其他原则旨在优化关联认知负荷。可变性原则建议用一系列在现实世界中全方位不同的任务替换一系列具有相似特征的任务（例如，当描述一个特定的临床症状时，使用不同性别、年龄、体质、病史等的患者来对这个症状进行说明）。背景干涉原理建议用一系列具有高背景干涉的任务来替换具有低背景干涉的任务（例如，如果学生练习特定外科任务的不同样式时，建议以随机而非模块化的顺序排列这些样式）。自我解释原理建议用含有提示的、要求学习者自行解释给定信息的、丰富的任务，来代替单独的例子或任务（例如，对于学习诊断人体心血管系统功能障碍的学生，可以提供一个心脏如何工作的动画提示，动画中间插入提示问题，要求学生自己解释相关机制）。

（二）九段教学法

在课堂设计的层次上，Gagne的九段教学法提供了组织课堂的通用指南，它可以在复杂学习中应用于大范围的或综合的目标。表1-7总结了9个事件和教师的解释性说明，按照通常在课堂中出现的顺序把9个事件排列如下。

前3个事件让学生们做好学习准备。第一，应该通过提出一个有趣或热门的问题，或者就他们感兴趣的话题提出问题，来获得他们的关注。这将有助于为课程打好基础和激励学生。第二，应该明确教学的目标，这样学生才能知道课后他们能够完成什么任务。教师可能会给出一个示范，以便学生能够了解如何应用新知。第三，应该唤醒学生头脑中的相关知识。通过阐明如何将新知识与他们已经知道的事物联系起来，为他们构建一个能够帮助学习和记忆的框架，或者能让他们就话题展开头脑风暴。

表1-7　Gagne的九段教学法

事件	具体说明
引起关注	你有没有听说……
告知学生学习目标	今天我们将要……
刺激既往知识的回忆	两天前我们学会了如何……
呈现知识	现在我将示范如何……
提供指导	这是一个操作指南……
引发表现	现在你自己尝试一下
提供反馈信息	好的，但你需要……
评价表现	现在我们来做一个小测验
促进知识记忆和转化	好的，现在假设你必须在工作中做……

接下来的4个事件引导了实际的学习过程。首先介绍新知识，并提供示例或示范，文

本、图表、模拟物、图片和口头解释等都可以用来展示新知识。其次，学生需要用新的知识进行练习。通过诱发出学生的一些行为或者是表现，学生可以用新获得的知识完成一些事情，例如，能够运用新的知识或新的技能。再次，学生应该得到相应的指导，以便帮助他们成功运用新学习的知识和技能。指导与内容展示不同，因为它的重点是帮助学生学习（例如帮助他们处理新信息）。最后，学生获得信息量丰富的反馈，这些反馈意见能够帮助他们发现自己的弱点，并为进一步改进提供线索。

新信息的呈现应该总是伴随着指导性的练习和反馈。

最后的 2 个事件标志着课程的结束。首先，应该评价学生的表现，以检查课程是否成功施行，学生是否获得了新的知识和技能。通常，向学生提供他们本人在相关课程中的学习进展是值得尝试的。其次，应该注意加强对所学内容的记忆和转化。有的教师可能会列举出一些学生能应用所获得的知识和技能的类似场景，或者教师让学生们回顾课程，并提出可以应用所获得的知识和技能的新场景，或者让他们在已经转化了的场景中应用知识和技能。

（三）四要素教学设计模型（4C/ID）

在课堂和课程设计层面，四要素教学设计模型是一种常用的整体任务模式，该模型旨在培养复杂技能和岗位胜任力。它为分析现实生活中的任务并将其转化为教育计划的蓝图提供了指南。四要素教学设计模型通常用于设计和开发长达几周到几年的大型教育项目。

4C/ID 模型通常假定，复杂学习的蓝图总是可以由 4 个基本要素成分组成，这 4 个要素即学习任务、支持性信息、过程性信息、部分任务实践。这 4 个要素是以前文所描述的归纳学习、细化加工、规则编译和知识强化这 4 个学习过程为基础提出来的。学习任务是整个计划的支架。它为学习提供多种体验，明确地以学习的转化为目标。另外 3 个要素都连接在这个支架上。

学习任务包括问题、案例研究、项目、情景等。它们是基于现实生活的真实的整体任务体验，这些体验旨在融合各方面的技能、知识和态度。整体学习任务表现出实践的高度可变性，因为学习不同的体验有利于学习的转化。学习任务按照从易到难的课程任务顺序排列，每个课程任务中学生得到的支持和指导逐渐减少。通过完成学习任务来进行学习的过程基本就是归纳，即从具体的经验中学习。

支持性信息帮助学生完成学习任务的非常规部分，这些部分经常包括解决问题、推理诊断和制定决策（通过连接同等难度的学习任务或任务课程的"L"形框表示）。它解释了一个知识结构域是如何组成的（例如，对人体的知识）以及如何最好地解决该结构域的问题（例如，系统的鉴别诊断方法），它是根据任务来针对性设计的，并且总是供学生使用。在整个学习任务中，支持性信息为学生已经知道的和他们需要知道的内容之间提供了桥梁。通过支持性信息进行学习的基本流程就是规划的过程，即学习如何将新信息与已知信息相关联。

支持性信息就是教师们通常所说的"理论"。

过程性信息允许学生总是以相同方式完成常规学习任务。它明确指出如何执行任务的常规部分（即如何操作的信息），因此最好在学习者需要的时候及时地提供。这可以由教师完成，也可以通过快速参考指南、工作辅助手册或移动应用程序完成。随着学生获得更多的专业知识，常规化的过程性信息迅速失效。从过程性信息进行学习的基本过程是知识的编译，即通过将新信息转化为认知原则来学习。

最后，部分任务实践是指例行程序外的额外练习，通过这些部分任务实践，学生可以培养某些特定领域所必需的较高阶的主观能动性。部分任务实践主要用于关键任务方面（例如，心肺复苏术、听诊、手术缝合）。部分任务练习只有在整体学习任务中的常规流程开始之后才能开始，它通常会需要大量的重复练习。从部分任务实践中学习的基本过程是一个强化学习的过程，即通过反复练习，获得自动化的常规化技能。

Van Merrienboer 和 Kirschner 描述了 10 个步骤，详细说明了复杂性的学习中，教学设计人员如何设计出一个高效的、吸引人的教学计划（表1-8）。这4个蓝图元素直接对应着4个设计步骤：设计学习任务，设计支持性信息，设计过程性信息以及设计部分任务实践。其他6个辅助性的步骤只在必要时执行。包括步骤2——对任务进行排序，即将学习任务按照从简单到复杂的类别组织起来。这确保了学生从事的任务开始时较简单，随后较为平稳地增加复杂性。步骤3——当设定完不同教学任务的教学目标后，规定可接受的行为标准。这种标准在评价学生的表现中是必需的，并为学生在整体任务中表现的各个方面提供有用的反馈。最后，步骤5、6、8和9涉及深入的认知任务分析。

表1-8　复杂性学习的10个步骤

蓝图元素	复杂性学习的10个步骤
学习任务	1.设计学习任务 2.学习任务排序 3.设定行为目标
支持性信息	4.设计支持性信息 5.分析认知策略 6.分析智能模型
过程性信息	7.设计过程性信息 8.分析认知规则 9.分析前提知识
部分任务实践	10.设计部分任务实践

应该指出的是，现实生活中的项目设计从来都不是简单地从第1步走到第10步。和ADDIE模型一样，新的发现和决定通常需要教学设计者重新考虑以前的步骤，最终会产生一个曲折的设计流程。

第二章　五官科医学教学中的课程主题

第一节　临床交流技能

一、概述

现在，临床交流技能的重要性得到了普遍重视，对此是没有疑问的。很多国家都为医学本科生和研究生开设临床交流技能课程，并认为有了这些交流技能，在医疗服务中做到以患者为中心就可以水到渠成。Silverman等对临床交流所需的技能做了全面的阐述，这可通过网络查到。Maguire和Pitceathly总结了"关键交流技能"。Makoul报告了Kalamazoo声明的做法，即首先整合一些医患交流的关键模式，提出了"七组"医患交流任务，例如"建立医患关系""开始讨论"等。这些阐述基本是抽象的，但优点似乎是没有太多的条条框框。

近年来，关于临床交流技能的认识有许多进展。

首先，如何认识"技能"。显然，任何技能如果走向极端就失去了意义。例如，适度的"目光接触"是与诸多可变因素（性别、年龄、个人的文化背景等）相关的。因此，真正起决定作用的是灵活的交流能力，这或许可以称为一种创造力。"做出选择"而不是"表演技能"是良好的医患交流的核心。因此，从本质上看，传授交流技能的核心也应是提高医学生（或医生）对此的认识，并做出合适的选择。

其次，临床交流与更广泛意义上的"职业发展"之间的关系也发生了变化，即交流技能教育已经成为医学教育的一个分支。这种情况已经存在相当一段时间，目前的困惑是既要保持医学教育各分支内容的独特性，又要认识到整合这些分支的必要性。例如，美国医师执照考试（USMLE）认为"临床交流技能和处理人际关系的技能"和"职业上的交流与伦理/法律上的交流"并不等同（表2-1）。英国的一份报告提及发生在一家隶属于英国公立医疗系统医院中的事件，使"文化"一词更引人关注，正可谓"医学文化"。最近英国医学总会（GMC）制定的名为"推动卓越"的医学教育标准中也使用了"文化"这一概念，并增加了"交流、伙伴关系与团队合作"。

表2-1　USMLE所阐述的"交流""职业素养"和"互动"

交流与人际关系技能
建立与人的联系
获取信息
提供信息
做出决定

对患者情绪的支持
支持患者的自主行为
使用翻译
职业素养，包括法律和伦理问题
在与患者及其家属沟通时的职业素养/法律/伦理问题
在与患者及其家属交流有关死亡问题时的职业素养/法律/伦理问题
与其他医疗工作者交流时的职业素养/法律/伦理问题

最后，医生需要掌握多种交流技能，只为患者提供"疾病问题咨询"这种交流模式已远远不够。临床交流技能教学的重点是医患之间的交流，而交流技能教学方法的核心则始终是角色扮演。

二、进行角色扮演

（一）基本原理

即便在英国，将"角色扮演"这个标签用于临床交流技能培训也很不合适，因为这种提法的言外之意是"业余戏剧学习班"；在美国，这种提法就更缺乏可信性。然而，其他描述类似活动的词汇（如"模拟患者"）又有完全不同的用途。因此，角色扮演一词仍然被沿用下来，指一类严肃而富有挑战性的教学活动（而不是戏剧学习班）。

角色扮演的基本原理是这一活动提供了一个安全的环境，在这里学生可以练习，也可以犯错误。同时，角色扮演还可以就相同的教育上有用的表现为学生提供反复练习机会。

除此之外，角色扮演还有其他重要的特征。这种教学形式的本质是归纳性的，即从某一特定的案例出发，引出对基本原理和规则的讨论。例如，"Smith先生的反应是这样的……这是在这种情况下人的典型反应吗？"因此，"角色扮演"与现代教育理念是相吻合的，即教学始于案例，而不是听总结性的报告。"角色扮演"与医生的工作也同样相符：去接触患者，一个一个地接触。

（二）角色扮演的形式

角色扮演的形式是无穷尽的。下面列举了一些形式，这些形式只是指导性的，而不是一成不变的范例。

1.论坛剧场

一个角色扮演者、一两个引导者；听众规模可大可小，从几个人到几百人；地点可选择报告厅，时间在1小时之内。

角色扮演者和引导者的表演要接近完美，引导者随后请观众进行评论（或者由拿着移动麦克风的第二引导者请观众进行评论）。重复这一短剧，并进行相应的改进。最后，进行总结，得出结论。

2.大组

由角色扮演者和引导者组成，观众人数为8～20人。这一活动也可能作为论坛剧场的另一个版本，但是由于参与的人数不多，因而更灵活。时间为2小时，其中可以包括"暂停"，以便每个人（包括表演者和引导者）都能停下来总结、提问和提建议。

可以让一部分学生扮演医生的角色。根据可信度水平，其他学生可以在演出前为扮演者提供详细的建议（这样，如果演得不好，大家可以共担责任）或者不提供。

由于学生接近20人，给每个人表演机会是不现实的。众所周知的是，那些最需要练习交流技能的学生通常也是最不可能自愿出来表演的人。当然，让一些人坐在观众席上、带着明确的目标进行观看也是必要的。这就意味着，应要求学生在观看过程中注意关键问题，如"这个医生是如何做到对患者的情况感同身受的？"或者，可以降低问题的难度："医生问了患者多少开放式问题？"（也可以这样做，特别是当学生在医院见习时，请医生做示范，让学生观察医生怎样在工作中进行临床交流）。表演之后要进行讨论，所用的时间不能少于角色扮演用的时间，与此同时，讨论也应该像角色扮演一样轻松有趣。这种做法需要有反馈信息。最好的表演基本由医生或教师完成，详细的反馈信息也多因此而产生。

3.小组

包括角色扮演者、引导者，或者只有引导者，最多有8个学生。由于学生人数少，可以做到给每个人表演机会。这可以是一次门诊接诊的完整过程，或者将此过程分为几个片段，在暂停时交给别人继续表演。

教师常建议让医疗工作者扮演患者的角色。由于通常没有经费请职业的角色扮演人员，让医生来做这一工作有时是不可避免的。绝大多数人至少能做到较好地表现真实的自己（"想象一下，你就处于那种情况中"）。另一标准的变通做法（但是需要更多经费）是，将学生分成更小的组，每组4~6人，每组有1位引导者，而角色扮演者则在小组之内轮换。

4.单人参与

1个角色扮演者、1个引导者；或者除了角色扮演者、引导者之外再加1个参与者。

从利用教学资源的角度看，这显然是最昂贵的做法。但是，在某些情况下，特别是以为个别学生做辅导为目的时，这种做法是值得的；这样做既增强了学生的参与程度，又可以进行非常详细的讨论。这样的一个2小时角色扮演课可以发挥真正的效果，同时，还可能发现学生其他方面的问题，如"态度"。

（三）角色扮演的实施

最重要的是合适的气氛。如果参与者之前从没做过角色扮演，他们可能会紧张，也正是由于紧张，他们可能会表现出对这种做法的怀疑。因此，引导者和角色扮演者要满怀信心、实事求是、严肃认真，这一点极其重要。

这又让我们联想到反馈的问题。在最初阶段（例如，低年级本科生或者个别被辅导的学生），反馈信息应集中在基本技能上，包括提问的方式、肢体语言、观察患者的理解能力等。这些反馈极其重要，一方面是因为学生在角色扮演时可能做得不好，而更主要的原因是要让学生认识到这些技能，并在讨论时能使用合适的词汇。

然而，以上提到的只是最基本的，有"高级目光接触"的角色扮演课几乎是不现实的。角色扮演的价值之一是，学生可利用这一机会进行更高层次的讨论，思考自己和他人的行为，以及将要从事的职业。表2-2列举了一些基本问题及这些问题的层次。虽然很多人都会使用这些问题，但却很少有人明确其中的层次。因此，我们再次强调，好的交流不是对交流技能的生搬硬套，而是在合适的时机有主见地使用交流技能。

表2-2　角色扮演后提问的层次

1.描述技能：你是否保持了目光接触？目光接触是否适度？你是如何知道的？
2.对技能的证实：你为什么要这么做？如果用不同的方式，结果会怎么样？
3.对技能的概括和总结：是否存在普遍适用的原则？例如，如何平息进攻行为？（"我曾有个患者……"）
较高层次的问题
4.评价患者：患者是个什么样的人？这样的人在患者中比较典型还是不常见？
5.评价自己：你是什么样的人？这个经历告诉了你什么？例如，你对压力的反应、如何将坏消息告诉患者……你对此事的感受是什么？
6.评价医生这一职业：从这一情境，做一名医生意味着什么？医生应该做什么？

第一个层次显然是关于行为技能的。此时，引导者的作用是保证参与者和观察者能对所见做准确的描述，并提供支持的证据。不是简单地说"你很有同情心"，而是当你身体稍向前倾，低声说"别急"时，你看上去很有同情心。要尽快进入下一个层次，以保证学生可以对他们的做法进行验证。第三个层次代表了经典的归纳性教学——比较特定情况与一般规则，通常的做法是由引导者或参与者之一来说出"这种情况经常发生——我曾经看过一个患者……"

高层次的问题则是启发思考的："这个患者让你学到了什么？""他们是什么样的人？"或者"这次角色扮演使你对医生有了哪些认识？"

要尽快到达"高层次的问题"：问题的层次越高，课堂越有趣。

三、更广义的交流

（一）口头交流的其他方面

关于这一点的讨论，我们从非语言行为开始，因为这经常被误解。正如Henry等（2012）所指出的那样，我们所进行的研究更倾向于关注那些可控的而不是在自然情况下说的话，这就使得以往研究的发现不可信。的确，从20世纪60年代后期开始，一些研究者进行了有关非语言行为的试验（例如，他们发现有90种或更多的交流方法），然而，这些研究均是在特定的环境中进行的，其结论几乎全部建立在对研究的错误理解基础上。这些观点显然意义不大。Henry等证明了在"倾听""温暖的"非语言交流与患者满意度之间的联系，这当然是预料之中的。有人说过，"给人一种温暖的印象只是一种对行为的有限改善，这种改善或许更多是主观上的"（也就是你希望你的患者把你看成什么样的人）。通常情况是，行为只是表象。除了显而易见的"不要看着窗外打哈欠"，一对一交流中"好的"和"坏的"非语言行为是由特定的情境决定的。而比非语言行为更重要的是语言给人的感受，例如语调。

学习者练习：感受语调。

练习对话，尽可能想象更多的情境——影迷和影星及更多的对话。

A：你是谁？

B：你不认识我？

A：你不是……吗？

B：是的，我就是。

然而，在临床交流上，有些行为确实可以在广义上称为肢体语言，例如面对观众讲演。除了使用日常语言中的、用于转换主题的词汇（如"现在……""让我们开始……"等）之外，好的讲演者不仅变换语调，同时也或多或少地、下意识地变换姿势——可能不大于将身体的重心从一只脚换到另一只脚上的幅度。这里，教学的关键是为参与者录像，让他们意识到自己的行为，从而提高能力。

学习者练习：肢体语言。

为自己录像。

别担心。当你第一次在录像中看到自己时，你的样子没你想象的那么傻。注意你用手、用胳膊做了什么（你用手势挡住了胳膊的多大面积）；你的目光是否专注，你是否面带微笑。你如何用肢体语言对待别人（身体前倾？伸出你的手？）。

学习者练习：做口头报告。

同上——为自己录像（不要担心）。观察你怎样转换话题：是否用"好了"或"那么……"

你怎样引入话题：是否用"下面，我们要讨论……""让我们把话题转向……"

找出有效的方法。

浏览一下在线影像资料，如 Ted 演讲。思考一下你自己应使用哪种风格。

另外，同样需要认识到的是，交流如果不是面对面进行（例如打电话）会造成什么损失。对此，可能会产生疑问：非面对面交流不好吗？因为现在与打电话类似的（非面对面）交流方法很多，也很方便，每一种方式都能达到不同的目的。例如，打电话通常用来对患者进行分诊：有的是急诊患者，有的则不是。这个例子至少可以部分证明这种观点，即电话交流不能体现"以患者为中心"的传统医患交流方式的特征。

（二）医疗档案

在这方面，对医生的要求是前所未有的。普遍的看法（有研究支持，如 *Shachak & Reis*，2009）是电子医疗档案（EMRs）对于交换信息是有正面意义的（有助于医生在接诊患者时问合适的问题），但是负面影响是不利于"以患者为中心"（医生关心的是患者的档案即病历，而不是患者）。如果一个医生有这方面的问题，可以采取这样的措施：将接诊患者与记录电子医疗档案分开进行；或者在刚接待患者时，就写好电子医疗档案——"好吧，让我把这些记下来，现在要是不记下来，我可能会忘掉"，或增加计算机的识别和输入能力。

（三）交流技能和高保真模拟

临床交流是在特定的环境下进行的，如忙碌的病房、诊室等。失败的临床交流通常也只需要几秒钟。患者的信任在医患交流中极其重要。因此，即便只用10秒钟的时间，医生也要尽力建立这种信任。

临床交流技能的详细教学过程是在模拟病房中进行的，通常还涉及如何处理医疗工作中人与人的关系。这种模拟训练还涉及如何处理临床交流与医生职业素养的关系。由此可见，在不久的将来，需要对临床交流技能教学的内容——任务清单做重大的修改（表 2-3）。

表 2-3 临床交流的话题

交流的内容
说与听
医生—患者之间
口头汇报
SBAR 报告的交接
电话交流
同事之间的交流
与多人进行交流
如何有效地听（如听报告时做笔记）
写与读
转诊函
医疗档案
给患者写信
撰写论文
阅读研究论文
书面报告

（四）同事间的交流

同事之间交流的关键是交接班技能。通常采用 SBAR 方法进行这方面的教学，即情况（situation）、背景（background）、评价（assessment）、建议（recommendation）。SBAR 方法最先是在航空领域建立起来的。应用 SBAR 的目的，是在患者接受治疗的任何环节，医院同事之间的交流都可以按此进行。正因如此，SBAR 教学特别实用——它建立了一个好的交流范式，并适用于很多类型的报告，SBAR 教学方法可以灵活多样。例如，可以给一个小组下发一纸质案例，并让小组成员确定他们关心的问题，也就是如何做才能符合 SBAR 的要求。这个方法本身是很好的，应该优先进行。参与者之一可以报告病例，他或许有些心理压力（时间是午夜，你在打电话；来会诊的医生看起来有些吓人……）。有些人很难在嘈杂混乱的情况下理清要解决的问题。这可以是真实的工作场景，也可以是一个精心策划的试验，可以给学生一项不可能完成的任务："这是一个病例。用 SBAR 方法报告病例，最多只能用 30 个字"（预先设计压力，有意使任务不可能完成，目的是提高认识）。

临床交流技能还包括其他方面，如团队合作、领导能力、谈判能力等。这里还需要阐明一个问题，就是所谓的"正确的态度"，是指医生所表现出的礼貌和适度的正式，既不谄媚（对地位高的人），又不高傲（对地位低的人），这当然也适于用角色扮演来练习。但是，还有更简单的可以提高学生觉悟的活动。很多电视剧反映了发生在医院、医疗工作人员之间的令人不快的交流：为了增强戏剧效果，在电视剧中，医生经常先是彼此大声吼叫，然后进行一小段能解决问题的对话（使用电视剧进行教学活动要注意版权问题）。

（五）阅读与写作

"批判性阅读"是个成熟的概念。批判性阅读课程通常与"阅读技能"的某些方面相整合。然而，其他课程中标准的阅读训练却常常被忽略，如练习如何在阅读时批判性地接受文献的观点、如何快速获得文献的主旨等。这类训练要设定时间：例如，"这是一篇 *JAMA* 论文，没有摘要。请在 20 秒之内告诉我，作者怎样看待这篇文章的主要不足"。这样的训练可以明确地传递这样的信息，即"好的阅读"不只是从头到尾读一遍：医生的职业工作要求他们能快速、理性地选择要读的文献，以及精读到什么程度。读者还应知道在哪里可以找到作者所申明的文章的不足（通常在文章"讨论"内容的开始部分）。此外，这种训练还可以让学生认识科学论文的结构。

科学论文写作教学的核心任务是，让学生理解科学论文的每一个高度规则化的组成部分是怎样结合起来的。笔者个人的做法是，将学生分成 6 人一组，让他们写一个假想的随机对照试验（RCT）来验证一句熟知的格言如"一针不补，十针难缝"中的假设。

医疗工作还涉及很多短文，但医学生却不能通过写作课学习如何写这类短文，必须在医生的职业生涯中学习。如果一个医生没有填写交接班日志，或者在病案中没能明确地记录将要做的工作和已经完成的工作，这对患者来说无疑是危险的。对于那些较长的医疗文件，很重要的一点是读或写转诊函。有时则要重新写这些材料，例如当一封信的内容太含糊或者有失礼之嫌时。

（六）语言、文化和国际医学毕业生

国际医学毕业生（IMG）可能会遇到很多困难，尽管他们可能流利地讲当地语言。有很多医生能很自信地讲在南亚、西非或其他地区使用的英语或法语，他们也宣称了解当地文化，但当他们行医时，表现却不是这样。这些医生对"交流能力"感到困惑，也就是说，他们懂当地语言，但却不会用。例如，他们明白这个句子"That's wrong""I wonder if I could possibly disagree?"，而在说这些话时，却可能选择了错误的交流对象。这些情况对日常工作造成了严重的障碍："我可以直呼谁的名字？""我应该如何与护士长谈话？"

对 IMG 的最好建议是去接触并了解你所面对的文化（例如，通过当地的朋友、电视、广播）。此外，要主动去听、记录或练习说一些用来在临床工作中提要求、建议，对棘手的问题进行提问等的常用词汇或句子（加拿大医学会最近启动了一项工作，旨在提高 IMGs 的交流和文化理解能力）。

当然，当今世界的很多地方都存在多元文化，很多医生会在 1 年之内遇到多种具有不同文化背景的人群或团体。要明白掌握与这些群体进行交流的所有规则显然是不可能的。

（七）临床交流

令人苦恼的是，"交流"一词可以或多或少地用于任何事物。例如，我们穿的衣服可以"交流"，如同我们说话的口音，或者像市政厅建筑的风格。无法为交流的优劣设立一个精确的界线。我们前面提到过，书面交流在一定程度上体现了构建学术观点的能力，良好的交流同样关系到是否能为患者提供合适的专业服务。

对"临床交流"的界定要考虑地点和时间因素。在对学生进行个别辅导时，更应明确这一点。"不良的交流"常常是导致患者投诉的原因，然而，这只是现象，而不是本质。一个医生如果以一种看上去漠不关心的态度告知患者坏消息，他可能真的对患者漠不关

心，而不是交流技能差。

医生在工作中遇到的很多非临床问题往往也被贴上"交流"的标签，而这些问题又常常是需要采取补救措施的原因。因此，有些医生（有"不良交流"行为，例如，他们对别人大声叫喊）会被认为是欺负人。导致这种情况的原因可能是医生的焦虑，或者医生为某件事设立了过高的标准，也可能是医生"缺乏领导能力"，或者不喜欢多说话。后者恰恰说明，医生需要找到合适的方式，既做真实的、安静的自我，又要表现出领导力和权威等。

四、评价

评价临床交流技能，至少对医生与患者之间的交流进行评价，是被大家普遍接受的。典型的终结性评价是以角色扮演的方式在客观结构化临床考试（OSCEs）中进行。评价的主要困难是：当你将"看病看得好"分解成单个技能时，这一过程就把交流变成了机械的练习；但是，如果过于强调在整体上把握评价尺度，又使得评价太主观。在如何对待评价这个问题上，目前的认识是比较一致的。例如，der Vleuten 等的核心观点是"客观性不等同于可靠性"。这种看法"影响是现实而深远的，因为它强调了人（专家）的判断力的可靠性"，同时也赋予评价者更大的自由，不至于只关注形式。

其他评价形式包括观察和反馈、360°全方位评估等。然而，在这种情况下仍然很难确定评价者的权威性，或者说他们是否对"交流"有相同的理解。这也可能是我们仍需要形成性评价的原因之一。

医患沟通这一概念已明确成为一项重要的临床工作能力。需要将交流技能的培训更广泛地与医生职业发展需要结合起来，同时又要保持自身的特点。由于建立在现实的医学教育背景基础上，更因采用了角色扮演和模拟等极其灵活的教学方法，临床交流技能教学将继续成为医学教育不可或缺的内容之一。

第二节　职业素养

一、概述

医学职业素养是医学教育的重要组成部分，这已是目前医学教育的共识，并且经常直接或间接地体现在国家医学机构的教育标准中。早在古希腊时期，希波克拉底誓言中就有关于医学职业素养的要求，医生要宣誓遵守誓言。尽管其重要性无可争议，但是，将职业素养的培养融入医学课程并评价这一课程所达到的成效，仍然是个挑战。发现那些行为表现缺乏职业素养的学生可能并不难，而近年来医学教育则更加重视发现不适合行医的学生。

Maxine Papadakis 的研究表明，医学生在校期间缺乏职业素养行为与其日后行医时的不良表现或不道德行为之间有密切关系，这进一步说明了培养职业素养的重要性。与此同时，职业素养的培养也存在这样的风险：从负面对职业素养进行了定义，又没有机会培养和评价学生正面的和积极的行为。本节将概述如何将职业素养培养与评价整合进医学课程。

职业素养的定义：要将职业素养的培养整合到医学课程中，首先要定义职业素养，这一定义的内涵应是所在工作单位一致同意的。检索一下文献就会发现，职业素养的定义有多种，目前还没有达成完全一致的认识。要定义职业素养的内涵，必须思考其国家和文化、工作单位所处的具体环境，以及不断变化的社会环境给医疗和健康服务带来的压力，这是最基本的要求。

目前关于职业素养一词的含义还没有达成共识。北美国家的做法是将职业素养视为一种理论上的概念，用来描述这一概念的是抽象的理想主义术语，而它所反映的则是人的性格特征，而不是具体的行为。职业素养的构成通常包括利他主义、尊重他人、荣誉、正直、伦理和道德标准、责任感、优秀与职责等。这些词语很易懂，也不会有人对此提出异议，但却不够具体，也不能转变为可以量化的、看得见的学习结果。将职业素养所反映的观念和价值观转化为可见的行为这一尝试源于荷兰。这样做也便于对职业素养做出评价。

然而，外在的职业素养行为与内在的态度和价值观之间的关系是复杂的，目前对此还知之甚少。心理模式如情绪智力在建立职业素养中可能起的作用近来受到关注。

二、设定期望：达成关于职业素养的框架共识

一旦你所处的工作环境对"职业素养"有明确的定义，下一步就要确保教师、学生和其他关键利益相关者能够理解并支持此定义。有分歧的地方应该在早期就提出并解决，以便对贯穿其中的价值观达成共识和理解。这一过程本身就是培养将职业素养整合至课程计划的主人翁意识。举办专题讨论会，让教师、学生和低年资医生制定一个大家都遵守的行为准则，这样做可以促进学生的参与，同时也能引起那些行为偶尔低于期望标准的教师或临床同事的注意。

若希望在学生身上看到积极的行为，就首先要做出榜样。

应特别关注所在国家现行的职业行为准则（如果存在这样的准则）。如果所在的单位已有职业行为准则的框架内容，有必要每隔几年对这些内容重温一下，以确保大家对医生这一职业所体现的价值观的理解一致。经历了这些准备之后，就已经清晰地理解了职业素养的内涵，也就会明确学生应该怎样做才能达到基本要求。重要的是要确定标准和预期目标，有些目标可能需要一整套培训计划的实施（例如沟通技能和伦理观培训），有些（如遵守行医准则、保密原则）则要求学生在第一学年结束时就应达到基本要求。

将教学目标设定为明确的、可见的行为，这是非常必要的。课程一开始，就要让学生清楚学校对他们的要求和期望，并鼓励学生参与制订职业发展规划。这样，学生从一入学时就会清楚，他们应具备的行为标准与那些非医学专业学生相比是有区别的。在有些国家，学生直接从高中进入医学院，这就使得对医学生职业行为的高标准期待与其他专业形成鲜明的对比。那些在大学里享受了更多的自由、生活阅历更丰富的毕业生，也许有某些优势，但并没有充分的证据表明确实如此。学生入学时的活动，如听资深教师授课、在公开场合宣读职业伦理道德誓言等，都在告诉学生他们应有的行为。

一旦对职业素养的定义和培养标准达成共识，就要回顾一下现行课程计划，将有关内容整合进职业素养培养框架。必须明确课程所需的学时，课程内容要与学生所处的不同阶段相适应。

三、建立职业素养文化：榜样作用和隐性课程

不论职业素养的内涵是怎样定义的，培养一个有职业素养的医生所具备的一系列行为、价值观和人格特征是需要时间的。仅仅通过一个职业素养考试就能让学生成为有职业素养的医生，这是不可能的。Hilton 和 Slotnick 提出了"职业化过程"一词，用来描述学生为了成为一名专业人士而练习技能和增长经验的漫长过程。他们认为成为专业人士的关键在于获得实践智慧，即只能通过实践获得的智慧。因此，尽管学生可能具有专业性的表现，但在此阶段，他们还是"前期专业人士"。

在职业素养的模型中，有两种情况影响"前期专业人士"的成长。获得是通过观察正面的榜样并在一个积极的环境中对经历进行反思，进而形成积极的职业价值观和行为。消减是由于接近负面榜样和不良文化而形成的负面行为和价值观或失去积极的价值观。如果影响的天平朝向"获得"，那么学生和成长中的医生最终会获得实践智慧和职业素养。如果主要的影响是负面的，那么学生参加培训之初的理想期待就会变为玩世不恭的利己主义甚至自我保护。

因此，教育者需要关注体现在教育和培训环境特别是临床实践中的、为学生所亲身经历的价值观和行为。

当医学生和低年资医生目睹了不专业的行为，要为他们提供一个安全的地方进行情况询问和反思。

医学生在与教师、同学、临床指导教师及其他临床工作人员的互动过程中所学习到的、未写入教材的、无意中传授的内容，称为隐性课程，大家通常不把这些看成课程。隐性课程可能会导致一些问题，因为隐性课程所体现的价值观和行为可能与正式课程所提倡的价值观和行为相矛盾，这就会引起学生的困惑，学生不知道应该遵从哪个行为准则。隐性课程的确存在问题，同时也必须认识到它对低年资医生培养的影响。以上这些认识是被广泛接受的。然而，近年来情况有所变化，因为隐性课程中遇到的问题如今受到了太多的关注，以至于这些问题已经不再"隐性"。尽管存在争议，教育工作者需要认识并发现Hilton 和 Slotoick 模型中那些可能导致"消减"的因素，并保证学生有时间去反思和讨论这些因素造成的影响。有很多做法有助于达到这一目的，如反思日志、重大事件报告、小组讨论等。

我们信任教师和临床工作者，他们肩负着教育和培训学生、低年资医生的责任。教育者自身要有良好的职业行为，并应成为正面的榜样。直接提出这样的问题可能不合适，但通过教师培训、讨论职业素养的教学与评价等方式，可以提出并强调那些我们期望教师展现给学生们的价值观和行为。

"职业化过程"模式还强调，职业素养的培养和评价方式应该与学生所处的不同教育阶段相适应。在学生接受教育的不同时期，社会心理与道德水准、判断力和反思能力的发展速度不尽相同。通过编写教学资料、制订评价方案，使其反映学生成长的阶段性，学生

则可以逐渐表现不断提高的能力与品质，成为真正的专业人士。

四、数字化职业素养

在过去 15 年左右的时间里，医学教育工作者一直在寻求更好的办法，以定义职业素养及开发对学生和医生进行的相关培训。在此期间，社交媒体的广泛应用改变了我们在线互动的方式。我们期望的职业素养体现的基本原则和行为没有改变。但是，以社交媒体的方式表达这些原则与行为则可能会产生职业素养教育的新问题。这些问题可以归纳为以下 3 个主要方面。

声誉问题——不适宜或无理的在线活动或评论损害医学院校、大学或医疗机构的声誉。

隐私——保密和隐私原则同样适用于网络活动，但是，无处不在的移动设备摄像头以及推特之类的随时引爆互联网的社交网络平台，都可能使缺乏经验的轻率言行变成全国性的"丑闻"。

干扰因素——社交媒体会给医疗环境带来一些益处，但同时也会分散医生的注意力，导致工作效率下降，甚至导致医疗差错。此外，如果患者或同事成为社交网络中的成员，那么过去本来比较简单的事情，如专业界限和职业身份，可能会变得模糊不清。

不要等到社交媒体发生"意外"，才想起教育学生中的数字化职业素养问题。

恰当地使用社交媒体和其他在线活动，应该成为职业素养培养框架和职业素养课程的一部分。医学教育工作者有很好的机会帮助学生理解在线行为的价值与陷阱。但是，如果教育者感觉他们对当前社交媒体的了解比学生少，教学就成了件棘手的事。此外，学生和年轻医生似乎很精通社交媒体的技术，至于对于应该共享多少信息、哪些信息适合共享这些问题，他们通常不会提出质疑。

五、为教师举办的社交媒体培训

可以举办工作坊，向教师介绍最常见的社交媒体形式，讲解如何使用社交媒体以及如何设置并保护隐私。可以利用这一机会分析那些由于在线活动产生意想不到后果的案例，分析学生可能会经常遇到的陷阱。这里还有一项有益的活动，即在同学之间比赛，找出网上与他（她）或他（她）的同事有关的社交或家庭生活资料。这会对参与者产生警醒作用，使他们注意自己的隐私设置！

许多医学院校、大学和医疗服务单位现在都有关于如何在工作中使用社交媒体的指南。如果单位还没有，就应该着手制定这样的指南，以更明确地告诉学生或医生在这方面应该怎样做。一些国际医学协会也发布了社交媒体使用指南，发布类似指南的还有加拿大医学会、英国医学总会、美国医学会。

六、职业素养的评价

评价可以有效地促进学习，因此有必要找到有力、合理、可靠和有效的方法对职业素养进行评价。

目前还没有这样一个明确的、用于职业素养评价的工具。常用的评价方法包括同伴评价、教师直接观察、反思档案袋、关键事件报告以及客观结构化临床考试。van Mook 等总结了评价方法及其在职业素养培养评价中的应用。更重要的是思考职业素养评价的策略，而不是选择某个单独的评价工具。应该对学生的职业素养进行整体评价，还是通过评价其组成部分从而形成一个完整的认识？应该由谁对职业素养进行评价？参与评价的人是否应该包括教师、临床教师、同学、患者？单一的评价工具可以用来评价学生表现的不同侧面，但是传统评价方法的可信性更高，而三角互证法可用来对学生做出终结性评价。

Lambert Schuwirth 对于如何进行程序性评价进行了深入阐述，旨在使学习的益处最大化，同时也使学校评价学生学习结果的终结性评价含有丰富的信息。即使学校没有完整的程序性评价策略，也可以使用这种方法来进行职业素养评价。学生通过评价活动获得有意义的反馈，促进他们的学习和成长，获得学习的自主权，这样他们在下次评价中就会表现得更好。随着学生的成熟并习惯于这种评价方法，他们可以进行相应的自主学习，并可以在需要参与的培训活动的选择问题上表达看法。这样做的结果是，有关学生学习情况的信息是纵向流动的，而不是通过一次高利害评价获得的。关于如何实施程序性评价，更实用的建议可以参考 van Vleuten 的论述。

大多数从事医学教育的人都熟悉"米勒金字塔"——一种胜任力导向教育模式，做法是将学生的成长分成若干可视化阶段，这些阶段包括：知道（知识）、知道怎样做（能力）、展示如何做（表现）、做（行动）。这一教育模式对医学教育评价策略的影响是巨大的，对职业素养评价的影响尤其巨大。最近，Cruess 等提出，米勒金字塔的顶端还应有一层，即"存在"（being），这一层面代表了对职业身份的认同及职业行为所必需的价值观和信念。这一建议得到了广泛接受。随着职业身份评价方法的建立，职业素养的评价也将增加一个有用的视角。

职业素养是医学课程的组成部分，但是目前关于职业素养还没有统一的定义。由于文化背景的差异，教育工作者希望培养的学生所拥有的价值观和行为可能是不同的。许多国家的医学机构制定了职业素养准则和要求，同时，有必要在学生、教师和临床同事间对职业素养的理解达成一致和广泛的共识。将职业素养培养整合到医学课程中，这样，教学与评价才是最有效的。在终结性评价之前，应该给学生充分的机会和方式，使他们从形成性反馈中学习并提高。要对职业素养培养过程中的数字化问题给予具体的指导，以便帮助学生在使用社交媒体时不使自己或职业生涯遭受任何名誉损害。更重要的是，要建立经得起考验的终结性评价方法，评价方法应受到学生的尊重并评价那些可见的行为。因为学生在医学院校的不良行为与之后行医时表现的不良职业道德之间是有联系的，如果任何补救和支持措施都不起作用，学生很可能不能通过职业素养评价。建立一个好的职业素养培养方法的关键，是通过正面的榜样建立一种积极的职业素养文化氛围，并及时提醒学生、教师及临床同事所有与职业素养要求相悖的行为。

第三节　患者安全与医疗质量

一、概述

每年有3%~16%的住院患者遭遇了患者安全事件，并且还有数不清的与门诊有关的事件。在世界任何地方评估医疗质量，其结果均表明，在改善急慢性患者的基础医疗和护理水平方面均有极大的提升空间。

从国际范围来看，患者安全和医疗质量的科学、方法和技能发展对于医学教育至关重要。医学教育领导者们强调，在一个成功的医学教育课程体系中，患者安全和医疗质量是必需的主题。在美国，近年来在医疗质量和患者安全方面的教育和培训正在快速融入医学教育主流。

开发和开展一个关于患者安全和医疗质量科学且成功的课程是充满挑战的。如同医学教育的其他方面，患者安全教育的目标应聚焦于强调知识的获取和技能的提高，并具有确定其进展的清楚节点，以及评价教育结果的工具。这些医学课程的优化需要提高全体教师在患者安全和医疗质量方面的实践和教学水平。然而，不同于一些医学教育领域主要集中在医生和患者（及其家属）双方，患者安全和医疗质量除了要求医生和患者的参与，还需要临床管理领导者的重视，以及其他医疗团队成员的共同努力。

本节主要有3个目标。

（1）为不熟悉患者安全和医疗质量这门科学的教育者提供简要介绍。

（2）为医学生、住院医师和专科医师介绍如何获得在患者安全和医疗质量领域的教育经验。

（3）帮助读者在患者安全和医疗质量方面获得成功的学习经验提供资源。

对于医疗质量和患者安全的教育，必须建立在理解复杂的医疗体系的基础上，需要明白如何开发和维持医疗体系，并且对医务人员在体系中如何提供医疗服务有足够的把握。

二、患者安全入门：可预防的伤害和悲剧

为什么学生学习患者安全至关重要？让我们通过一个青少年患者Lewis的故事来思考这个问题。Lewis在某知名学科医疗中心被安排做一个矫正畸形的外科手术。术后，Lewis靠硬膜外导管和定期注射药物（标签警告可能渗血和溃疡穿孔）来维持。

术后两天是周日，Lewis发生剧烈腹痛。疼痛一整天后，在Lewis母亲的坚持下，几个住院医师来查看Lewis，均诊断为肠梗阻，而忽略了溃疡及其并发症。根据该诊断，他们指示的临床护理是增加离床活动，没有验血，也没有咨询主治医生。到了周一早上，Lewis病情进一步恶化，出现了心动过速、低血压和心搏骤停。验尸结果表明，其腹膜腔存在一个溃疡穿孔，出血数升。

Lewis的死亡是可以避免的。这并不是因为医护人员缺乏"技术能力"导致的悲剧结

果。"非技术性"的领导能力、团队合作、交流技巧和对人为因素的理解，会有助于在相互矛盾的发现中质疑诊断，以便更早地寻求帮助。这些技能超越了专业和专科的界限。不幸的是，Lewis这样的故事并非罕见。

三、新的能力要求和患者安全

患者安全定义为预防对患者无意的危害或伤害。这个目标是预防危害而不是消除错误。人无完人，医学教师必须在他的学生中培养一个信念：那些不相信自己的患者有危险的人是最危险的人。一个健全的医疗组织依赖的不是个人维持安全的英勇行为，而是能在错误发生到患者身上之前及时纠正的体系。

四、报告不良事件和风险事件并从中学习

"不良事件"被定义为"医疗管理相关的伤害"，这与并发症不同。医疗管理包括诊断和治疗，以及在不能有效诊断和治疗时，用于医护的系统和装备。患者安全体系依赖于记录的不良事件："你不能确定你不知道的事情"。学员必须要学会报告什么和如何报告。成功的医疗组织需要克服障碍，给教师和学习者建立一个可信、易使用的报告机制，这个机制需充分反馈应采取什么措施来纠正被报告的不安全因素。

仅汇报不良事件对患者安全是远远不够的，毕竟患者受到了损害。报告"风险事件"是一个对患者安全有前瞻性的预防措施：风险事件是一个严肃的问题，有成为不良事件的潜质，但因为没有机会或者被中断而没有成为不良事件。因为风险事件比不良事件发生次数多出上百次，而且没有患者受伤，所以对提供者来说通常更容易讨论。学习者去判断一个事件是不良事件还是风险事件，这种CBL可以作为大班授课之外的有效学习手段之一。

患者安全教育要求我们从不良事件和风险事件中学习，以防止这些事件再次发生。一个给患者建立安全感的有效措施是根本原因分析（RCA）。根本原因分析是基于这些不良事件和风险事件的报告去分析，因为这些事件和真实的或者潜在的灾难性伤害有关。由一个跨专业的团队来审阅医疗记录，采访事故中涉及的全体员工，查询相关的文献综述和指导方针，判断可能导致不良事件或风险事件发生的潜在系统因素，从而制订和实施用于解决根本原因的行为措施，以及一个可以监控这些行为措施能否成功防止不良事件或风险事件再次发生的方案。

医学教师可以为学习者提供必要工具，使其成为根本原因分析小组的领导者或成员。根本原因分析包括创建流程、分析原因和影响、利用鱼骨图去分析患者安全事件等，并通过OSCE来学习。

五、建立公正文化

James Reason表明，在医疗中的人为错误可以用以下两种方式之一来看待："人为途径"或者"系统途径"。在人为途径看来，不良事件是由于个体的粗心大意。在该情况下，涉事者是"羞愧的、被责备的、需要再培训的"。然而，这种人为途径并未阻止其他类似不良事件的再次发生。系统途径则认为医生会犯错且错误时有发生，但应该认识到其中导

致错误的因素，如潜在的组织、环境和设备等，这些往往在第一次发生错误时就已经存在。

对不良事件和风险事件的报道有赖于"公正文化"的建立。公正文化是一个信任的氛围，可以鼓励人们说出安全相关的信息。每个人都相信他们不会承担系统失败的责任，并且清楚可接受和不可接受的行为界限。在一个公正文化中，涉及某个错误的人们会得到安慰，而不是处罚。通过重新设计系统等方法来降低不良事件复发的可能性。当个人故意做出不安全的行为（例如破坏性行为）时，公正文化也会实施惩戒处分。在案例学习中，让学习者判定一个特定的行为是没有责任的人为误差，还是有危险的行为，抑或是应被谴责的、故意的不安全行为，已经被证明是有用的教育工具。

六、团队合作技巧和对人为因素的深入理解

在医疗中导致严童不良事件的根源是交流失败。美国国立科学院医学研究所承认"是人都会犯错"，建议将以航空界使用的团队资源管理（CRM）为基础的团队培训作为一个可能的补救措施。团队资源管理是指利用一切可以利用的资源，包括信息、人事和装备等来确保飞行安全。以团队资源管理为基础的团队培训鼓励每个人说出他的关注和担忧，即使面对上级权威也是如此。另一个团队资源管理的概念是情境感知（SA）。在团队资源管理培训中，学生们学会识别表示情境感知低的红色标志，如两条相互矛盾的临床信息，或团队成员为了标准的安全政策和程序采取捷径（所谓的"正常越轨行为"），以及患者对治疗方案没有反应等。在教学中，学习者可以返回之前的步骤，来重新评价患者和利用额外的资源（信息、人力、设备等）。

其他的团队资源管理原则和行为包括简报和任务报告、检查清单、闭环通信（如回复信号发送装置）和安全切换。团队培训要与更好的患者效果相联系，要能够提高员工的士气，并且有助于提升患者安全文化。与一次性的工作坊相比，团队培训通过反复的模拟培训，可以更有效地融入到医疗体系中。这些团队资源管理的团队工作、通信工具和技术可以通过从简单的角色扮演到更复杂的高保真模拟来练习实践。

基于团队资源管理原则的团队培训，要与更好的患者效果相联系，要能够提高员工的士气，并且有助于提升患者安全文化。

人为因素是指"研究人与人之间的相互关系，人们在工作场所使用的工具和设备，以及所处的工作环境"。患者安全涉及对患者的威胁因素，以及环境、设备、生物和化学等资源的供应者。为学习者提供医疗设备可用性测试的经验，有助于解决困扰医疗安全的产品设计缺陷问题。人体因素工程学（HFE）专家、医学院的教师和根本原因分析团队等将会为不良事件的起因带来更持久的解决方案。

七、医疗质量的介绍

所有患者安全问题的最终目标是医疗质量的提高。要求医生参与医疗质量改进的呼声由来已久，可追溯到以医学道德规范而闻名于世的 Thomas Percival 先生。19 世纪，Thomas Percival 呼吁医生们为他们的工作做记录，以达到质量审查的目的。同样，在 19 世

纪，弗洛伦斯·南丁格尔呼吁通过新兴的流行病学领域来记录医疗质量。在19世纪中期，维也纳内科医生 Ignaz Semmelweis 通过观察发现，卫生习惯（洗手）与患者结局有关，提出关于医疗质量的担忧，而这个问题至今仍困扰着医疗保健行业。在20世纪，波士顿外科医生 Earnest Codman 呼吁，应维护患者的注册单信息，并且（医疗费用）支付应该与患者结局的质量挂钩。

目前认为，当代（21世纪早期）医疗质量改进的主要动力来自20世纪早期 Walter Shewhart 在美国开发的质量改进工业模型。他的重点是研究过程和结果的可变性（特殊的和常见原因变化），并利用变化的数据来推动持续的过程改进——包括计划、执行、学习、处理（plan，do，study，act，PDSA）步骤的改进循环。在20世纪70年代，Wennberg 和 Gittelsohn 使用大量的数据分析，将医疗过程和结果的变化（理念）引入医疗领域。直到20世纪90年代早期，通过（美国）国家示范项目和随后的 Berwick（Berwick，1991）的合作努力，才真正引进了 Shewhart 的 PDSA 改进循环。虽然目前有很多关于质量改进的理论和方法正在世界各地使用，但对于医学生、住院医师和教师等早期学习者而言，最容易理解和上手的还是这个改进模型，因为它使用了一套简单的问题和 Shewhart 的 PDSA 改进循环（图2-2）。

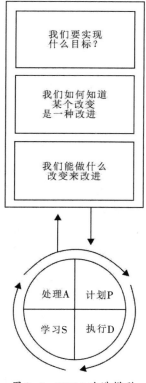

图2-2 PDSA改进模型

美国国立科学院医学研究所显著提高了美国和国际上对医疗质量和患者安全的关注度。他们在两个重要出版物中宣称，患者受到不必要的伤害，医疗亟待改进（至少在美国是如此）。医疗质量改进和患者安全运动成为全球性运动。

八、医疗质量和患者安全的教学

医生在医疗质量和安全方面专业发展要有持续性。

在质量和安全的发展中，创造和维持患者所需要，同时也是应得的高质量、安全的医疗服务，需要医生和其他专业医护人员将医疗和患者安全当作职业实践的核心部分。如同其他的专业能力，卓越的医疗质量和安全要求专业发展的持续性，体现在从刚开始的医学生（新手）到毕业的住院医师（合格者），再到业务熟练的执业医师（精通），最后到推动领域进步的学者（大师）。

从医学院校毕业时，医生应该能够做到：

（1）批判性评估用于支撑优质的患者医疗的知识基础。

（2）明确通行做法与最佳实践之间的差距。

（3）致力于弥补通行做法与最佳实践之间的差距。即将执业的住院医师必须"证明有能力调查和评估对患者的医疗，评价和吸收科学证据，并且通过持续的自我评估和终身学习，不断改善患者医疗"。业务熟练的执业医师将反馈付诸实践，在跨专业团队中有效地工作，将改进医疗体系视为职业身份的一个组成部分。

九、质量和安全教学策略

以下五项原则有助于设计多层次医师职业发展中与医疗质量和安全相关的学习体验。

（1）运用说教和经验相结合的学习策略。即使是面对医疗专业初学者，也要反复提醒教师提高医疗质量和安全，就像其他专业活动一样，需要有一定的技能，有反馈和反思的机会。

（2）寻找跨专业学习的方法，因为跨专业合作是提高医疗质量和患者安全的关键。世界卫生组织（WHO）将跨专业教育定义为"来自两个或更多专业的学生相互学习，可以确保有效的合作，并改进医疗效果"。众所周知，独木不成林，仅凭个人无法有效地实现质量改进。虽然质量改进和患者安全的某些方面可能从学科特定的活动中学到，但在实践中成功的改变需要具备整合每个人的观念、知识和协作的能力。

（3）记住基于临床的学习通常优于基于课堂的学习。在《卡耐基教学促进基金会呼吁改革医学教育：1910和2010》这一具有里程碑意义的报告中，Irby等呼吁将正式学习临床经验整合到医学教育中，指出这种密切体现医生学习和工作性质的医学教育过程具有明显优势。他们的论点得到了几代医学生的证实，他们报告了在有意义的患者医疗情境下获得了显著的课程可持续性。

（4）充分利用支持临床质量改进措施的力量。美国毕业后医学教育认证委员会（ACGME）的临床学习环境回顾调查（CLER）报告了对美国学术教学中心的第一轮实地考察的发现，强调了教育和临床领导者之间的共同目标和共同策略的价值。临床背景下的学习者作为一线人员，其见解可能对改进至关重要。从学习中获得的改进措施也许令人兴奋，但如果它们与组织吸引合作伙伴和其他资源的优先事项不完全同步，就很难维持下去。结合教育和临床改进措施的共同目标可以在对患者有利的情境下得到重要的学习经验。

（5）改进作为教育领导者的榜样作用。教育工作者通过学习者可见的方式将测量、反馈和改进等内容融入他们自己的工作中，这证明了这些内容的重要性。在患者安全和医疗质量方面，教师应作为榜样发挥作用，这是至关重要的。

创新型教师在课堂上、模拟中心和临床环境中开发了改善质量和患者安全的学习经验。例如，学习者使用纸质案例来完成质量改进工作的步骤，在模拟中心练习安全传送，并限时完成一个更大规模的改进工作的特定方面。随着时间的推移，许多关于学习经验的争论和主张，也许始于教室，却在临床基础活动中迅速发展。

患者安全和质量提升的教育需贯穿培训全程，这是职业期望的一部分，而不是一项培训任务。

十、评价和评估

策略性的测量可为学习者（"我是如何进步的？"）和教育工作者（"这些策略如何达到我们的目标？"）提供反馈。Barr等对Kirkpatrick的培训效果评估模型进行改进，提出了一种综合学习者、组织和患者结局的全面评估方法。表2-4给出了详细信息和例子。同行评议的资源包括对跨专业学习的意愿调查（RIPLS）（*Parsell & Bligh*；1999）和质量改进知识获取工具（QIKAT-R）。

医疗服务是团队工作，因此在医疗质量和患者安全方面，需要跨专业的学习经历。

表2-4　用于学习者评价和项目评估类型的教育结果

结果	举例
1.学习者反馈	书面反馈
2a.认知/态度调整	学习者前/后评价
2b.获取知识/技能	学习者前/后评价
3.行为改变	对临床情境下学生表现的教师评价清单
4a.组织实践的改变	临床过程的改进
4b.患者/客户受益	临床结果

改编自 Barr H，koppel I，Reeves S, et al.：Effective Interprofessional Education：Argument，Assumption and Evidence [M].Oxford，UK：Blackwell Publishing，2005:43.

十一、建立患者安全和医疗质量教育项目的特殊挑战

医学教育课程新内容的引入也带来挑战。下面列出的是一些在本领域的课程设计中应该尽早解决的问题。

（1）对于所有的学习者来说，有意义的临床改进经验可能需要将质量改进和患者安全整合到核心的临床实践中（作为我们的日常工作方式）。

（2）为了在常规专业工作情境下开展质量改进/患者安全教育，教师必须按照临床医师、教育工作者和研究人员的角色来练习和教授质量改进/患者安全。

（3）患者安全和医疗质量发生在我们称之为医疗的复杂学习环境中。调整教育和临床改进措施，精心设计、贯彻并维持，将会使学习者有更多机会经历成功的改变。

医学教育工作者需要与医疗体系领导者密切配合，设计和实施医疗质量和患者安全的教育项目。

十二、小结

患者安全和医疗质量改进这一领域已成为临床医学实践的必需部分。在过去10年中，国际社会已经认识到需要将这些学科纳入医学院课程以及此后所有的临床训练和实践中。在这些领域的培训之所以极具挑战性，在于它要求包括学习者、教师以及其他从业者和管理人员在内的多方紧密合作。他们是医疗环境（临床学习环境）的一部分，而这些环境正是教育的发生地点。优质资源可用于帮助教师在这些学科上开发课程。强大的教育课程和这些学科的成果将给学习者和患者带来益处。

第四节　信息时代下的医学教育

一、无处不在的信息

在现代世界，医疗健康信息无处不在，并且越来越多地被数字化，这使得这些信息不仅可以被直接获取，也可以被具有储存和赋值功能的信息设备获取。凡参与健康和医疗服务或对医疗卫生方面有兴趣的人，包括医护人员和患者，以及支付医疗服务的机构、教师、研究人员和服务质量改进专家，都可以获得信息。

近几年最大的变化可能就是医疗相关信息对普通大众的开放，包括个人医疗数据和医药常识。接受医疗的患者可以了解他们接受的医护情况，并且可以通过佩戴传感器或使用移动通讯设备获取自己的医疗数据。

信息资源可以促进健康和医疗服务，但这一效应并不会自动发生。在信息方面，医疗的所有参与者必须学习成为严谨的信息产出者、经验丰富的信息导航员和认真分辨的信息使用者。人们对接触的信息准确度要持有良性的怀疑态度。在消息的选用上也要认真避免受到大量无关信息的冲击。

二、数据、信息、知识

清楚数据、信息和知识三者的区别，有助于开发不同的教学策略，便于学习者与数字化的医疗照护环境共处共赢。"信息"是典型的涵盖性术语，是包含从数据到知识的系列性概念，这一节我们都将使用这一概念。连续体的一端——数据这一概念指原始数据表达符，而另一端——知识则是帮助我们分析复杂情况的规则和假说。在当今环境下，以数字化形式储存的知识与日俱增，已经无处不在。

知识的可计算形式可以为我们下一步的行动提供参考建议。知识以期刊文章和书本的形式存在了很多年，这些知识虽然可以浏览，但是不容易获取，也不能够按照需要给予相应的建议。我们知道，最近10年数字化的知识可以提供风险预测和临床指南的相关数据。

现在临床医生越来越有条件、有必要具备获取这些数字化知识的能力。

　　获得相应患者的正确信息，在恰当的时机提供有质量、有效的医疗服务能力是电子健康档案给全世界医疗人员带来的巨大益处。除了医疗系统自己生成的数据外，患者提供的数据和呈爆炸性指数增长的医学知识数据共同创造了一个动态、急剧变化的医疗信息环境。作为临床医生，识别选择所需要的医学知识是个人必备的能力，在需要时从哪里获取哪些知识已经成为医生胜任力的一个重要标准。人和信息资源之间相互协作，持续发展，并最终可以满足这种需求。作为教育工作者，必须确保学生能够最大限度地使自己和数字信息资源之间形成这种协作关系。

三、数字时代的医疗（与云端生物医学知识）

　　在数字化世界，信息可以轻易地从它所在的地点到达需要它的地方。当前医疗环境正向从电子健康档案中提供数据和信息，从学习型健康系统中不断更新知识，并且生物学知识被储存在云端方面转变。这些技术的发展，对医学教育产生了巨大影响，我们将依次解释这些影响。在数字化时代，随着生物医学知识的爆炸性产生，信息技术已不仅仅是临床实践中的决策所需要的。这就需要转变职业观念，认识到最佳的实践将开始越来越依赖医护中的临床诊断和决策系统，例如临床决策支持系统。

（一）电子健康档案

　　全球大多数资源表明，医疗文件的数字化将快速持续发展。在美国，到2019年时，80%的医疗文件已被记录在电子健康档案上，而不是纸质档案上。从20世纪90年代开始，英国的电子信息档案就已经很普遍了，并且急症诊疗的数据文档化转变仍在持续增加。像丹麦和荷兰等北欧国家已经几乎全部转换为数字系统。2009年在约旦实施了全国范围内开放的VistA电子健康档案系统。像马拉维这样的发展中国家仍在建设关键的基础设施，努力实现电子健康档案系统在各个医疗点形成医疗卫生信息网络，改善患者的医护质量。纸质档案到数字化档案的进一步发展有很多好处，包括被授权者更方便访问，以及可以更加方便地进行分析利用。

　　除了医护人员可以更加便捷地获取患者电子信息，还有两类受益群体：其他国家或国际机构的医护人员和医疗卫生系统本身。医疗信息在不同地点间的交换变得更加方便和严谨，使得国内或者世界另一端的医生可以对患者有更加全面的认知，并提供更加精准的医疗。

（二）学习型健康系统

　　同样的信息最大限度地被卫生系统获得，从而可以学习和提升自身。学习型健康系统的概念在美国和欧洲持续发展。这个公共平台在各种特定的医疗问题上提供同步的良性学习循环周期。一个学习周期包括3个主要阶段。

　　（1）数据的汇总和分析。

　　（2）知识的创造和在改变临床实践上的应用。

　　（3）记录应用的结果以及接下来的持续改进。学习型健康系统有很多用途，如公共卫生跟踪、流行病的管理、新药物发布到市场后的监管、发现一些常见疾病（如哮喘等）的最佳治疗方法。

（三） 云端的生物医学知识

最新知识在其出版之前通常可以从数字化平台上获取。生物医学信息（关于人体和健康的总体信息）和相关知识（以清单、最佳实践指南、模型和算法的形式）都可以在网络上获得，因此以上信息可以为人类可读或机器可计算的模式呈现。两种模式都成就了"知识云"，只要联网就可以随时随地获取知识。在未来10年，向知识云上提出医学问题的能力或基于现有最佳证据在云端提供临床决策将成为最好的临床实践。

（四） 临床诊断推理和决策的帮助

即使在今天，医生都需要从本地医疗系统中获得支持来辅助做出临床诊断。然而这并不是一个新概念，在全世界医生的外套里都有一个小手册。长期以来，对于哪些信息医生必须记在脑子里以提供即时的医疗服务，哪些信息不需要记忆，只需要参考，是有区分的。目前乃至未来将继续面对的困境是，大量持续增加的信息无法全部储存在大脑内。医学界需要更多可靠的外源性资源为其提供所需要的信息，从而提供给患者更加有效安全的治疗。同样重要的是，作为教育者也应更加适应这种医护模式，必须认识到自己实践和认知的不足。这将有助于去帮助学生根据自己的能力特点进行实践——去理解哪些是他们应该知道的知识，哪些是他们只需要知道如何去检索的即可。这将会改变对学生表现的考核方式，将对他们的期望转变为他们对自己的期望。

四、数字原住民的学习者

许多教育工作者认为由于年轻的学生在谷歌和智能手机的陪伴下成长，他们可以熟练地使用我们提供给他们的数字工具，但这个观点和现实相差甚远。很多研究发现，那些被称为数字原住民的学习者并非如此。

研究还表明，成长中使用这些信息化工具的一代人可以很好地胜任这些工具并且在学术领域应用。由于这些学习者不能像预期一样可以胜任，因此首先要确保其具备的基线胜任力可以与现在的数字医疗环境相适应。

最开始应该了解学员能力和技术之间是否相适应。Patton发现，从同一年龄段年轻学员的教育经验来看，学员的设备使用情况存在极大的差异性。其中一部分学员可以进入私人网络登入模拟的电子医疗档案，其他的一些学员连登入自己的计算机都有困难。这是Patton第一次认为有必要就这个主题进行介绍。在此之前他一直很放心地认为学员具备成功操作这些平常系统的综合能力。

建议作为最基本的要求，学员必须具有使用电脑和手机硬件的能力，具有可以利用上网设施和其他数字资源并且能够使用它们进行检索的能力。培养学员的基本信息检索能力可能不是简单的事情。Thompson发现当学员们使用像短信之类的简单快速通信技术时，表现出缺乏深入并且有意义的搜索能力。接下来需要做的第一步是树立学员建立搜索体系的能力，这样才会获得更多有价值的信息。

假设在信息时代原住民学习者和后期接触电子信息的学习者之间存在时代差距，以20世纪80年代之后接触大众媒体的人群作为人为界限。作为教育者应该关注所有的信息学习者，而不去考虑他们属于哪一代。这就需要穿过整个职业生涯去了解医学生，并把电子信息技术作为学习者应该具备的最基本能力。

五、信息时代的3个关键胜任力和支持数字学习者的教育策略

信息时代的医学教育课程需要改变或增加现有的教育目标和教育策略。将介绍医学生的3个关键胜任力，以及进行相应的课程设计、学习和评价的策略。这些是为2020年及之后在信息时代有效培养医生进行医疗实践的建议。

（一）个人知识中的元认知和意识的差距

在信息无处不在的时代，医生了解在临床情境中他们的知识和方法是否正确，比其本身是否正确更加重要。如果他们对临床情境的评价是有缺陷的，而他们能够认识到他们的缺陷，通过外界资源获取和理解知识是极其重要的，他们可以进行改正。而如果他们认为他们是对的而不进行常规的对资源的查询，他们一些不正确的行为可能会对患者的健康带来风险。建议的第一个技能是一名合格的医生必须意识到他们知道和不知道的事情，而且知道如何处理信息。在临床决策时，当有些情况已经到达他们知识极限时，他们必须知道什么时候应该寻求帮助。总的来说，这些技能和态度属于元认知。

（二）元认知

元认知是能够终身学习的学习者的特点。Mark Quirk描述了医学生的5个关键的元认知技能。

（1）定义并且优先选择一些目标。

（2）对于这些目标需要进行具体的预期和评价。

（3）运用经验来满足这些目标的需求。

（4）认识到自己与他人观点的区别，承认差异。

（5）持续地关注有关知识和问题的解决方法。

第5点在日常的临床实践中起至关重要的作用。医学，和其他职业技能不同，它贯穿个人一生的职业发展，帮助医学生提升他们知识水平和能力，可能会拯救许多生命。通过提供一个可以让医学生们获得和利用这些能力的环境，就需要让这些准医生在未来困难的情况下也可以表现出应对困难的信心。

（三）可信度校准

Friedman等描述的可信度校准矩阵（图2-3）显示，当医生对自己的知识评价和自我认知对与错时会发生的情况。当医生通过适当访问相关信息进行正确校准后，他们通常是安全的。然而，还有一种可能就是对于信息资源的利用欠佳，有可能会导致临床评价从对到错。我们可以使用下面的策略来防范。

第一种错误发生在医生是正确的但却不能肯定或以为是错的情况下，这样通常安全，但是这样的决策会导致较慢的临床决策，在某些临床情况下可能会有危险。第二种错误发生在医生实际是错误的但是却坚信自己是正确的情况下，这是最危险的情况，因为医生不会去从其他的资源寻找帮助，即使决策支持工具察觉到了这个问题，医生也可能会忽略这个建议。

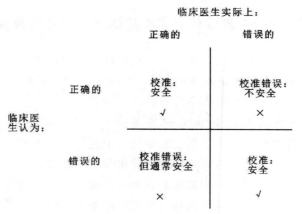

图 2-3　可信度校准矩阵

第二种错误很难防范。人们在这种情况下一般不会寻求帮助，除非他们引起了一次医疗事故。通过下面的几点可以很好地阻止学生和医生发生这类错误。

医学教师应首先辨别出不正确的医学生，并让他们意识到自己的错误。这需要认知上的改变，即使不知道答案也应该认识到一个人知识的局限性，知道怎样去建立桥梁获取知识，这和得到正确的答案同等甚至更加重要。具有这种能力的学生可以理解自己的思维过程和知识，通过访问和检索资源，并且利用这些资源去改正他们的想法与行动。

六、元认知的展示与评价

让学习者展示这种行为的策略可以在查房中当学习者陈述某一病例时使用，也可以在一些小组讨论科学原则时使用。教师应该在评价中询问学员们的可信度程度和他们得出结论的原因。这样可以促进形成有意识考虑个人可信度水平的习惯，可以常态化地评价他们应对各种临床情况的可信度。

为了加强这种方法，执业医生们该针对同样的行为建立模式。作为医学教育工作者，我们需要更加内省，也要意识到并愿意去讨论自己的可信度校准水平。

这种反思的价值仍然被医学生们所怀疑。帮助他们去了解这些活动的价值以使他们认可并做更多有意义的工作。

这种类型的反思是评价元认知的好方法。通过精心设计的引导性反思，医学生可以进行自我监控并接受别人的反馈。评价反思应该包括对于反思深度的评论、对自我和他人观点的检查。

七、信息检索以及提出恰当问题的能力

首先我们需要意识到个人知识上的漏洞，其次要保证有适当的技巧使学生构建一个好的问题，通过可利用的资源渠道去弥补他们知识的漏洞。然而，要知道从哪里开始，必须对目前的主题有一定的了解。

为了说明这一点，在检索数字资源之前，学习者和医生需要了解3种可能的状态。第一种状态：人们缺乏充足的知识来构建合适的问题。这个阶段的学生不能通过任何资源获

取帮助，也不能应对他们目前面对的情况。第二种状态：学生对感兴趣的问题有部分的了解，可以构建一个好问题。第三种状态：学生的知识储备已经很完善了。在最后一种状态，已经不再需要检索资源，然而生物医学的知识量不断扩增，学生直到职业生涯的结束都不可能达到这一状态。

第一种状态是知识不足，人们无法构建问题，也不能扩大知识面。第二种状态是有部分知识储备，人们可以提出问题，从可用资源中获得更多的知识。第三种状态是基本掌握全部知识，不再需要额外的信息。

（一）基础、高级与专业的医学知识

教会学生信息检索以及提出恰当问题的能力需要将重点从给学生们课堂教授所有可能的知识，转移到只教他们学习需要的知识，这样可以让他们提出适当的问题。这种教学方法强调在课程中整理知识，讲授的知识对于学生来讲是真正的基础知识而非高级或者专业内容。这种从大量灌输知识到讲授基础知识的转变可以为学生提供一个平台，为学习进一步发展以及后期的专业学习做准备。

课程库存软件，包括几个免费使用的应用包，简化了编辑课程数据的任务，也使得对数据的共享、浏览和获取意义更容易。

第一步是将现有的课程编目、改组，使得可以在恰当的时间向学生传递恰当的知识。很多学校已经开始为学生编排授课内容以及记录每学期的学习目标。为了充分利用所收集内容，根据从基础到高级别知识学习过程，将学习内容分为不同的层次，从有利于学生获得资源的角度，筛选出必须要讲的内容。一旦编目完成，就更容易重排课程，早期为学生提供基础平台，向更高年级的医学生教授高级知识，按学生需要提供专业知识。

（二）提出恰当的临床问题

信息专家和图书管理者在教育医学生构建适当临床问题中起到重要作用。一旦进行适当的检索，图书管理者就可以指导评估哪一个信息来源可最好地回答这个问题。图书管理者运用启示法，例如使用信息源的声誉（可靠性）、方法论、出版日期等做出推荐。学生和医学教师还可通过这些探索式问题来评价信息源。

医学生需要练习构建好的问题来为未来学习数字信息检索做准备。为了做到这一点，信息检索课程应使用目前可用的云资源版本，只要信息足够完善，就可以提供有效建议，即使这些工具还不能在临床实践中应用。这些有利于我们将课堂上提出的临床问题投射到将来的实践中。尽管这项技术仍在发展中，但当日后这项技术日渐成熟并被广泛应用时，依然可帮助学生在需要时使用它。总而言之，这个课程中学生所面临的挑战是需要使用数据信息资源来解决问题，不论在这个时间点这些资源处于什么状态。

（三）信息检索的分析和评价

为了评价提出合适问题和检索恰当信息的能力，考试中可以通过开卷形式让学生展现这方面的能力。从闭卷中学习大量的知识转变到开卷中学习需要了解的内容是为了学习得更多。在医疗信息时代，信息无处不在，我们没有任何理由继续使用传统的闭卷考试。

制订这种评价策略可以通过使用加拿大麦克马斯特大学提出的"三级跳"测试来完成。第一轮是基于学生所掌握知识的闭卷考试。第一轮用基础分来评价学生的基础知识。第二轮中学生能够通过获取信息资源进行提炼而得到问题的答案。第二轮有两个成绩，一

个是过程分，根据学生利用现有资源的程度，另一个是考试分，评价学生在这种情况下利用资源进行帮助的能力如何。在第三轮中，学生把他们在第二轮中的发现展示出来，评价者对他们的知识和过程提出质疑。评价的最后一轮考验即时获取知识的能力以及思维理解力。

为了追踪学生的数据浏览记录，数据可以通过在线学习技术（xAPI）以及学生记录商店获取。

第三章　糖尿病视网膜病变

第一节　糖尿病视网膜病变的临床分类

糖尿病视网膜病变（DR）的主要病变包括微血管病变，视网膜血管内皮细胞的损伤导致内屏障功能破坏，眼底出现视网膜水肿、渗出和出血。荧光血管造影（FFA）可帮助理解视网膜微血管的改变，如视网膜毛细血管囊样膨出，视网膜水肿区内的毛细血管荧光渗漏，毛细血管周细胞和内皮细胞均损伤后导致毛细血管网的塌陷。FFA还可以观察到无灌注区的形成以及表现新生血管的强荧光和荧光渗漏。根据视网膜有无新生血管，糖尿病视网膜病变分为非增殖期和增殖期，前者尚未出现视网膜的新生血管。

一、非增殖期糖尿病视网膜病变（NPDR）

视网膜上出现出血或水肿、渗出等改变，但尚未出现视网膜或视神经盘的新生血管，这时称非增殖期糖尿病视网膜病变（NPDR）。特点如下。

（一）点状出血和毛细血管囊

眼底显示孤立、小球形、不同大小的红点，FFA证实为毛细血管囊样膨出，反映视网膜毛细血管周细胞破坏后，血管壁张力下降，是糖尿病视网膜病变的特征性改变；个别毛细血管囊样膨出可能发生渗漏，导致点状出血、水肿和渗出，但可在自发血栓形成后自发吸收，栓塞后的毛细血管囊样膨出通常临床不可见。

（二）斑状出血

视网膜由于成群毛细血管闭塞导致视网膜内斑状出血形成。病变位于外丛状层，因此并不遮挡位于其上方的毛细血管床。这与火焰状出血不同，后者位于视网膜更表浅的位置。斑状出血提示视网膜深层梗死的存在。

如果周边部视网膜出现斑状出血，常提示低灌注视网膜病变的存在，有进一步发生新生血管性青光眼的可能。

（三）棉絮斑

神经纤维层的梗死灶，因轴突的轴浆流中断运输物质累积，造成末端肿胀，形成棉絮斑；棉絮斑最常见于神经纤维密集区域，例如视神经鼻侧。这种病变不是DR所特有的，它的出现也不会增加产生新生血管的风险。例如，棉絮斑可以在高血压或人类免疫缺陷病毒/艾滋病（HIV/AIDS）等其他疾病中出现。除非视网膜广泛发生棉絮斑，否则这一变化仍然属于NPDR范围。

（四） 视网膜内微血管异常 （IRMA）

视网膜前小动脉和小静脉之间的毛细血管网的闭锁，常导致周围残留的毛细血管扩张。这种发生在无灌注区旁的视网膜内毛细血管床或吻合支的扩张部分成为 IRMA。IRMA 是增殖前期的改变，也可以是新发生的血管芽，检眼镜下呈树墩状或末端尖形扩张，荧光血管造影下容易识别。临床需要与继发的毛细血管扩张症鉴别，后者发生在静脉闭锁后，渗漏沿着血管，合并视网膜水肿和渗出，而 IRMA 的渗漏仅发生在 IRMA 的顶部，很少合并渗出。

（五） 静脉串珠样改变

多见于静脉穿行大面积无灌注区，当静脉穿出无灌注区后管径又恢复正常。静脉串珠样改变提示大面积无灌注区的存在，表明视网膜病变至少已进入严重非增殖期，串珠样改变推测与静脉内皮细胞的增生有关。

（六） 视网膜静脉环

常因合并小静脉闭锁，侧支循环开放形成环状侧支循环。

二、增殖期糖尿病视网膜病变 （PDR）

大面积毛细血管无灌注区形成后刺激产生视网膜新生血管，新生血管常常发生在无灌注区周围，也可发生在视神经盘上和视神经盘周围，PDR 以视网膜或视神经盘出现新生血管为标志。

（一） 增殖早期 （Ⅳ期）

糖尿病视网膜病变的视网膜上出现的新生血管称为视网膜新生血管（NVE），出现在视神经盘及其周围的新生血管称视神经盘新生血管（NVD）。新生血管常发生于视网膜正常区域和毛细血管闭塞区域的交界处。不要与视网膜内微血管异常（IRMA）相混淆，后者也常发生在相同区域，但不会形成血管袢。视网膜新生血管开始呈芽状，逐渐长大成网状。FFA 显示随时间延长新生血管大面积荧光渗漏，常沿着主干血管生长。当 NVD 在 1/4～1/3 DA 或 NVE > 1/2 DA，或伴视网膜前出血或玻璃体积血，称为"高危增殖型"。高危增殖型 PDR 应行全视网膜光凝，方法见有关章节。

（二） 纤维增殖期 （Ⅴ期）

以纤维增殖膜为特点，胶质细胞为主要成分，视网膜新生血管逐渐变细及纤维化。纤维膜常沿着视神经盘和主干血管生长，可牵引视网膜引起局部脱离，此期应行玻璃体手术干预。

（三） 增殖晚期 （Ⅵ期）

由于纤维膜与视网膜血管粘连紧密和不完全的玻璃体后脱离，一方面造成视网膜血管破裂引发玻璃体积血，另一方面牵拉视网膜导致牵引性视网膜脱离，严重者形成牵拉孔源混合性视网膜脱离，长时间的视网膜脱离可诱发虹膜的新生血管。增殖晚期的改变曾导致大量糖尿病患者失明，现代玻璃体手术的干预降低了增殖晚期 PDR 患者的致盲率。

三、糖尿病视网膜病变黄斑水肿的眼底特点和分类

糖尿病视网膜病变患者黄斑区视网膜增厚是由于血—视网膜屏障破坏导致渗出液聚积，属细胞外水肿，黄斑区视网膜增厚。临床根据黄斑水肿的特点分为以下病变。

（一）有临床意义的黄斑水肿（CSME）

黄斑区有出血点，通常有环形或三角形硬性渗出，尖端指向中心凹。FFA显示局部早期分散的强荧光点，为毛细血管囊样膨出；后期有荧光渗漏。光凝破坏毛细血管囊样膨出后，黄斑水肿可消退或减轻。

（二）弥漫性黄斑水肿

黄斑区毛细血管造影晚期见广泛渗漏，通常看不到毛细血管囊样膨出，常无硬性渗出，黄斑区视网膜弥漫性增厚，可以有视网膜内囊性改变。

玻璃体腔抗血管内皮生长因子（VEGF）药物和糖皮质激素的使用也可以消退和改善各种类型的黄斑水肿。

（三）缺血性黄斑改变

FFA可见黄斑内拱环毛细血管网部分消失或拱环无血管区扩大。黄斑缺血可以是中心性的，中央凹无血管区域受累并扩大；也可以是周围性的，累及颞侧血管弓或旁中央凹区。如果中央凹无血管区的旁中央凹毛细血管受到影响，患者的视力将受限。弥漫型和局限型黄斑渗漏均可合并不同程度的黄斑缺血。

第二节　糖尿病性视网膜病变的激光治疗

DR既是糖尿病最常见的微血管并发症之一，也是我国成年人致盲的主要原因。目前DR的治疗主要采用玻璃体腔注射药物、视网膜激光光凝或手术治疗。其中，视网膜激光光凝治疗已有60年的历史，是最经典的一种治疗方法。DR在恰当的时机进行激光治疗，可以有效地控制病情进展，稳定或提高视力。

一、DR激光光凝治疗的临床研究及机制

（一）DR激光光凝治疗的历史和研究进展

1.DR激光光凝治疗的历史

1959年，德国眼科医生Meyer-Schwickerath首次用氙弧光光凝治疗DR，但由于氙弧光的光谱成分复杂、光斑面积大，对视网膜的损伤大，不久就停止使用，随后红宝石激光、氩激光、氪激光以及多波长激光等传统激光相继被用于临床治疗。

大量严格的临床对照研究证实激光光凝是治疗DR的有效措施。其中比较著名的有糖尿病性视网膜病变研究（DRS）、早期治疗糖尿病性视网膜病变研究（ETDRS）、DRCR Network的视网膜激光光凝研究。

DRS研究评估了氙弧光和氩激光光凝治疗重度NPDR和PDR的效果。两年结果显示全

视网膜光凝（PRP）治疗可以减少PDR和高危PDR患者60%的严重视力损失。

ETDRS研究评估了光凝治疗对NPDR或无高危因素的PDR的治疗价值。在NPDR和非高危PDR的眼中，比较了早期播散性光凝和延迟光凝的治疗效果，得到的结论是，在病变发展到高危期之前，可以延迟光凝直到视网膜病变接近高危期。其后，ETDRS研究组又对2型和1型糖尿病进行分组分析，认为2型糖尿病患者有必要在发展为高危PDR前进行播散性光凝治疗。其研究结果显示，在2型糖尿病接受早期激光治疗的患者中出现严重视力下降或需要玻璃体切除手术的危险，比出现高危PDR时才进行治疗的患者减少了50%；而对于1型糖尿病，播散性光凝治疗的时机取决于患者对于随诊的依从性、对侧眼的情况及对治疗的反应、近期是否施行白内障手术和（或）妊娠情况等。ETDRS还对局灶光凝治疗有临床意义的黄斑水肿（CSME）进行了研究，结果表明局灶光凝可在3年内将中度视力损失的发生率降低50%。激光的可治疗病变包括两种：一种是视网膜强荧光点（微血管瘤），建议采用局灶光凝；另一种是视网膜渗漏区，包括毛细血管无灌注区、视网膜内微血管异常（IRMA）、弥漫渗漏的毛细血管床，建议采用局部的格栅光凝。随后Scott等回顾性分析了ETDRS研究中未累及黄斑中心凹的CSME（NCI-CSME）患者，发现局灶/格栅光凝治疗可能对NCI-CSME患者有帮助，1年后可以稳定患者的视力、减少视网膜厚度、减少荧光素渗漏。

在糖尿病性视网膜病变临床研究网（DRCR.net）中，研究者改良了黄斑光凝的方法，分两组进行比较。改良ETDRS组（mETDRS组）是在距中心凹500～3000 μm范围，采用50 μm光斑代替原ETDRS研究的50～200 μm光斑，对视网膜增厚区内微血管瘤样扩张进行直接光凝；轻微黄斑格栅组（MML组）则是行全黄斑区的弥散格栅光凝，光凝参数相同，但均为淡灰色Ⅰ级光斑。用这两种方案对273例CSME患者进行对比研究。术后12个月结果显示改良ETDRS组23%的黄斑厚度恢复正常，MML组17%恢复正常，视力改善≥15个字母的在改良ETDRS组为7%，MML组为5%。改良ETDRS组的局灶光凝显示了较好的消除黄斑水肿和改善视力的效果。

2.DR激光治疗的研究进展

为了减轻传统激光造成的不良反应，如治疗时的疼痛感、视力下降、视野缩小、色觉异常、对比度及敏感度降低等，激光设备和技术不断发展，出现了更多类型的激光模式，如多点扫描激光（PASCAL）、阈值下微脉冲激光、导航激光（NAVILAS）等。

（1）多点扫描激光（PASCAL）：Blumenkranz等2006年发表了PASCAL治疗结果。与传统激光相比，PASCAL具有诸多优点，包括：缩短治疗时间，增加安全性，均匀和精确的光斑布置，精确的"亚阈值"栅格布局，降低疼痛感及减少视野缺损。PASCAL为了提供更快、更好的空间定位，在多个光斑的阵列中选择了较短的曝光时间作为新的标准，并通过更精确的深度控制来减少附带损害。短脉冲曝光时间减小了视网膜色素上皮层（RPE）和外层视网膜烧伤的宽度和深度，同时减轻脉络膜的烧伤，以此减轻疼痛感。然而，相同数量的激光斑，PASCAL的疗效似乎要比传统的激光疗效低。Chappelow等发现与传统氩激光相比，PASCAL在治疗高危PDR的6个月内对控制新生血管的效果较差。Palanker等发现对于相同的治疗面积，PASCAL需要1932个激光斑，而传统激光只需1000个。

（2）阈值下微脉冲激光：1990年，Pankratov首次报道了一种新的激光发射模式，一系列短暂的激光波以"开—关"脉冲形式发射取代传统激光波的连续发射模式，即微脉冲激光。它是进行阈值下剂量治疗视网膜病变的一种全新手段，其优点为在产生一个视网膜色素上皮光斑的同时，激光产生的热能向周围视网膜和脉络膜的播散限制到最小程度，可最大限度地保护激光治疗后的患者视功能并减少并发症的发生。诸多研究证实，微脉冲激光光凝具有极高的安全性，治疗后不留瘢痕，可以反复光凝，尤其适用于早期糖尿病性黄斑水肿（DME）患者。Figueim等在2009年进行了一项前瞻性随机对照试验，比较阈值下半导体微脉冲激光（SDM）和传统绿激光治疗CSME的效果，发现与传统激光相比，SDM具有相似的疗效，同时减少了激光在眼底造成的瘢痕。2011年，Lavinsky等进行了一项随机对照临床试验，比较mETDRS与正常密度或高密度SDM治疗DME的效果，发现高密度SDM在视网膜解剖和视功能方面的治疗效果优于mETDRS光凝。目前的微脉冲激光技术主要的问题是阈值下光斑不可视，无法准确判断激光斑是否全面覆盖或重叠覆盖。多点扫描与微脉冲技术结合后，使得光斑之间零间隔变得可能，可以较好地覆盖治疗区域。

（3）导航激光（Navilas）：Navilas是由Neubauer等研制的集合眼底影像和激光治疗为一体的设备。该设备通过计算机图像采集和跟踪来辅助视网膜导航，具有较高的精准度和重现性（<110 μm）。结合实时荧光素血管造影，该设备允许医生预先规划需要治疗的区域。与传统激光和PASCAL相比，导航激光光斑更均匀，疼痛更少，治疗时间更短。此外，与传统的mETDRS局灶光凝技术相比，导航激光似乎降低了DME的再治疗率。导航激光对微动脉瘤的命中率可达92%，远高于传统激光局灶光凝的成功率（72%）。鉴于该技术的优势，利用导航激光进行局灶光凝治疗DME对提高视力、减轻患者因反复抗VEGF药物注射带来的负担具有重要意义。

（二）视网膜病变激光光凝治疗的机制

激光治疗DR利用的是激光的热凝固效应。DR的微血管内皮细胞间的紧密连接松弛，毛细血管基底膜增厚，毛细血管外周细胞消失，血管内皮细胞过度增生，导致毛细血管扩张、微血管瘤及视网膜内微血管异常，毛细血管渗透性增加、出血及渗出。病情进一步发展，视网膜微血管结构完全丧失，血管闭塞，形成无灌注区。晚期发生新生血管、增生等一系列病理改变。光凝视网膜内微血管瘤和扩张的毛细血管使之闭塞，可减少视网膜水肿和渗出。光凝减少了光凝区视网膜的细胞数量，使后极部视网膜可以得到更多的营养，从而减少因缺氧而诱发新生血管形成的可能性。视网膜色素上皮细胞可分泌多种与新生血管有关的生长因子，包括促进新生血管生长的因子和抑制新生血管生长的因子。如VEGF、成纤维细胞生长因子（FGF）、肿瘤坏死生长因子（TNF）等可促进新生血管形成；而色素上皮源性生长因子（PEDF）可营养光感受器细胞，转化生长因子β_2减少光损伤和细胞脂质过氧化，可抑制新生血管形成。激光光凝可降低VEGF和其他血管源性生长因子的浓度，从而抑制活动的视网膜新生血管；光凝同时使PEDF上调，从而抑制新生血管形成。不同光凝方式其作用机制和目的也不尽相同。

1.全视网膜光凝（播散性全视网膜光凝，PRP）作用机制

（1）杀伤耗氧量高的部分视网膜光感受器及内颗粒层，使残留的内层视网膜组织供氧得到改善，视网膜血管扩张减轻、渗漏减少。

（2）光凝后视网膜瘢痕形成，新陈代谢速度减慢，对氧的需求降低，减少血管生成刺

激因子的释放，从而减少视神经盘及视网膜新生血管的产生。

（3）光凝部位视网膜色素上皮（RPE）萎缩，视网膜变薄，外屏障遭到破坏，营养物质可直接由脉络膜进入视网膜，有助于改善视网膜的营养供给。

（4）促使视神经盘、视网膜新生血管萎缩或停止生长，减少增生性病变形成。

2.黄斑部格栅光凝作用机制

（1）降低扩张的毛细血管通透性而减轻渗漏及水肿。

（2）刺激RPE细胞，增强其泵功能及视网膜外屏障功能，促进黄斑水肿消退。

3.局灶/直接光凝作用机制

（1）直接光凝黄斑部微血管瘤，减轻渗漏。

（2）直接对异常渗漏的血管进行光凝，引起血管壁收缩，减少渗漏。

（3）直接光凝NVE，封闭NVE，减轻渗漏，防止出血，抑制增生。

4.微脉冲激光作用机制

（1）使用微脉冲模式时，激光能量由一系列重复性短脉冲输送，每一个微小脉冲间都有固定的时间间隔，从而使得多余的热能向周围组织扩散，就不会形成传统光凝治疗所产生的永久性视网膜损伤。

（2）低至传统激光能量10%～25%的阈值下微脉冲能量，已被证实足以产生持续且只限于RPE的光热效应，保护了视网膜感觉神经层组织。

（3）治疗反应的细胞级效应并不是由已被激光致死的RPE细胞激活的，而是由光斑周围仍然存活的RPE细胞介导的，这些RPE细胞接受光斑弥散的热量而被激活，进而产生更多细胞活性因子，促进水肿的消退。

二、各类型视网膜病变激光治疗适应证及治疗参数设置

（一）各类型视网膜病变激光治疗适应证

1.全视网膜播散光凝（PRP）适应证

PDR和重度NPDR。

（1）重度NPDR，特别是FFA显示较多无灌注区。

（2）PDR。

（3）糖尿病性视网膜病变伴虹膜新生血管。

2.黄斑格栅及局灶光凝适应证

主要用于治疗糖尿病性黄斑水肿，可根据情况单独使用其中一种或联合应用。

（1）对弥漫性黄斑水肿及CSME应进行格栅光凝及局灶光凝。

（2）距黄斑中心凹500～3000μm的微血管瘤引起并加重CSME，可对其进行直接/局灶光凝。

3.微脉冲激光适应证

（1）中心视网膜厚度≤380μmDME，可累及或不累及黄斑中心凹。

（2）反复眼内注射药物治疗仍残余或复发的DME。

（二）各类型视网膜病变激光治疗参数设置及注意事项

1.PRP

首先要根据DR分期确定适宜的光凝范围、光斑密度，选择合适的激光波长，减少副损伤并争取高比例的有效光斑。

（1）激光波长的选择：常用绿色或黄色激光，对玻璃体少量积血的部位可调整为红色激光。

（2）激光参数设置：光斑大小，后极部光斑直径200μm，向周边部逐渐加大，赤道部可用300~500μm，曝光0.2~0.5秒，输出功率达到Ⅱ~Ⅲ级光斑反应，光斑排列要有序。曝光0.4~0.5秒可能增加患者的疼痛感，可行球后或球旁麻醉。

（3）治疗范围依据病变范围及严重程度，全视网膜光凝分为3种。

1）标准全视网膜光凝（S-PRP）：后界近于卵圆形，视神经盘鼻侧、上下方均距视神经盘1个视神经盘直径（PD）以外，上、下血管弓以外，黄斑区颞侧2PD以外，前界达到赤道部。间隔1~2个光斑，光斑总数1200~1600点。PRP分3~4次进行，两次之间一般间隔1~2周，时间间隔至少3天。每次1个象限，光斑数300~500点/次。

2）次全视网膜光凝（Sub-PRP）：适用于NPDR，病变集中在后极部，可进行后极部播散光凝，在黄斑区颞侧和上下方至少2PD以外，视神经盘鼻侧500μm以外的后极部椭圆形区域。Sub-PRP光斑间隔大，总数600~1200点，分1~2次进行。

3）超全视网膜光凝（E-PRP）是针对NVD、多发广泛NVE、合并虹膜新生血管（NVI）或新生血管性青光眼（NVG）的加强PRP。激光治疗范围由视神经盘上下及鼻侧0.5 PD以外，上、下血管弓以外，黄斑区颞侧1~2PD外，至远周边部的范围。光斑更密集，间隔0.5~1个光斑直径，总数1600~2400点。E-PRP分3~4次进行，每隔3~4天进行一次激光治疗以缩短疗程，减少并发症发生。

（4）注意事项。

1）PRP分次完成、多次间断进行有利于减少黄斑水肿，防止渗出性视网膜脱离及脉络膜脱离。建议先行下方视网膜光凝治疗，一旦治疗过程中玻璃体积血，可沉积在下方，有利于继续完成全视网膜光凝。

2）如果伴有CSME，应首先进行黄斑部光凝，然后进行全视网膜光凝，以避免水肿加重。也可先行抗VEGF治疗或者与光凝联合治疗，也可与玻璃体腔注射激素联合光凝治疗。

3）治疗过程中应避开视网膜出血、视网膜血管、视网膜脉络膜瘢痕或机化膜。直接光凝视网膜血管，会引起血管管径狭窄甚至血管闭塞；光凝视网膜脉络膜瘢痕或机化膜，可引起瘢痕挛缩而导致牵拉出血或视网膜裂孔。

4）视网膜新生血管（NVE）的光凝：①当NVE扁平、未突入玻璃体腔时，在PRP时可以激光包绕NVE，或对其进行直接光凝，PRP完成后3个月复诊；如果NVE未退行，对其补充激光治疗。激光治疗参数：单个光斑或多个融合光斑直接光凝NVE，光斑直径300~500μm，多个光斑融合；曝光0.2~0.3秒；输出功率达到使NVE变白的反应；光凝NVE产生的根部血管，光斑直径100~200μm，单个光斑，曝光0.2秒，输出功率达到使NVE根部血管变细的反应。②对于明显突入玻璃体的NVE以及伴发广泛增生的NVE，不能进行直接光凝，以防诱发玻璃体积血，或玻璃体视网膜增生加重、牵拉性视网膜脱离等并发症。光凝前必须慎重确定新生血管的供养支，在不确定时不能随意进行光凝，曝光时间可适当延长，直至血管闭锁。

（5）治疗后随访。

1）PRP完成3个月后复查造影，FFA显示无灌注和NVE未消退，应补充、加密光凝治疗。

2）发生下述情况时，应行玻璃体切除手术：①增生加重、牵拉视网膜脱离；②玻璃体积血2~3个月仍未吸收；③对于已经完成全视网膜光凝的患眼，如单纯玻璃体积血不伴有玻璃体机化及视网膜牵拉，可延长观察时间至6个月；④玻璃体视网膜增生致使视神经盘或黄斑移位；⑤牵拉性视网膜脱离累及黄斑部；⑥合并孔源性视网膜脱离或混合性视网膜脱离；⑦黄斑部视网膜前出血，或牵拉引起的黄斑水肿。

3）控制高血糖是DR的根本治疗。所有糖尿病患者，控制血糖稳定能延缓DR的发展。糖尿病患者多合并高血压和高脂血症，应做相应检查并治疗。

2.糖尿病性黄斑水肿（DME）的黄斑区激光治疗

DME是糖尿病患者影响视力预后的主要原因，表现为弥漫型水肿和局灶型水肿两种，应根据黄斑水肿渗出的性质及范围，相应采取黄斑部格栅光凝和局灶/直接光凝。

（1）黄斑部格栅光凝。

1）光凝范围：在弥漫性黄斑水肿、CSME、黄斑部无灌注区内，采用格栅样C形排列的激光光凝，避开乳斑束及黄斑中心凹周围$500\,\mu m$。

2）激光波长：首选黄色激光，其次为绿色激光。

3）激光参数：光斑直径$50\sim100\,\mu m$，间隔$1\sim2$个光斑距离；曝光0.1秒；输出功率达到Ⅰ~Ⅱ级光斑反应。

4）注意事项：避免过度密集和反应过度、过量的激光斑。

（2）黄斑部局灶/直接光凝。

1）光凝范围：针对距黄斑中心$500\sim3000\,\mu m$的成簇的微血管瘤、距黄斑中心$500\,\mu m$以内渗漏的微血管瘤，直接光凝微血管瘤。

2）激光波长：首选黄色激光，其次为绿色激光。

3）激光参数：选择光斑直径$50\,\mu m$，曝光$0.05\sim0.1$秒，输出功率达到微血管瘤变白或变暗。

4）注意事项：激光治疗后3个月内需再次评估黄斑水肿是否存在，如果存在，激光可治疗病变则补充局部光凝治疗。若激光治疗无效，可联合抗VEGF或眼内激素治疗。

3.多点扫描激光（PASCAL）参数设置

（1）激光治疗参数：光斑大小$200\,\mu m$，PRP的曝光时间是20毫秒，范围是黄斑中心凹上下2PD以外、黄斑区颞侧2PD以外、视神经盘鼻侧$500\,\mu m$以外。每个象限都要打到周边部，可以一次完成PRP；黄斑水肿的格栅光凝曝光时间10毫秒。

（2）阵列安排：治疗范围内从3×3到7×7的阵列都可以选择。但是，随着阵列尺寸的增加，由于眼睛的移动和周边激光斑更难以聚焦，通常更难实现激光斑的精确定位。

4.微脉冲激光参数设置

目前主要用于黄斑水肿的治疗。

（1）激光治疗参数：波长首选 577 nm 黄色激光，曝光 200 毫秒，选择 5% 的占空比（在 2 毫秒中，0.1 毫秒开/1.9 毫秒关），光斑大小为 160~200 μm，光斑间距为 0 间距（即密集型光斑），治疗范围覆盖黄斑水肿区。

（2）激光能量：不同品牌的激光机所设置的微脉冲激光能量滴定方式不同。如法国光太 577 黄色激光，在微脉冲模式下进行滴定，确定滴定能量后以 50% 的滴定能量作为微脉冲治疗能量（如 1000 mW 刚好出现可视的淡灰色光斑，则调整到 500 mW 进行微脉冲激光治疗）；IRIDEX IQ 577 黄激光，在传统激光模式下进行滴定，光斑大小 200 μm，曝光 200 毫秒，以刚好出现可视的淡灰色光斑的能量为滴定能量，然后以滴定能量×4 作为微脉冲治疗能量。

第三节　增殖期糖尿病视网膜病变的玻璃体手术治疗

糖尿病视网膜病变有意义的黄斑水肿、早期的增殖期糖尿病视网膜病变应进行激光治疗，严重的增殖期糖尿病视网膜病变是玻璃体切除手术的最常见适应证。

糖尿病视网膜病变的玻璃体手术治疗包括两部分，纤维增生期和增生晚期（Ⅴ期和Ⅵ期）的治疗和糖尿病黄斑水肿的治疗。

一、增殖期糖尿病视网膜病变的特点

（一）新生血管和纤维组织增殖

新生血管和纤维组织增殖是对广泛视网膜毛细血管闭锁引起的缺氧、缺血反应，标志着糖尿病视网膜病变从非增殖期（背景期，BDR）进入增殖期。新生血管生长有以下 3 个阶段。

（1）最初细小新生血管伴随极少的纤维组织。

（2）新生血管逐渐变粗，范围增大，纤维成分增多。

（3）新生血管逐渐消退，留下纤维组织沿后玻璃体表面生长，形成相对无血管的膜。

（二）不完全的玻璃体后脱离

糖尿病视网膜病变眼的玻璃体中葡萄糖增多、透明质酸减少、血管源性因子出现、玻璃体积血、全视网膜光凝等都是促使玻璃体液化和后脱离的因素。视网膜新生血管和纤维组织增殖沿后玻璃体表面生长，部分视神经盘部新生血管可沿退行的玻璃体动脉，又称 Cloquet 管长入玻璃体内，使得视网膜新生血管和玻璃体表层之间多处粘连，产生的玻璃体后脱离（PVD）具有发生早、进展缓慢、后脱离不完全的特点。非增殖期糖尿病视网膜病变患者中不完全的 PVD 发生率高于无糖尿病患者，增殖期糖尿病视网膜病变患者中不完全的 PVD 发生率高于非增殖期，可达 80%。

（三）视网膜牵拉

纤维血管膜收缩合并不完全的玻璃体后脱离时，玻璃体和视网膜粘连部发生视网膜牵拉，牵拉径向或平行于视网膜（切线），或向前伸入玻璃体腔内。新生血管被牵拉可导致玻璃体积血，黄斑部视网膜牵拉可导致黄斑异位、视物变形。牵拉严重可发展为牵拉性视网膜脱离，甚至出现裂孔，形成混合性视网膜脱离。

二、玻璃体切除手术的适应证和时机

（一）严重的不吸收的玻璃体积血

尽管全视网膜光凝治疗降低了玻璃体积血的发生率，但仍有较多患者由于未进行激光治疗或激光治疗量不足而发生玻璃体积血。美国多中心前瞻性的"糖尿病视网膜病变玻璃体切除手术研究"（DRVS）评估了玻璃体积血病例的玻璃体切除手术时机，认为Ⅰ型患者玻璃体致密出血6个月内手术组，视力结果和解剖结果优于手术推迟1年以上组。2型糖尿病患者这两组结果相同。1型糖尿病患者，纤维血管增殖快，玻璃体黏稠，易形成牵拉性视网膜脱离，发生玻璃体积血后应尽快手术。这一结论和多数学者的报道相一致。

多数学者认为，已行全视网膜光凝治疗可以比未行全视网膜光凝的患者等候时间长，未行全视网膜光凝者出血6~8周不吸收，即可行玻璃体切除手术。新生血管长入玻璃体腔应尽早手术。玻璃体积血的手术时机还应考虑玻璃体液化因素。出血时间短、玻璃体液化差者，玻璃体积血不容易切净，术后再出血的发生率高。

（二）牵拉性视网膜脱离合并早期黄斑牵拉

眼后部牵拉性视网膜脱离尚未影响黄斑部时，允许观察等候。当出现视物变形或视力下降到0.1以下时，提示黄斑附近有牵拉性视网膜脱离，玻璃体手术应尽快安排。一般认为黄斑部视网膜脱离超过3个月，即使视网膜复位，视力也很难改善。

（三）混合性视网膜脱离

玻璃体牵拉和增殖膜收缩可引起视网膜裂孔，导致混合性的牵拉和孔源性视网膜脱离。这种视网膜脱离的裂孔小，常位于玻璃体牵拉较高的增殖膜的边缘，不易发现，视网膜脱离进展缓慢。由于裂孔一般位置偏后，周围有纤维血管膜牵引，巩膜扣带术难于使裂孔封闭。而玻璃体手术除了封闭裂孔外，还可以清除裂孔旁的纤维血管膜，从而提高手术成功率。

（四）致密的视网膜前出血和黄斑前纤维膜

致密的视网膜前出血常见于1型糖尿病患者和无玻璃体后脱离的糖尿病患者。存在于视网膜前界膜和玻璃体皮层之间大量的血较难吸收，形成大面积纤维膜。黄斑前纤维膜可见于全视网膜光凝术后。发生致密的视网膜前出血，应尽早行玻璃体切除术和眼内激光，以免形成黄斑前纤维膜。视网膜前出血标志着增殖处于活动期，因而眼内行全视网膜光凝是必要的。一旦纤维膜形成导致视力下降，可以行玻璃体手术，剥除黄斑前纤维膜。

（五）严重进行性视网膜纤维血管增殖

增殖期糖尿病视网膜病变进行足量激光治疗后，仍有部分患者发生玻璃体积血，新生血管不消退，可以进行玻璃体切除术。Davis在20世纪60年代认识到玻璃体皮层与视网膜粘连在新生血管形成中的重要性，发现玻璃体切除术清除玻璃体皮层后，视神经盘和后极部新生血管不再增殖。视神经盘型新生血管不进行玻璃体切除，视力丧失的发生率高。美国DRVS评估了严重的进行性视网膜纤维血管增殖的玻璃体切除手术效果，证明新生血管在4个视神经盘直径（PD）范围以上者，玻璃体切除手术比非手术的视力结果和解剖结果好。

（六）玻璃体积血合并早期虹膜新生血管

当屈光间质清晰时，全视网膜光凝用于治疗虹膜新生血管，以阻止新生血管性青光眼的形成。当玻璃体积血合并早期虹膜红变时，玻璃体切除术仅用于清除浑浊的屈光间质，虹膜红变的治疗还要联合全视网膜光凝或周边视网膜冷凝等其他治疗措施。抗VEGF类药物能够迅速使虹膜的新生血管收缩，减少出血并部分缓解升高的眼压。但是这种抑制是暂时的。使新生血管消退的关键是降低视网膜的缺氧状态，因而全视网膜光凝是关键。糖尿病视网膜病变合并玻璃体积血和牵拉视网膜脱离时，又出现虹膜新生血管，如果不抓紧时间控制眼压，视力预后常常较差。

（七）白内障合并玻璃体积血

白内障合并玻璃体积血常见于2型糖尿病患者。迅速生长的视网膜新生血管和新生血管性青光眼常常发生在白内障囊内摘除术后，而较少见于白内障囊外摘除术后。晶状体超声粉碎联合玻璃体切除和内眼激光仍不能杜绝术后新生血管性青光眼的发生。目前大多数术者主张白内障摘除、玻璃体切除、人工晶状体植入一次手术，有利于术后视力恢复。未行全视网膜光凝或光凝量不足者，术中或术后行光凝。

（八）溶血性青光眼

溶血性青光眼常发生于糖尿病视网膜病变的玻璃体切除术后玻璃体再出血，特别是无晶状体眼。当药物治疗不能控制升高的眼压时，要进行玻璃体腔灌洗或玻璃体再切除，清除血影细胞，此时要鉴别是否有虹膜或房角的新生血管，如果有还要补充光凝或冷凝。

三、术前评估

（一）全身情况

1.血糖控制

糖尿病患者术中应急状况下内分泌方面对抗调节激素的分泌增加，胰岛素分泌下降，胰岛素作用下降，血糖会表现为升高；如果血糖升高到22.2 mmol/L（400 mg/dL）会引发酮体形成和酮中毒。年轻患者通常要用胰岛素阻止酮症，与年轻患者不同，年长患者即使不用胰岛素，也很少发生酮症。血糖高于16.5 mmol/L（300 mg/dL），或合并酮症者不能进行手术。糖尿病患者手术前要请内分泌科或内科医生判断用药状况并进行调整。

术前处于慢性高血糖，患者容易脱水，继发电解质紊乱，可术前常规静脉滴注5%葡萄糖加胰岛素（短效）或者山梨醇控制血糖，最好不少于6~8小时。血糖可控制在6.9~11.1 mmol/L（125~200 mg/dL），手术当日血糖控制可参考表3-1。

手术当日的血糖控制流程如下。

（1）早晨禁食。

（2）停用胰岛素和降糖药。

（3）术前1~2小时查血糖。

（4）根据血糖给短效胰岛素。

（5）血糖>13.9 mmol/L（250 mg/dL）补充4U短效胰岛素。

（6）手术后测量血糖，如果发现酮症及时请内分泌科处理。

（7）如果恢复到入院前水平，可恢复日常降糖药和胰岛素。

表 3-1　围术期胰岛素控制血糖用量参考

血糖（mg/dL）	短效胰岛素（U）
< 150	0
151～200	2
201～250	3
251～300	5
> 300	6

2.心血管病的控制

糖尿病患者围术期有可能发生心肌缺血和心肌梗死。服用β受体阻滞剂的患者可发生无症状的低血糖症，术前尽可能控制好血压。充血性心力衰竭患者很难承受手术，手术过程监测血压和心电。合并高血压和心血管疾病要请心血管科医生给予相应的处理。

3.肾功能的控制

警惕氮质血症（血肌酐 < 133 μmol/L 为肾功能代偿期，血肌酐 133～221 μmol/L 为氮质血症期），高钾血症和低钠血症常发生于有轻到中度肾功能衰竭的患者。晚期肾功能衰竭患者很难承受手术，肾透析患者手术安排在透析当日，最晚第二天。手术后继续监测血肌酐和尿素氮。已作透析患者手术时间的安排应征求肾内科的意见。

4.糖尿病患者玻璃体术后的全身意外

（1）肾毒性抗生素（如喹诺酮类抗生素）可致合并肾功能不全者发生肾衰竭。

（2）手术时间长，紧张性刺激可使血糖进一步升高，术后发生酮中毒。

（3）眼压高（硅油性、气体膨胀性和瞳孔阻滞性）引起呕吐，可致糖尿病患者全身电解质紊乱，发生酸中毒。

（二）眼部情况

糖尿病患者术前要了解术前视力下降的时间、视力丧失的时间、有无视物变形等情况，这有助于判断术后视力。术前要进行详细的眼部检查，包括视力、眼压、房角、晶状体、虹膜、玻璃体和视网膜。视功能差，玻璃体积血相对少，如视力仅存光感，光投射不完全者，警惕合并视网膜中央动脉栓塞，患者术后常常得不到视力改善。虹膜和房角的检查中要注意有无新生血管。玻璃体浑浊或晶状体浑浊者，要做超声检查：观察纤维血管膜的部位，延伸到周边部的血管膜可以加做巩膜环扎。屈光间质浑浊者也可用视网膜电图判断视功能。视网膜荧光血管造影可以了解视网膜新生血管范围，

四、手术操作的基本原则

（1）增殖期糖尿病视网膜病变玻璃体切除手术目的是要清除浑浊的玻璃体，切断玻璃体内前后方向牵拉视网膜的纤维索条，分割并尽可能剥除视网膜前的纤维血管膜，合并孔源性视网膜脱离时，凝固裂孔，使视网膜复位。

（2）联合巩膜外加压术的适应证为：术中周边部医源性裂孔，混合性视网膜脱离的裂孔和视网膜切开部。

（3）玻璃体切除术采用扁平部三通道切口，玻璃体灌注液内加50％葡萄糖注射液3～

4 mL，可减少术中或术后晶状体浑浊。灌注液内加肾上腺素 0.5 mL，以保持瞳孔开大。

（4）晶状体切除术适应证应尽可能缩小，白内障合并严重视网膜脱离时可行扁平部晶状体超声粉碎或晶状体切除术。白内障合并玻璃体积血可行晶状体超声乳化、人工晶状体植入联合玻璃体切除术。

（5）微创玻璃体手术：玻璃体手术设备和器械逐年改善。现在的高速玻璃体切除机的切除速度已达 7500 次/分，切除玻璃体模式分为高效（切除玻璃体腔中央时使用）和安全模式（切除周边玻璃体使用）；玻璃体切除头和光导纤维从传统的 20 G 缩小为 23 G、25 G 和 27 G，眼内的镊子、剪子也相应缩小；巩膜穿刺模式从刀子改变为套管针，并进一步在套管针上增加了阀门。所有这些改进不仅稳定了眼压，而且减少了医源性裂孔的发生，大大增加了手术的安全性，进入了微创玻璃体手术时代，值得在糖尿病玻璃体手术中推广。

基本手术步骤：

1）灌注头的植入：微创手术使用套管针，植入套管针前先牵引结膜向着角膜中央侧，以便术后取出套管针后巩膜伤口表面有结膜覆盖。套管进出的部位距角膜缘 3.5～4 mm。

使用经结膜 23～27 G 的灌注头可以不打开结膜囊用套管针进入，也可以打开结膜囊，按照传统的玻璃体切除方法分别在颞下、颞上和鼻上距角膜 3.5～4.0 mm 的巩膜部做巩膜切口，用巩膜穿刺刀穿通到玻璃体腔。灌注切口一般放在颞下，连接液体的灌注头植入前，先在巩膜上做预置缝合固定线，可以内八字或外八字缝合，缝合线留活结，在术毕拔出灌注后再结扎。

套管针的植入是经过结膜直接进入玻璃体腔。为了减少术后伤口的漏水，进针时可以先在巩膜内平行进针 1～2 mm，然后向着眼球中心的方向进针直至穿通巩膜全层。玻璃体腔用的切除头、光纤和激光都从套管内进出。结膜口和巩膜口应当错位，在穿刺针做套管针切口时，可先用平镊将结膜拉向任意一侧，再用另一只手测量距离做切口。

2）灌注液的液流控制：液流控制是维持眼压的关键参数，体现了灌注液压力和眼内排除液之间的平衡。目前大部分玻璃体切除设备均有眼压的设置，液流与眼压成正比，与负压成反比，眼压一般设置在 20 mmHg，不同设备数据不同，术者往往需要自己判断液流是否合适。眼压低时眼球会变软、前房积血、瞳孔变小等，眼压高时出现视神经盘上的血管搏动、角膜上皮水肿，眼内窥视变差。

3）套管针取出：手术结束取出套管针前先关闭灌注，然后用无齿的平镊平行角巩膜方向夹住套管针周围的巩膜，1分钟后松开即可，如果松开后发现漏液，立即缝合。

五、微创手术步骤

（一）清除玻璃体腔的浑浊

切割头进入玻璃体腔后先置于晶状体后，清除前玻璃体腔的浑浊，然后逐渐向周边部扩大。先切除周边玻璃体，离断玻璃体对眼后部新生血管膜的牵引，可以减少术中的出血。合并视网膜脱离时，建议使用较高的切割频率，可用 4000～7500 次/分。靠近基底部时切割负压要降低，以避免形成视网膜裂孔。周边部玻璃体切除可在 50°棱镜接触镜下，若暴露不满意还可用周边部顶压的方法，或使用 130°全视野镜。

（二）进入视网膜前腔

增殖期糖尿病视网膜病变的玻璃体大多存在不同程度的不完全的玻璃体后脱离。进入视网膜前腔要从玻璃体和视网膜原已分开或脱离开的部位开始。部位的判断可通过间接检眼镜或超声，寻找玻璃体活动度大的部位，也可在切除前部玻璃体时留意。玻璃体难以切除的部位或活动度差的部位，往往存在玻璃体视网膜之间的粘连，不要选择这一部位进入视网膜前，否则易形成视网膜医源性裂孔。在玻璃体活动度大的部位玻璃体皮层已和视网膜分开，先切出一玻璃体孔，通过孔可看到下面的视网膜。将切割头置于玻璃体下方，沿视网膜表面360°环形切除玻璃体，可松解玻璃体对后部纤维血管膜的牵引，减少术中出血。

有些患眼术前已存在完全的玻璃体后脱离，手术很容易切净玻璃体。有些患眼玻璃体未发生脱离，此时要小心切除玻璃体，接近玻璃体皮层时用带软硅胶头的笛针管吸视网膜表面的玻璃体。切忌使用硬笛针管或刀，以免造成视网膜裂孔。玻璃体视网膜粘连在纤维血管增殖部和视网膜血管的主干部粘连紧密，难于分离。而视神经盘部粘连较松，容易分开。纤维血管膜与视网膜分开后，将玻璃体切割头伸到玻璃体下腔逐渐分离清除残余的玻璃体，或者将切割头面向视网膜，一边切割，一边向玻璃体腔中心牵引，以造成玻璃体和视网膜的继续分离。

（三）清除后极部切线方向牵引（膜分离技术）

进一步的手术是分离眼后部的玻璃体、纤维血管膜和视网膜前膜。当视网膜和玻璃体之间有空间，并且多个视网膜玻璃体粘连部位之间的"桥"有较大空隙时，可使用切割头进行膜分割。如果纤维血管膜与视网膜粘连较紧，可使用眼内镊或眼内钩及眼内钩剪。眼内钩伸到膜与视网膜之间，可将膜挑起，与视网膜完全分开。眼内剪可切断粘连的纤维血管膜之间的"桥"，粘连部的膜被游离切断成几个小岛状留在视网膜上。有些术者在纤维血管膜与视网膜之间注入透明质酸钠等黏弹剂进行分离。由于高速玻切头的改进，玻切头切膜已成为清除膜的主要手段。

（四）整体玻璃体切除术、膜分割和膜清除术

整体玻璃体切除（En bloc）术和膜分割术是一种传统的治疗糖尿病视网膜病变的方法。大多数进行玻璃体切除术的糖尿病患者玻璃体内都存在前后向的牵引。玻璃体从周边部视网膜牵引到眼后部视网膜玻璃体或纤维血管膜粘连处。

En bloc技术是先从巩膜切口处到眼后部分离玻璃体视网膜切割出一个隧道，用眼内剪替代切割头进入视网膜前腔。剪断并游离纤维血管膜与视网膜的粘连，玻璃体前后方向的牵引力协助把玻璃体与视网膜分开。一旦玻璃体和视网膜的连接全部被剪断，撤出眼内剪，伸进切除头，全部切除与视网膜分开的玻璃体和纤维血管膜。En bloc技术不仅能够较完整切除玻璃体和增殖血管膜，而且出血少。但这种先分离纤维血管膜后切除玻璃体的方法有时可引起巩膜切口附近的锯齿缘离断。出血较多看不到纤维血管膜或玻璃体视网膜的粘连靠周边时，很难采用这一技术。

糖尿病视网膜病变合并纤维血管膜，无论是否存在牵引性视网膜脱离，离断或分割牵引膜是关键，如果有可能就彻底清除牵引膜。一旦牵引膜彻底清除，术中不填充气体和硅油术后视网膜能够自然复位。

（五）全视网膜光凝和冷凝治疗

全视网膜光凝用于术前未行光凝、视网膜有新生血管而光凝量不足者，或虹膜和房角有新生血管者。当切完玻璃体，屈光间质变得清晰后，可用眼内激光导丝或用间接检眼镜激光进行光凝。光斑大小可由激光导丝或间接检眼镜到视网膜的距离调整。氩绿激光、二极管红激光、YAG倍频激光、氪激光等热效应激光都可使用。

冷凝和激光的作用相同，但主要用于虹膜和房角存在新生血管时。因术后炎性反应较大，仅用于激光不易达到的视网膜周边部位。冷凝和光凝还可用于封闭视网膜裂孔。

（六）处理视网膜裂孔

一旦视网膜出现裂孔，要彻底清除视网膜前的膜性物，如果剥膜困难可在吊顶灯光纤下行双手剥膜，即一手用内眼镊一手用内眼剪，然后裂孔缘行电凝标记，再行气液交换和内放液，在气下光凝封孔，或者填充氟化碳液（"重水"），将气体换回液体，在氟化碳液下封闭裂孔，后者视觉效果优于前者。裂孔封闭后换回气体，气液交换要完全，然后行膨胀气填充或硅油填充。膨胀气体可以选择非膨胀浓度，如 $12\% \sim 15\% C_3F_8$，$16\% \sim 18\%$ C_2F_6，和 $18\% \sim 20\% SF_6$。

（七）黄斑前膜清除

糖尿病视网膜病变由于黄斑水肿的慢性刺激，常常合并黄斑前膜，术中应仔细辨认，存在时可按以下步骤处理。

1.染色

曲安奈德染色可以帮助显示黄斑前膜和黄斑表层的残留玻璃体，有利于玻璃体的完全清除。0.05% 吲哚菁绿染色和亮蓝染色可以显示内界膜，有利于内界膜的清除。

2.前膜/内界膜剥除

用黄斑镊抓起内界膜，围绕中心凹圆形或椭圆形撕除内界膜。

六、玻璃体术中困难及对策

（一）瞳孔缩小

糖尿病患者的瞳孔在术中容易缩小，常由于虹膜手术创伤或眼压低所致。出现瞳孔变小，立即升高灌注液以增高眼压。术中注意巩膜切口不宜过大，否则难以维持眼压。

（二）术中出血

术中出血可发生在玻璃体切割牵引视网膜的新生血管时，也可发生在剥离纤维血管膜时，还可发生在手术操作导致视网膜裂孔出现时。出血常发生在有高血压或凝血机制有问题的患者，特别要注意检查长期服用阿司匹林患者的血黏度，因为部分服用阿司匹林的患者术中出血较多，建议糖尿病患者玻璃体手术前在征得内科医生同意时停用1周阿司匹林。术中出血一般都可以控制，不必终止手术。术中血压高可以全身用镇痛药，仍不能控制时再加用降血压药物，如压宁定（乌拉地尔）。玻璃体视网膜出血多时，升高灌注液提高眼压，用笛计管置换眼内液。发现出血点行水下电凝。还可注入过氟化碳液（"重水"）压迫止血，待出血止住后用笛针吸出"重水"。

（三）角膜水肿

角膜上皮的基底膜异常、上皮附着力差是糖尿病患者角膜水肿形成的基础。眼压高时角膜上皮易水肿，眼压低时角膜内皮水肿，出现 Descemet 膜皱折。无论角膜上皮还是内皮水肿，都会影响眼底影像的清晰度。出现角膜上皮水肿，可适当降低眼灌注液的高度并刮除角膜上皮；出现角膜内皮水肿，可适当升高眼灌注液或缩小巩膜切口。

（四）医源性裂孔

糖尿病玻璃体切除术中发生视网膜裂孔是较难避免的术中并发症。在萎缩的视网膜部剥离视网膜前膜可能撕出视网膜裂孔。一旦发生视网膜裂孔，要彻底清除裂孔周围的视网膜前膜，必要时采用双手剥膜技术，清除牵引膜后用激光或冷凝封闭裂孔。存在视网膜下液时，应在气液交换后封孔，或在"重水"压迫下封孔，然后填充膨胀气体或硅油。为避免遗漏锯齿缘部裂孔，在关闭巩膜切口前，要进行眼底检查。单纯锯齿缘部裂孔，行冷凝封孔联合膨胀气体填充效果较好。

（五）晶状体浑浊

可由眼内器械碰撞损伤所致，也可由于眼灌注液冲击晶状体后囊造成。部分患者血糖较高，而灌注液内的葡萄糖浓度低，导致晶状体在手术过程中逐渐变混。晶状体浑浊后，如果后囊无损伤可以从角巩膜缘行晶状体超声乳化术，不进行眼内气体或硅油填充时，可同时植入人工晶状体；如果后囊损伤，视损伤程度决定行超声乳化术或扁平部超声粉碎术。行超声乳化术的优点便于同时进行人工晶状体植入，行超声粉碎术的优点是不损伤角膜内皮，不影响眼底注视。后囊损伤后要同时进行全视网膜光凝或周边视网膜冷凝，否则术后新生血管性青光眼发生率高。

（六）低眼压

是微创手术常常发生的并发症，一般由于伤口未闭合，或者眼睑器取出时挤压了眼球，发生后应缝线关闭伤口，眼内补充液体直至眼压正常。

七、术后处理和并发症处理

（一）术后检查

术后第二天的检查包括眼压、角膜上皮的完整、有无角膜后沉积物、前房深度和浮游物、晶状体透明度、玻璃体清晰度和视网膜复位情况。眼内填充膨胀气体和硅油者术后眼压会有不同程度升高。联合巩膜扣带术后前房变浅要考虑涡状静脉受压引起眼前段缺血。术后检查在术后第一周内每天1次，以后每周1次，直到眼部不再需用任何药物。

（二）早期术后并发症处理

1.葡萄膜反应

单纯玻璃体切除联合或不联合眼内激光很少出现葡萄膜反应。联合晶状体切除或注入膨胀气体、硅油常出现角膜后沉积物、房水内浮游细胞等葡萄膜反应，严重时形成纤维素性渗出物。手术结束前玻璃体腔内灌洗氟尿嘧啶或地塞米松不能改善葡萄膜反应。肝素能降低纤维素反应，但增加出血。轻微的葡萄膜反应可局部使用激素，如果纤维素性渗出物覆盖瞳孔区影响眼内窥视，可前房注入 3g 组织型纤溶酶原激活剂（tPA）。

2.角膜上皮缺损

糖尿病患者的角膜上皮在手术中损伤后，上皮和基底膜之间的黏合力异常，导致愈合延迟。可用双眼包扎、患眼加压包扎的办法限制眼球运动，促进角膜上皮的愈合。

3.晶状体浑浊

术后晶状体逐渐浑浊可由术中晶状体损伤所致，或手术灌注液未增加葡萄糖导致玻璃体腔液体渗透压降低，液体进入晶状体造成，也可由于填充气体后未俯卧位，使气体直接刺激晶状体，形成羽毛状浑浊。后者几天后可消退。晶状体囊膜损伤，液体进入皮层，晶状体肿胀，皮质碎片进入房水可引起继发青光眼，此时应进行白内障摘除术。

4.视网膜脱离

术后产生视网膜脱离的视网膜裂孔常在手术过程中形成。玻璃体切割头和光导纤维进出部的锯齿缘常发生离断，玻璃体切割头直接咬伤视网膜，切除或拨除机化膜时可能直接撕伤视网膜，也可能术中未发现原已存在的视网膜裂孔。术后视网膜脱离可导致眼球萎缩。避免视网膜脱离的发生，关键是手术中要仔细检查眼底，发现并处理好视网膜裂孔。术后屈光间质清晰时，视网膜脱离容易发现。合并玻璃体积血或浑浊时，要进行超声监测和随诊。视网膜脱离诊断确立后应尽早手术。

5.眼内炎

眼内炎很少发生在结膜下的经巩膜切口的玻璃体手术后，经结膜入路的微创玻璃体手术尽管使用23G或25G玻切头，但还是有可能发生眼内炎，更容易发生于糖尿病患眼。

（1）症状和体征：手术后细菌性眼内炎通常发生在术后1~7天，表现为突然眼痛和视力丧失；真菌性感染常发生在手术3周后。手术后细菌感染常有眼睑红肿，球结膜混合充血，伤口有脓性渗出液，前房积脓或玻璃体积脓，虹膜充血，不治疗视力会很快丧失。

（2）治疗。

1）抗生素或抗真菌药：取决于细菌培养和药物敏感试验的结果，但最初的给药可基于房水和玻璃体革兰染色结果。给药途径：①玻璃体腔内注药。a.细菌感染：万古霉素1.0 mg溶于0.1 mL注射用蒸馏水；或阿米卡星0.4 mg溶于0.1 mL注射用蒸馏水；或头孢他啶0.25 mg溶于0.1 mL注射用蒸馏水。上述药联合地塞米松0.4 mg溶于0.1 mL注射用蒸馏水内。b.真菌感染：念珠菌如果对氟康唑敏感，可口服1400 mg，每日3次。注意肾毒性，如不敏感用两性霉素B联合氟胞嘧啶。两性霉素B用0.1 mg/（kg·d）静脉滴注，3天后改为0.3 mg/（kg·d）静脉滴注，或口服每日4次。曲霉菌和不清楚的眼内炎均可用两性霉素B。②结膜下注射：万古霉素25 mg溶于0.5 mL注射用蒸馏水；或阿米卡星25 mg溶于0.5 mL注射用蒸馏水；或头孢他啶100 mg溶于0.5 mL注射用蒸馏水。上述药联合地塞米松6 mg溶于0.25 mL注射用蒸馏水内。③结膜囊点药：各种抗生素眼水，可以不同的抗生素眼水联合使用，并增加一些皮质激素眼水。④静脉给药：同全身抗生素使用原则，一般用于合并眼周围组织炎或眶蜂窝织炎。

2）玻璃体切割术：玻璃体切割能排除玻璃体腔脓肿，清除致病菌，迅速恢复透明度，并且有利于前房内感染物质的排出，目前广泛用于眼内炎的治疗。手术开始时可先抽取玻璃体液进行染色和细菌培养。染色包括革兰染色、吉姆萨染色和特殊真菌染色，以便确定致病菌。步骤：抽取前房水至少0.1 mL，抽取玻璃体0.2~0.3 mL，不开灌注，将标本立刻放入增菌培养瓶，建议选用儿童血增菌培养管。如果能生长出细菌，根据急性眼内炎病原体或慢性眼内炎病原体分别接种，标本同时作 Gram 染色、真菌染色。目前使用芯片技术检测各种细菌 DNA，能够在几小时后出结果。

（三）远期术后并发症处理

1.角膜变性

大范围角膜内皮损害可导致视网膜全层水肿、大泡状角膜变性和新生血管形成。硅油可致角膜带状变性。如果视网膜在位、视网膜病变稳定，可考虑角膜移植。

2.虹膜新生血管形成和新生血管性青光眼

玻璃体切除术后几周虹膜新生血管形成的发生率达 18%～33%，继之产生的新生血管性青光眼可达 4%～17%。常发生于无晶状体眼、人工晶状体眼、孔源性视网膜脱离和大面积视网膜缺血时。推测完整的晶状体后囊和悬韧带在眼前后段之间形成保护性屏障，使虹膜和房角免受眼内液中刺激新生血管形成的因子影响。术前、术中和术后短时间内的全视网膜光凝和及时的视网膜复位手术可阻止虹膜新生血管形成或使已出现的新生血管消退。当不能进行激光光凝时，可用周边视网膜冷凝术。当药物和凝固疗法均不能控制眼压、患者尚存有用视力时，可进行抗青光眼滤过手术。常规的滤过手术由于新生血管再增殖、炎性反应等很难成功，联合氟尿嘧啶、丝裂霉素可一定程度减轻瘢痕反应，提高手术效果。进入绝对期青光眼合并眼压高症状时，可行睫状体冷凝术。

3.白内障

玻璃体切除手术后白内障会逐渐形成，部分晶状体为后囊下浑浊，但大部分术后白内障呈核性浑浊。当视力障碍明显时，可行囊外或超声乳化术联合人工晶状体植入术。糖尿病患者白内障的手术时机要保守，晶状体尽可能成熟些。术中要避免后囊损伤，皮质要清理干净，以减少后发障的形成。无论是手术所致的后囊损伤还是 YAG 激光所致的后囊损伤，都存在虹膜新生血管形成的危险。玻璃体切除术后白内障摘除时要避免术中眼球塌陷，可缝一巩膜上支撑环，或作一玻璃体灌注管。

4.前部玻璃体新生血管增殖

常见于青年男性 1 型糖尿病患眼，发生在玻璃体切除术后的晶状体眼或人工晶状体眼。新生血管沿周边部视网膜向邻近的睫状体上皮、晶状体后囊蔓延到后部虹膜。患眼可出现葡萄膜炎症、低眼压进而眼球萎缩，或反复的玻璃体积血。术前、术中或术后短期内大范围的全视网膜光凝可阻止它的发生。再次手术清除前部纤维血管膜并行光凝或冷凝也许能控制病变的进展。

第四节　糖尿病黄斑水肿的玻璃体手术治疗

一、手术目的

糖尿病黄斑水肿的眼内药物治疗取得了很好的疗效。有一部分药物治疗无效或者 OCT 显示视网膜表面反射增强可疑玻璃体皮层增厚，或者有确切的前膜存在时，应该考虑清除前膜或粘连过紧的玻璃体皮层。玻璃体切除步骤和增殖期玻璃体切除术相同。

二、手术效果评价

DRCR组织的50个单位的前瞻性队列研究，入组标准除玻璃体黄斑牵引外，也包括无牵引的黄斑水肿。术中61%剥除前膜，54%剥除内界膜，40%进行PRP，64%术毕给予玻璃体腔激素。6个月时43%黄斑厚度下降到250μg以下，视力≥10个字母占38%。也有13%~31%患者术后视力下降。由于手术具有一定的风险，玻璃体切除术一般不作为首选治疗方法，但黄斑前膜和玻璃体黄斑牵引导致的黄斑水肿应考虑玻璃体切除术，无牵引的持续不吸收的黄斑水肿也可以考虑玻璃体切除术，只是要考虑存在视力下降的风险。

三、黄斑前膜清除

（一）染色

曲安奈德染色可以帮助显示黄斑前膜和黄斑表层的残留玻璃体，有利于玻璃体的完全清除。0.05%吲哚菁绿染色和亮蓝染色可以显示内界膜，有利于内界膜的清除。

（二）前膜/内界膜剥除

用黄斑镊抓起内界膜，围绕中心凹圆形或椭圆形撕除内界膜。

糖尿病视网膜病变的玻璃体手术治疗在过去的20年里取得了巨大的进步，术后视力获得明显提高。由于手术操作较多，术中和术后并发症较多，术后丧失光感的眼球达9%~23%。因此，增殖期糖尿病视网膜病变的玻璃体手术，要根据术者的经验慎重选择手术适应证。

第五节 典型病例教学探讨

一、病历摘要

患者女，56岁，已婚，因"右眼视力下降伴视物遮挡两月余"入院。

现病史：患者自诉入院两月前无明显诱因出现右眼视力下降伴视物遮挡感，无眼红、眼痛、头昏、头痛及恶心、呕吐等症状，不伴重影、眼球转动痛等特殊不适，门诊以"①双眼糖尿病视网膜病变（增生期）；②右眼玻璃体积血；③右眼新生血管性青光眼；④双眼人工晶体眼"收治住院。患者目前精神尚可，体力、食欲、睡眠正常，体重无明显变化，大便正常，排尿正常。

既往史：患者两年前分别行双眼白内障超声乳化+人工晶体植入术。1周前右眼行玻璃体腔注药术(抗VEGF：康柏西普)。有糖尿病、高血压、冠心病病史。

专科查体：视力：右眼：手动/眼前；左眼：0.12。双眼睑、泪道、结膜未见明显异常，双眼角膜透明，前房深，房水清亮，Tyn(-)，右眼虹膜表面可见少许新生血管，双眼瞳孔圆，直径约6mm（药源性散大），双眼人工晶状体在位。眼底：右眼玻璃体呈血性浑浊，眼底窥不进。左眼玻璃体轻度浑浊，视神经盘色可界清，黄斑中心凹反光未见，视网膜可见点状出血、细小渗出。眼压：右眼：36.5 mmHg，左眼：23.0 mmHg。

辅助检查：心电图示T波改变。胸片未见明显异常。新冠核酸示阴性。

诊断：①双眼糖尿病视网膜病变（增生期）；②右眼玻璃体腔积血；③右眼新生血管性青光眼；④双眼人工晶体眼；⑤2型糖尿病；⑥高血压（3级；极高危）；⑦冠状动脉粥样硬化性心脏病。

治疗：于表面麻醉+神经阻滞麻醉下行右眼玻璃体切除+光凝+注药（康柏西普）术，术中见：玻璃体血性浑浊，颞上血管弓可见新生血管膜，术后予以局部抗感染、抗炎、活动瞳孔等治疗，建议内科积极治疗原发病，定期复查。

二、病例分析

此例患者诊断双眼糖尿病视网膜病(增生期)明确，有2型糖尿病病史，双眼发病，根据患者临床表现及眼底荧光造影可支持诊断，因两月余前右眼视力下降伴视物遮挡，病情加重，右眼玻璃体积血较多，保守治疗效果不佳，入院手术治疗。因左眼病情相对较轻，密切观察，必要时再次入院手术治疗。

增生性糖尿病视网膜病变(PDR)是糖尿病患者主要致盲原因，约25%的糖尿病患者有不同程度的视网膜病变，其中5%为增生期糖尿病视网膜病变。新生血管和纤维组织增生是对广泛视网膜毛细血管闭锁引起的缺血反应，标志着糖尿病视网膜病变从背景期进入增生期。由于新生血管和纤维组织增生沿后玻璃体表面进行，视神经盘部新生血管沿Cloquet管长入玻璃体，使得增生期糖尿病视网膜病变的玻璃体后脱离（PVD）发生早进展缓慢，但不完全。纤维血管膜收缩合并不完全的玻璃体后脱离时，玻璃体和视网膜粘连部发生视网膜牵拉，牵拉径向或平行于视网膜(切线)，或向前伸入玻璃体腔内。新生血管被牵拉可导致玻璃体积血，黄斑部视网膜牵拉可导致黄斑异位、视物变形。牵拉严重可发展为牵拉性视网膜脱离，甚至出现裂孔，形成混合性视网膜脱离。

治疗上糖尿病视网膜病变患者应严格控制血糖，定期进行眼底检查，根据糖尿病视网膜病变(DR)所处阶段采取适当治疗。对于重度NPDR和PDR采取全视网膜光凝术(PRP)治疗，以防止或抑制新生血管形成，促使已形成的新生血管消退，阻止病变继续恶化。如有黄斑水肿，可行黄斑格栅样光凝。近年玻璃体腔内注射曲安奈德治疗黄斑水肿取得明显疗效，但应与黄斑光凝治疗相结合才能减少复发，稳定疗效。对已发生玻璃体积血长时间不吸收牵拉性视网膜脱离，特别是黄斑受累时，应行玻璃体切除术，术中同时行PRP。早期的PDR应进行激光治疗，严重的PDR是玻璃体切除手术的常见适应证。PDR玻璃体切除手术目的是要清除浑浊的玻璃体，切断玻璃体内前后方向牵拉视网膜的纤维索条，分割并尽可能去除视网膜前的纤维血管膜，合并孔源性视网膜脱离时，封闭裂孔，使视网膜复位。

糖尿病患者需终身眼科门诊随访。对于尚未发生糖尿病视网膜病变的糖尿病患者进行眼科检查。

三、病例点评

增殖型糖尿病视网膜病变(PDR)为糖尿病视网膜病变(DR)晚期表现，属糖尿病常见眼部严重并发症之一，是导致患者视力下降，甚至致盲的重要原因。PDR增生早期可通过全视网膜激光光凝术控制眼内新生血管增生，但晚期PDR常并发玻璃体积血或新生血管膜，需行玻璃体切除术治疗。

糖尿病视网膜病变的多学科共同治疗也很重要。

（1）青春期前诊断的1型糖尿病(T1DM)患者在青春期后开始检查眼底。青春期后诊断的T1DM患者建议在病程5年内必须进行第1次糖尿病性视网膜病变(DR)筛查。T1DM患者开始筛查DR后建议至少每年复查1次。

（2）2型糖尿病(T2DM)患者应在诊断后尽快进行首次全面眼科检查。

（3）无DR者至少每1~2年复查1次，有DR者则应增加检查频率。中度非增生型糖尿病视网膜病变(NPDR)患者每3~6个月复查1次。重度NPDR患者及增生型糖尿病视网膜病变(PDR)患者应每3个月复查1次。中度及重度PDR应由眼科医师进行进一步分级诊治。

（4）良好控制血糖、血压和血脂可预防或延缓DR的进展。

四、教学探讨

糖尿病视网膜病变的诊治，前期分期是关键，外科治疗方案要根据病情进行选择，要特别注意内科治疗才是控制疾病发展的关键。

第四章 视网膜母细胞瘤

第一节 视网膜母细胞瘤的诊断

由于视网膜母细胞瘤（RB）是婴幼儿时期最常见的眼内原发性恶性肿瘤，严重威胁患儿的视力，甚至生命，因此早期发现、早期诊断及早期治疗是提高RB患儿预后、降低其死亡率的关键。

一、临床表现

视力减退、斜视、眼球震颤、白瞳、突眼、青光眼、前房积血、虹膜葡萄肿、眼眶蜂窝织炎、虹膜血管增生等。

二、检眼镜检查

眼底可见淡白色或黄白色斑块状实性隆起。

三、眼部超声

眼球增大，球内软组织块影，其中常有强回声钙化斑。

四、眼眶CT

眼球增大，其内可见高密度钙化斑，钙化是本病的特征性表现；增强扫描后病灶未钙化部分可见强化。

五、眼眶MRI

肿瘤内钙化斑 T_1WI 和 T_2WI 均呈低信号。

对于典型病例，如年龄在3岁以下，有白瞳或斜视，有RB家族史，眼底检查见到视网膜肿块，B超和CT检查有实质肿块伴有钙化等，诊断一般不难，病理检查可以明确诊断。诊断同时需明确分期以判断预后和指导治疗，对于晚期眼内肿瘤，尤以复发或考虑有转移者应做下述检查。

（1）眼眶及头颅增强核磁：早期发现肿瘤沿视神经侵犯，显示肿瘤沿视神经向颅内蔓延的范围、大小，有无骨组织侵犯。

（2）脑脊液检查：脑脊液有无肿瘤细胞，对于复发、视神经侵犯、颅内转移者尤为重要。如异常细胞无法明确组织来源时，可行流式细胞术检查明确诊断。

（3）全脊柱增强核磁：明确有无脊髓、脊膜侵犯。

（4）全身核素扫描：明确有无全身骨转移。

（5）骨髓穿刺检查：明确有无骨髓转移。

（6）如有淋巴结肿大者行淋巴结活检明确有无侵犯。

（7）全身PET-CT检查：明确原发灶或转移灶是否仍存在高代谢以判断其是否有活性。

第二节　视网膜母细胞瘤的化疗

一、化疗方案

目前应用的化疗方案有CEV（长春新碱、足叶乙苷、卡铂），VAC（长春新碱、多柔比星、环磷酰胺），CE（卡铂、足叶乙苷），VC（长春新碱、环磷酰胺）等。CE、VC的作用相对缓和，多柔比星对心脏毒性较大，环磷酰胺可能引起出血性膀胱炎等严重不良反应。CEV方案由于其疗效好，不良反应较小而近年来被广泛使用。各研究机构间主要在药物的剂量及疗程上存在差异（表4-1）。

表4-1　化疗的进展

文献来源	化疗周期	方案	效果
1996年 Shields CL等美国	2个周期	长春新碱 1.5 mg/（m²·d），第1、第7、第14、第21天；卡铂 560 mg/（m²·d），第1天；依托泊苷 150 mg/（m²·d），第1、第2天；周期之间间隔2周	瘤灶缩小
2000Beck MN瑞士联邦	平均使用3.1个周期，联合局部治疗	卡铂 200 mg/（m²·d），第1～3天；依托泊苷 150 mg/（m²·d），第1～3天；周期之间间隔3周	21例完全缓解，3例复发
2000年 Friedman 美国	6个周期联合局部治疗	长春新碱 1.5 mg/（m²·d），第1天；卡铂 560 mg/（m²·d），第1天；依托泊苷 150 mg/（m²·d），第1、第2天；周期之间间隔4周	对Ⅰ～Ⅲ期患者有效，避免放疗，但对Ⅳ～Ⅴ期患者外放疗加眼摘除是必要的
2007年 Wilson MW美国	8个周期	卡铂 560 mg/（m²·d），第1～3天；依托泊苷 0.05 mg/（kg·d），第1～3天；周期之间间隔3周	单纯化疗后95%无进展，但19个月后Ⅰ～Ⅲ期83%进展，Ⅳ～Ⅴ期均进展

文献来源	化疗周期	方案	效果
1997年 Namouni 法国	大剂量化疗	卡铂250 mg/（m²·d），第1～5天； 依托泊苷350 mg/（m²·d），第1～5天； 环磷酰胺1.6g/（m²·d），第2～5天； 周期之间间隔3周	随后行干细胞移植，3年生存率达67.1%
2009年 Shields CL等美国	大剂量化疗联合逆向调强放疗	卡铂780 mg/（m²·d），第1、第2天； 依托泊苷150 mg/（m²·d），第1～2天； 长春新碱1.5 mg/（m²·d）； 周期之间间隔3周	D期保眼球率达82%。运用化疗联合运用IMRT成功率是79%，是一种有效的保眼挽救治疗方式

目前比较公认的剂量是：长春新碱1.5 mg/m²，静脉推注，第1天，卡铂560 mg/m²静脉滴注，第1天，足叶乙苷150 mg/m²脉静滴注，第1、第3天，或第1、第2天，每3周为1个化疗周期。根据患者实际病情需要，肿瘤对治疗的反应、对药物的不良反应来确定疗程，一般6～8个疗程，国外报道也有达12个疗程。分期不同的RB化疗效果不尽相同，但所有研究均显示，化疗确实能减小肿瘤体积，尤其对于洛氏硬度（HRC）分级A级（极低危险）和B级（低度危险）患眼具有良好的长期控制效果；但对于C级和D级长期控制效果不理想，需在化疗基础上联合应用局部治疗，包括放疗、光凝、冷冻、内放敷贴术、生物治疗、手术等。

二、化疗常见的不良反应及预防

化疗药物由于缺乏对肿瘤细胞的选择性杀伤，故在杀灭肿瘤的同时，对增生活跃的骨髓、胃肠道黏膜、生殖细胞、毛发和肝、肾等脏器均有不同程度的损伤。

（一）心脏毒性及防治

化疗方案中具有显著心脏毒性的有多柔比星、表柔比星，表现为剂量限制性毒性。临床上分为急性毒性、亚急性毒性、慢性毒性三型。急性毒性多在用药过程中发生，持续时间短，临床表现为非特异性心电图变化，如T波平坦、S-T段降低、室性期前收缩和室上性心律失常。亚急性毒性常发生在第1或第2个疗程给药后4周内，临床表现为心包炎、心肌缺血和心功能障碍、充血性心力衰竭。慢性毒性多在常规剂量治疗后6～8个月发生，临床表现为充血性心肌病、低血压、窦性心动过速或过缓、心室肥大、心肌劳损、室上性心律失常、充血性心力衰竭。预防：首先严控蒽环类药物的使用剂量；其次监测心脏毒性；定期复查心电图、超声心动图、心脏核素扫描等，特别注意左心室射血分数（LVEF）；化疗前和（或）同时使用保护心脏的药物，如磷酸肌酸钠、能量合剂、右丙亚胺等。

（二）肝脏毒性及防治

化疗药物的肝毒性主要表现为血清酶学改变，如谷丙转氨酶（ALT）、谷氨酰胺转移酶（γ-GT）等显著升高，而临床症状不甚明显。短期内出现的肝功能损害多为一过性，停药后可自行恢复。肝脏病理改变主要为肝细胞坏死、脂肪变性、肝纤维化、胆汁淤积、肝静脉闭塞性疾病。主要涉及的药物为抗代谢及抗生素类抗肿瘤药物。防治肝功能损害的措施有：了解患儿既往用药史，以及有无肝功能不全情况，化疗前、后定时检查肝功能并与原发性或转移性肝癌、病毒性肝炎等鉴别。化疗时注意饮食调节，多进清淡并富含维生素、矿物质及蛋白的饮食，避免高糖、高脂肪饮食，以免加重肝脏负担。保肝药物的应用：联苯双酯有助于降低转氨酶；类固醇激素对改善症状、防止肝纤维化有一定帮助；静脉输注的药物可选用B族维生素、大剂量维生素C、异甘草酸镁、还原型谷胱甘肽等。

（三）肾脏毒性及防治

化疗方案中具有肾毒性的药物主要是卡铂，其毒性临床表现为肾功能异常：氮质血症、血肌酐升高、尿少、电解质紊乱、低镁血症、低钙血症等。预防：化疗前评估患者的肾功能，使用肾毒性强的药物时，要求应用前后6小时尿量保持在$150 \sim 200 \, mL/h$，在使用后的$2 \sim 3$天维持尿量$100 \, mL/h$以上。

（四）耳毒性及防治

化疗方案中具有耳毒性的药物主要是卡铂，表现为听力下降，但停药后数周可自行恢复。为了避免耳毒性的发生，使用卡铂前后尽量水化、碱化，同时进行听力监测，必要时调整化疗方案。

第三节　视网膜母细胞瘤的超选眼动脉介入灌注化疗技术

一、概述

为了克服全身化疗的弊端，进一步提高保眼率，临床医生进行了一些化疗方式上的改进，主要是局部化疗。1958年Reese等采用直接颈动脉穿刺注射三乙烯亚胺三嗪（TEM）的方法进行RB局部化疗；1966年Kiribuchi采用经额动脉和眶上动脉注射氟尿嘧啶进行局部化疗治疗RB；20世纪80年代末开始，日本学者开始采用介入技术下球囊封堵、颈内动脉内灌注美法仑治疗RB技术（即采用股动脉穿刺，将球囊导管放置于患侧眼动脉以远，充气后阻断血流，同时在其近心端颈内动脉内进行化疗药物灌注）。以上所有的尝试都是试图通过提高肿瘤滋养血管（主要是眼动脉）内化疗药物浓度，减少全身化疗药物使用量来降低全身化疗的并发症发生率。实践证明，这几种方法的确不同程度地降低了并发症的发生率，并且取得了比较理想的治疗效果。尽管这些方法与传统全身化疗比较有所改进，但从严格意义上来说，这几种方法并非真正意义上的超选眼动脉灌注化疗技术，因为化疗药物灌注过程中仍有大量药物进入靶血管以外的正常血管内，降低药物利用率并增加出现并发症的风险。2008年Abramson首次报道了采用经股动脉穿刺—微导管超选眼动脉灌注美法仑方法，即超选介入动脉内灌注化疗技术，治疗了10例Reese—Ellsworth Ⅴ级的RB患儿，治疗效果令人鼓舞。该技术的核心目的是通过微导管超选血管，将化疗药物缓慢灌注至眼动脉内，经眼动脉的视网膜中央动脉等肿瘤供血动脉进入肿瘤组织，在肿瘤局部形成高血药浓度，而不会有大量化疗药物进入全身血液循环。

虽然此项技术治疗效果较为理想，但由于对技术设备的要求较高，即使在世界范围内，目前也仅在几家大型的医学介入中心开展。此项治疗的远期治疗效果需要大宗病例对照研究以及长期的患者随访观察。总之，超选眼动脉介入灌注化疗技术是一种安全有效的治疗手段，可大大降低RB患儿的眼球摘除率，是RB治疗方式的重要突破，也是RB规范综合治疗的重要组成部分。

二、超选灌注介入处理要点

（一）适应证

国外已有多人报道眼动脉介入化疗对D～E级的患眼有明显的疗效，可使肿瘤缩小，降低眼球摘除的发生率。此种方法与全身化疗比较可将眼动脉内化疗药物浓度提高10～30倍，而外周血内浓度微乎其微，大大降低了全身性并发症的发生率。

（二）介入材料

21 G穿刺针，4 F股鞘，4 F单弯造影导管（同时作为导引导管），0.035英寸泥鳅导丝、1.7 F微导管、0.014英寸微导丝。

（三）路径选择

武警总医院神经介入中心根据微导管经由动脉不同将治疗路径分为以下3种。

1.颈内动脉—眼动脉开口型

这是大多数病例采用的路径，微导管在微导丝引导下放置于眼动脉开口处。

2.颈外动脉—眼动脉

在眼动脉纤细或闭塞的病例中采用。眼动脉的供血范围包括视器、眶内的神经肌肉组织、泪腺、硬膜、眶周皮肤等结构，与颈外动脉分支之间形成大量的血管吻合，当进入眼动脉困难或微导管在眼动脉开口不稳定以及造影未发现眼动脉时，可以尝试寻找颈外动脉侧支循环途径。其中比较常用的途径为颈外动脉—脑膜中动脉/脑膜副动脉—眼动脉途径。

3.眼动脉内型

即将微导管置于眼动脉内。

此外，尚有报道经后交通动脉—颈内动脉—眼动脉，即经过椎—基底动脉、大脑后动脉P_1段、后交通动脉，在颈内动脉床突上段内逆行至眼动脉内。

（四）微导管到位

微导管到位后，透视下使用1 mL注射器缓慢沿微导管推注造影剂，推注过程中见眼动脉及其分支显影，脉络膜染色均匀，且未见造影剂反流至颈内动脉或颈外动脉其他分支，说明微导管到位理想。化疗药物灌注完毕后，重复以上操作，明确微导管未移位，如移位则可考虑追加化疗药物。

（五）化疗药物选择、剂量、灌注方式及疗程

美法仑的化学名称为左旋苯丙氨酸氮芥，是一种细胞周期非特异性药物，主要用于多发性骨髓瘤、乳癌和卵巢癌的治疗，主要不良反应为抑制骨髓，近年来用于视网膜母细胞瘤介入化疗。美法仑药物剂量大小与采用的路径类型相关，1、3路径美法仑剂量为6～8 mg/（眼·次），2路径美法仑剂量8～10 mg/（眼·次）。晚期的RB患儿可联合顺铂，30 mg/（眼·次）。两种药物均采用序贯输液泵持续泵入，每种药物泵入时间大于30分钟。

一次化疗后1个月复查化疗效果，根据检查结果决定是否继续超选介入动脉内灌注化疗治疗。

（六）生理盐水、造影剂注意事项

冲洗肝素生理盐水（生理盐水500 mL＋肝素3000U）；注意出入量，减少失血；限制患儿造影剂总剂量在4 mL/kg。

（七）放射线防护

（1）尽可能使用小视野。

（2）尽可能调低X线剂量。

（3）限制透视时间。

（4）透视时降低脉冲（3 FPS左右）。

（5）使用铅衣遮挡性腺。

三、操作步骤

（1）术前禁食6小时，静脉麻醉。

（2）腹股沟区消毒，铺手术巾及孔单。

（3）在腹股沟区触摸股动脉搏动，1%利多卡因局部逐层皮下及股动脉鞘周围浸润麻醉。

（4）以Seldinger技术单壁穿刺右股动脉（穿刺针斜面朝上，与皮肤成45°角穿刺），因儿童股动脉易出现血管痉挛，应尽量减少穿刺次数。

（5）见到鲜红色搏动性出血后，经穿刺针置入微导丝；置入动脉鞘时应保持动脉鞘旋转进入，置入后贴膜固定。

（6）4 F单弯造影导管行常规患侧颈内、颈外动脉造影，根据造影结果选择治疗路径。4 F单弯造影导管代替导引导管，根据选择路径的结果将导管放至颈内动脉C_2水平或颈外动脉近颌内动脉处。

（7）微导管在微导丝引导下根据微导管到位标准放至到位，配药及药物泵注。

（8）药物泵注后，透视确定微导管未移位，撤出各级导管。

（9）拔鞘同时，手工压迫15分钟，缓慢除去压迫，继续加压敷料包扎，同时注意肢体远端动脉搏动情况。

（10）麻醉苏醒，返回病房后当日行心电监护、持续低流量吸氧，禁食水6小时及常规术后护理。术后8小时禁止穿刺侧髋关节屈曲。

四、常见并发症

（一）眼部并发症

最多见的眼并发症为眼睑肿胀及眼睑下垂（19%～38%）。除此之外，还有少数患儿出现玻璃体出血、眼球活动障碍、眼底缺血等症状。随着超选介入动脉内灌注化疗疗程增加或化疗药物剂量增大，眼部的并发症发生率有所增加。

（二）全身并发症

据目前已发表的数据看，未发现严重的骨髓抑制、败血症、贫血及继发肿瘤等情况出现，偶有少数患者出现白细胞减低或 ALT 升高，多为自限性，对症治疗后均缓解。

（三）介入手术相关并发症

血栓、气栓、腹股沟及腹膜后血肿、股动脉假性动脉瘤等，发生概率较低，规范操作多可避免。

第四节　视网膜母细胞瘤的手术治疗

一、眼科手术的麻醉

眼科手术一般采用局部麻醉以便取得患者的合作。但儿童、精神失常者及需要精细复杂手术如玻璃体切割的部分患者、眶内容物摘除术或侧眶切开术患者等则多用全麻。

（一）表面麻醉法（滴药法）

施行表面麻醉时，把表面麻醉药滴在结膜囊内，每3～5分钟1次，共3次，以减轻冲洗结膜囊时的不适感和注射麻醉药时的疼痛。

（二）浸润麻醉法

一般多用2%普鲁卡因加少许1：1000的肾上腺素（10 mL麻醉药中加14号针头的2～3滴），做皮下、结膜下或肌内注射。肾上腺素能加强麻醉效果，延长麻醉作用时间和减少出血。注药时应先把注射器的活塞稍向后抽拔，确定针头不在血管内，然后注入少许药剂，再把针头徐徐向前推进，随推随注射。

注意事项：

（1）患高血压、心脏病或甲状腺功能亢进者，最好不用肾上腺素。

（2）在做虹膜周边切除术时麻醉药中不应加肾上腺素，以免瞳孔散大，增加手术的困难。

（3）对普鲁卡因过敏者可改用0.5%～2%利多卡因。

（三）神经阻滞麻醉法

用2%利多卡因和0.75%布比卡因等量混合液注射在供给该手术区域的神经或神经节处，因为麻醉药不是直接注射在手术区域，该处不会发生水肿或出血而影响解剖结构以致妨碍手术的进行。常用的神经阻滞药麻醉有以下两种。

1.外眼手术的阻滞麻醉

这些手术不能使手术区域水肿，如整形手术及泪道手术等都需做阻滞麻醉。

眼睑、眼眶及眶周围组织的感觉由三叉神经第一、第二支支配。三叉神经的第一支眼神经又分为额神经、鼻睫状神经及泪腺神经，都经眶上裂进入眼眶。在眶内额神经再分支为滑车上神经及眶上神经。滑车上神经位于眶滑车上面，分布于眼睑的内侧部分。麻醉时在此部位针沿眶内侧壁刺入1.2 cm，注入少量麻醉药即可阻滞此区域。眶上神经支配上睑中央部、上部结膜及前额的眶上部，在此切迹处注射麻醉药可有效阻滞眶上神经，如针头从眶上切迹外侧刺入沿着眶顶向后3 cm深，注射麻醉药可阻滞额神经的两个分支，并可避免眶上切迹处血管出血。

泪腺神经支配泪腺及上睑外侧部，在眶上外侧壁进针深达2.5 cm。

鼻睫状神经又分为前及后筛骨神经和滑车下神经，支配内眦、泪囊及邻近的鼻部皮肤，沿内眦韧带上方眶内侧壁刺入眶内2.5 cm，即可阻滞这些组织。

上颌神经是三叉神经的第二支，穿过眶下裂进入眼眶而成为眶下神经，经眶下管从眶下孔穿出。此神经支配下睑绝大部分、面颊部及部分内眦和泪囊，在眶下壁中部沿眶缘进针约1.2 cm，可麻醉鼻泪管及鼻底部。如只需麻醉皮肤部分，针头只要刺入眶下孔处给药即可。

2.眼内手术阻滞麻醉

用2%利多卡因和0.75%布比卡因按6∶4或5∶5混合后，注射在供给该手术区的神经或神经节处。

眼内手术需要麻醉虹膜、睫状体、脉络膜，而且要使眼睑及眼外肌完全不能运动，以免患者因挤眼而引起并发症。为使眼球深部麻醉，且能减低眼外肌张力从而降低眼压，有以下3种方法。

（1）面神经阻滞麻醉。

1）Van-Lint法：把针由眶外缘皮肤约距外眦1 cm处刺入直达眶骨，然后沿眶外缘和上缘推进到眶上缘的中央部，在针头拔出的同时注射1%利多卡因肾上腺素混合药2 mL，再把针沿眶下缘推进直到眶下缘中央部，也注射2 mL麻醉药。注射方法如果正确，则在眶上缘和眶下缘处有一条形肿胀组织。几分钟后眼睑即不能闭合。注射时应注意把针刺入深部，沿着眶骨前进。太浅的注射（皮下或肌肉内），非但不起麻痹作用，还能发生眼睑水肿，使睑裂变窄妨碍手术顺利进行。

2）O'Brien法：把麻醉药注射在患者的下颌骨颈部的骨膜上，因为面神经的上支由该处向前、向上移行，供给眼轮匝肌。

方法是用手指按在耳屏的前面，嘱患者张口，这时下颌髁状突向前移位很易辨别。由下颌髁状突上面的皮肤处直接刺入1 cm深处触及髁状突时，注射2 mL麻醉药，然后在把针徐徐撤出的同时再注射2 mL。注射完毕后按摩局部，约7分钟后，眼睑即不能闭合。供给眼轮匝肌面神经分支的形式很不一致，因而用上述封闭法不一定能够保证眼轮匝肌完全麻痹。如果在几分钟后眼轮匝肌尚未麻痹，可以改用Van-Lint方法。

3）Atkinson法：此法可阻滞面神经。方法为在颧骨下缘处进针做一皮丘，针头沿颧骨下缘向后上方越过颧骨弓，朝耳尖部进针，进到耳前颞浅血管前停止；一边向外拔针一边注射麻醉药3 mL。

4）Spaeth法：为避免O'Brien法阻滞不完全的缺点，在面神经尚未分支之前就阻滞它。其方法与O'Brien法近似。将手指放在耳垂后，触及下颌骨后界，越朝上方越好。针头从最上的手指前面刺入，应当立即感知刺达骨头。如未触及骨头应重新核对标志再次刺入。抽回针保证未刺着血管后，注入麻醉药5 mL，局部加压。在30秒后应达到几乎完全的单侧面部麻痹。

（2）睫状神经节封闭法（球后阻滞）：球后注射局部麻醉药可起到阻滞第Ⅲ、第Ⅳ及第Ⅴ对脑神经，睫状神经节和睫状神经的作用。不仅能麻醉虹膜、睫状体、脉络膜，使球体深部麻醉，而且可减低眼外肌张力，从而降低眼压。

1）方法：嘱患者向鼻上侧看，把4 cm长的针头由眶下缘中1/3与外1/3交界处稍上方的皮肤面或颞下侧弯隆部进针，先向后进针约1 cm，再转向内上方徐徐推进，深入眶内直达球后。穿过眶隔将要进入肌肉圆锥时，医生常有手感。针尖刺入的深度最好不超过3.5 cm。这样针尖恰好在肌肉圆锥内，在睫状神经节和眼球后壁之间。回抽并确定针尖不在血管内后，即注射1~2 mL麻醉药。注射完毕后闭合眼睑，用纱布按住，轻轻按摩压迫眼球。注意进针过程中针的斜面朝向眼球，边进针边注射少量麻醉药。争取沿途推开血管，并且不伤及眼球。

2）合并症：最常见的是球后出血。拔针时如果针眼有出血，眼球轻度突出，则表示有球后出血。应立即闭上眼睑，在它上面垫一块纱布。术者用手加压，压迫1分钟后松开5秒，再压迫1分钟，松开5秒，共3分钟。如确实不再出血，手术仍可进行。如出血量大，眼球高度突出致使眼睑皮肤紧张不能闭合，应暂停手术，用弹力绷带包扎。

（3）球周麻醉：用5号长针，由眶下缘外1/3与中1/3处稍上方的皮肤面进针。沿眶下壁进针约1cm，注射麻醉药约1 mL。然后针头稍向内上方进针不超过3.5 cm，注射麻醉药1~1.5 mL。

在上睑眶上切迹下，沿眶壁朝向眶上裂方向进针2.5~3 cm，注入1~1.5 mL麻醉药。间歇性压迫眼球8分钟。如眼球不能转动，继续加压到眼压下降，可进行手术。如眼球尚能运动自如，则应追加麻醉药。

球周麻醉比球后麻醉安全，但偶有发生出血者。

（四）全身麻醉法

一般适用于婴幼儿、精神极度紧张、自我控制能力极差、智力低下或有精神病的患者，部分开眶手术的患者，也需实行全身麻醉。做全身麻醉前应排除禁忌证，全麻的技术复杂，需经过特殊训练，必须由麻醉师施行。

全麻注意事项：

（1）麻醉前6小时绝对禁食、禁喝水。

（2）术前给阿托品类药，以使呼吸道黏膜分泌减少。

（3）准备好吸痰设备、喉镜、插管等复苏设备。

（4）全麻后护理直至完全清醒。

二、视网膜母细胞瘤手术治疗

眼球和眼眶手术涉及范围较广，特别是后者，需具有多学科知识，如解剖学、医学影像学、鼻和神经学科知识，才能正确掌握术前诊断、手术适应证，选择最佳术式和操作技术，提高疗效，减少并发症。

（一）眼球摘除术

眼球摘除是一种破坏性、毁容性手术。术前应向患者家属或患者说明必要性及后果，取得知情同意并签署同意书后方可手术。

1.适应证

（1）眼内恶性肿瘤：眼内较大的视网膜母细胞瘤和恶性黑色素瘤，已不适用于光凝、冷冻等局部治疗和放疗者。

（2）剧烈疼痛，视力丧失，且已无法挽回。因眼球引起剧烈疼痛，如绝对期青光眼。

（3）预防交感性眼炎：严重眼外伤或眼内手术，视力丧失虽经治疗已无恢复可能，且有顽固性炎症存在，为减轻疼痛，预防交感性眼炎，应摘除患眼。

（4）眼球严重变形：牛眼、水眼、角巩膜葡萄肿、眼球萎缩和眼球结核、先天性小眼球合并眶囊肿等，视力已完全丧失，遗留不雅外观，眼球摘除后安置义眼，可改善美容。

2.禁忌证

凡有可能保存视力的眼外伤和有可能不摘除眼球治愈的眼内肿瘤，应避免此破坏性手术。

3.手术步骤

（1）眼球摘除。

1）麻醉，小儿全麻，结膜下局部浸润2%利多卡因和0.75%布比卡因等量混合液。

2）剪开球结膜，注射麻醉药后轻轻按摩，使药液分布均匀。沿角膜缘剪开球结膜一周，用弯剪将结膜和眼球筋膜与巩膜分离至赤道部以后。

3）剪断眼外肌，用眼肌钩钩出四直肌，并用丝线分别缝于各肌肌腱，作为标记线。然后按内直肌、上直肌、外直肌和下直肌顺序剪断肌腱，在内直肌眼球端留一腱蒂，备剪断视神经时牵引眼球用。

4）剪断视神经，以止血钳夹住内直肌腱蒂，使眼球向外转动，视神经向内侧移位，并轻轻向前牵引。将视神经剪沿内上方巩膜表面向后分离至后极部，分开剪叶并上、下移动，确认视神经在剪的两叶之间，轻轻向后压迫剪刀，剪断视神经。对于视网膜母细胞瘤，应尽量多切除视神经。

5）剜出眼球，视神经剪断后，将眼球牵引至睑裂之外，沿巩膜表面剪断上、下斜肌及后极部睫状短神经和血管，剜出眼球。因葡萄膜恶性黑色素瘤而做眼球摘除者，力求避免术中压挤，手术操作宜轻巧。暴露肿瘤基底巩膜，可采用液氮冷冻约4分钟，通过瞳孔可见玻璃体白色冰球，再牵引眼球，剪断视神经。可减少因摘除眼球引起肿瘤扩散转移可能。

6）缝合结膜，用湿纱布填入眶内压迫止血。沿眼球筋膜囊前缘及肌腱做荷包缝合，然后连续缝合结膜。

7）术后处理，结膜囊内填油纱布条或眼模，单眼绷带包扎。术后5天换药，并抽出缝线，置入眼模。术后4~6周将眼模取出，置换义眼。

（2）眶内填置物：眼球摘出后，眶内软组织减少，如不植入填置物代替眼球所占空间，将引起结膜囊退缩，安置义眼后眼窝凹陷，下穹隆浅或消失，下睑松弛，影响美观。儿童时期因眶内压减低，可影响眶骨发育，除恶性肿瘤突破眼球之外，一般均可植入填置物。

1）填置物种类：分生物体和非生物体两类。生物体包括自体真皮—脂肪瓣，软骨和同种异体骨骼、巩膜等。非生物体种类较多，如空心玻璃球、聚硅酮类、聚甲基丙烯酸甲酯等。近年应用羟基磷灰石，这是一种与人体骨骼相似的球形体，球内为网状海绵样结构，网眼互通，植入体内后，纤维血管长入，充满网眼，使球体血管化而不被排出，便于安装活动义眼。

2）填置物大小及形状：自体真皮—脂肪瓣多取自臀部外上象限或下腹部外侧。刮除表皮，取 2 cm 直径圆形真皮和脂肪。非生物性填置物一般采用球形或前部较平的类圆形，直径 16～23 mm。

（3）植入填置物方法：眼球摘出后，将填置物植入眼球筋膜囊内，上、下、左、右四条直肌通过环套缝合，然后荷包式缝合眼球筋膜前缘。自体填置物和无挂环之非生物填置物植入眼球筋膜囊后，将相对两条眼外肌，如上直肌和下直肌、内直肌和外直肌，对端或重叠缝合，然后再荷包式缝合眼球筋膜，眼外肌和填置物的运动可带动义眼转动。填置物植入后连续缝合结膜。

（4）防止填置物脱出：自体填置物虽可减少脱出，但需另做切口，形成瘢痕，移植量也不易准确掌握。为了防止填置物脱出，或脱出后再移植，可用异体巩膜壳（角膜移植后的巩膜），彻底去除眼内容及葡萄膜后，巩膜壳内置硅海绵球，使角膜缺口向后，植入眼球筋膜囊。也可选用组织相容性较好的羟基磷灰石，血管化后即不再排出。植入羟基磷灰石半年后血管化，再安装与羟基磷灰石配套的义眼，以增强美容效果。

（二）眶内容摘除术

眶内容摘除是严重影响外观的破坏性手术，随着放疗和药物治疗的进展，这一手术的适应范围逐渐在缩小。

根据手术量，分全部及部分内容摘除，仅以全眶内容摘除为例。

1.适应证

（1）原发于眶内的恶性肿瘤：如视网膜母细胞瘤突破眼球、泪腺、末梢神经、纤维组织等放疗不敏感的恶性肿瘤，采用眶内容摘除。

（2）继发于眶周围结构的恶性肿瘤：如眼球、眼睑、结膜和鼻窦恶性肿瘤眶内蔓延。

（3）无视力眼：顽固性疼痛或严重畸形，如真菌病、复发性脑膜瘤、纤维组织细胞瘤、炎性假瘤和外伤畸形。

2.手术步骤

根据病变范围选择部分或全眶内容摘除，现以全眶内容切除为例，介绍手术过程。

（1）保留眼睑皮肤。

1）皮肤切开：眼睑未被病变侵犯，保留眼睑皮肤。连续缝合上、下睑缘，自上睑睫毛上 2 mm 和下睑睫毛下 2 mm 切开眼睑皮肤，深达眼轮匝肌。并切开内外侧皮肤，使上、下睑皮肤切口连接。

2）切开骨膜：眼睑皮肤切开后，沿眼轮匝肌后面向上、下、内和外侧分离至眶缘，暴露骨膜，并沿眶缘切开一周，向眶尖分离。眶上、下裂采用锐分离，使全眶骨膜与骨壁分开，直达眶尖。分离内侧时，注意勿使筛骨纸板破裂。

3）摘除眶内容：眶内容各方向游离后，沿骨壁伸入脑膜剪，剪断眶尖软组织，将眶内容剜除。

4）缝合：清除残留眶内软组织，止血，上、下眼睑皮肤对端缝合。

以上眶内容摘除方法比较简单，保留眼睑皮肤愈合快，眶凹陷较小，有利于日后眼窝重建。

（2）眼睑皮肤侵犯：如眼睑被肿瘤侵犯。应在上、下睑缘连续缝合后，自眶缘切开皮肤一周，深达骨膜，并切开骨膜一周，向眶尖分离，切除眶内容。填油纱布，使眶内肉芽增生，眶缘皮肤长入，2～3个月创面愈合，遗留眶凹陷；或自额部皮肤转皮瓣缝合至眼眶切缘皮肤，再取大腿皮瓣移植至额部创面。

3.术后处理

单眼绷带包扎，应用止血及抗菌药。因保留皮下组织的血供应，眼睑皮肤愈合良好，术后一周拆线。眶腔积存渗出液和陈旧出血，逐渐机化，愈后眼眶轻度凹陷。

（1）真皮脂肪瓣眼眶修复术：真皮脂肪瓣移植操作简单，适用于肿瘤位于眶前部而眶尖尚正常者。眶内容摘除方法同前。保留眶后段软组织。在下腹部外侧刮除表皮，切取真皮—脂肪瓣，体积较眶内组织缺损腔大20%，将组织瓣填入眶腔，真皮层缝合于眶缘软组织，分离眶周围皮肤，并予以缝合。

（2）颞肌—筋膜转移术：颞肌移植是将部分颞肌及其表面筋膜转移至眶内，填补眶内容摘除后的骨腔。适应证同眶内容摘除术。

1）手术步骤：以下步骤适于肿瘤切除较彻底，且未侵犯眼睑者。

结膜—皮肤切开及眶内容摘：做眼睑牵引缝线，翻转上、下睑，使睑结膜向前。沿上睑板上缘及下睑板下缘切透睑板，穹隆侧保留窄条睑板，在内侧上、下睑切口接连。外眦切开，向耳屏方向切开皮肤及皮下组织4cm。自睑板切口沿眶隔前面向眶缘分离，暴露骨膜。切开骨膜一周，分离后摘除眶内容。

颞肌转移：自颞肌起点切断肌腱前1/4，并切断颞肌筋膜与眶外缘及颧骨之连点，向下分离前1/3颞肌及其表面的筋膜，直达颞肌止点附近。将肌瓣向颧骨方向翻转，暴露颞窝及眶外壁的外侧面，在眶外壁做骨窗，并牵引颞肌—筋膜瓣通过骨窗进入眶腔。眶内填假体，将颞肌—筋膜瓣展平，置于球体表面，均匀缝于眶缘软组织。

皮片移植：股内侧取断层皮片，表面向前缝于睑结膜之断端。可将后2/3颞肌起点切断，展平均匀缠至起点，缝合皮下组织及皮肤，使眼睑复位，所形成的眼窝填油纱条，包扎。

2）术后处理：单眼包扎，注射止血及抗生素、激素等，7天后拆线，剪除多余坏死之皮片。术后MRI随访，如肿瘤复发，放疗或再次手术切除。

（三）颞肌—筋膜转移术

颞肌—筋膜移植虽手术范围较小，但颞部遗留凹陷，也影响外观，颞顶—筋膜转移则可避免此种缺点。此术式特别适用于眶壁缺损者，因连同颞浅动、静脉转移，筋膜供血充分，可抵抗病原体侵袭。

手术步骤：术前在耳前触及颞浅动脉，亚甲蓝标记主干及分支，剃除头皮毛发。

1.结膜切口及眶内容切除

皮肤切口仅达眶缘之外。

2.颞顶—筋膜转移

沿颞浅动脉一侧切开皮肤，向两侧分离、勿损伤血管。在切取筋膜的头皮处做"十"字形或"T"形皮肤切口，不超过中线。分离头皮至所需筋膜范围，切取筋膜（包括部分皮下组织、帽状腱膜及骨膜），最大可切取150mm×120mm。然后向下分离血管蒂，血管两侧各保留10mm筋膜，以保证动脉供血和静脉回流。眶外缘做一横形骨凹，自耳前至眶外缘做皮下隧道，使筋膜瓣和蒂通过，血管蒂置于眶外壁骨凹内。筋膜包裹羟基磷灰石眼台，置于眶腔内，缝于眶缘，然后植皮。术后可戴义眼。

（四）背阔肌—皮瓣移植术

适用于鼻窦、眼眶及额肌大范围切除病例，术前以超声血流仪探测胸背动脉，连同所需皮肤用亚甲蓝标出，切取胸背动脉血管蒂及肌皮瓣，血管蒂长达 8~12 cm。将肌皮瓣置于眶内及鼻窦缺损区，血管蒂通过隧道吻合于下颌动脉及面浅静脉，或颈浅动、静脉，皮瓣缝于眶缘皮肤，二期修复植皮后方能安放义眼。

三、视网膜母细胞瘤眼球摘除手术并发症及其预防

（一）麻醉不满意

儿童 RB 眼球摘除术需要全麻，有时麻醉效果不甚满意，原因是由于麻醉药用量不够。处理：请麻醉医师协助处理。

（二）眼肌残端过短或撕脱

1.原因

（1）做眼球摘除术，为便于牵引眼球，都习惯于在剪断内、外直肌时，将肌肉残端留长一些。但由于初学者经验不足，往往将肌肉紧贴巩膜壁剪断，或保留的残端很短，不能用固定镊或蚊嘴钳夹住残端，因而无法牵拉眼球。

（2）在牵引眼球时用力过度，将肌肉的残端撕脱。

2.处理

遇到此种情况，可在肌肉止点处或其稍前方的巩膜上做一牵引线，以作为剪断视神经时牵拉眼球之用。

3.预防

（1）在分离剪断眼外肌时，要将内、外直肌的残端至少保留 5 mm 长。

（2）牵拉眼球时，用力要适度，以免直肌残端撕脱。

（三）探不到视神经

1.原因

视神经剪伸入眶内后探不到视神经的原因如下。

（1）从眶外侧进剪，距离视神经较远。

（2）伸入眶内的剪刀过于向眶尖垂直。

（3）血管钳或固定镊牵拉眼球的方向不对，眼球未拉出，视神经仍然呈"S"状，因而探不到视神经。初学者常易犯这种毛病。

2.处理

将蚊嘴钳或固定镊夹住内或外直肌的残端，向对侧牵拉眼球，将视神经剪伸入眶内，紧贴球壁向眼球后方推进，在球后将闭合的视神经剪左右晃动，探找视神经，如触到绳索样物的感觉，即为视神经。

3.预防

将视神经剪伸入眶内，紧贴球壁向眼球后方推进，同时将眼球向对侧牵拉，使视神经处于伸直状态，探找视神经，较易找到。

（四）剪除的视神经过短或剪破眼球

一般性的眼球摘除术，剪除视神经 $1\sim2$ mm 即可；若为眼球内恶性肿瘤及交感性眼炎，则要求尽量将视神经剪除长一些，绝不可把眼球剪破。Reese 主张对视网膜母细胞瘤手术，剪除的视神经不得少于 $10\sim12$ mm。

1.原因

（1）视神经剪向眶尖施压不够，因而剪除的视神经不够长。

（2）剪刀若紧贴巩膜后壁剪，则可能剪破球壁。高度近视有后巩膜葡萄肿者，尤其容易剪破。

（3）外伤性眼球破裂，有眼内容物脱出，眼球变软、变形者，易发生剪破眼球。

2.处理

对于某些眼病，如眼内的恶性肿瘤，剪除的视神经过短，未达到手术要求。特别是将眼球剪破，一定要找到视神经断端，再次将其剪除。用手指伸入眶内，触到粗硬的视神经，用脑压板分离开眶脂肪，暴露视神经断端，再将蚊嘴钳伸入眶内，夹住视神经的断端，予以再次剪除。

3.预防

如何进剪才能将视神经剪得多些，临床医生各有不同的经验与体会：如由颞侧进剪暴露方便；从鼻侧进剪则距视神经近些；入剪后探到视神经时，将剪略向后退，稍离视神经，张开剪刀夹住视神经，此时，左手提眼球向上，右手将剪尖尽可能地往下压，碰触到眶尖时，就用力一次性剪断视神经，这样剪除的视神经肯定更长一些。

（五）出血

1.术中出血

（1）原因。

1）多因剪断视神经时，用剪不当，损伤了眶内的血管和肌肉而致出血。

2）视神经断端出血。

3）视神经剪断后，眼球又未完全脱离眼眶组织，不便于立即填塞纱条压迫止血，以至于引起较多的出血。

（2）处理。

1）一般眼球摘除术有少量出血，这是普通的现象，无须特殊处理，只用纱布或温热盐水纱布填塞压迫数分钟，即可止血。如遇出血较多、不易止血时，可加压等待数分钟，一般能达到止血的目的。

2）经上述方法不能止血者，可用脑压板伸入眶内，暴露视神经，直视下电凝止血。

3）手术结束时，于结膜囊内放置凡士林纱布，盖眼垫加压包扎，以助于止血。总之，原则上应在彻底止血后，才能缝合伤口，否则，将形成术后眶内血肿。

（3）预防：为了减少或防止术中出血，要注意以下4点。

1）剪视神经之前应充分地分离眼外肌，既要剪断四条直肌，也可断离两条斜肌，以便剪断视神经后，眼球能顺利脱离眼眶，便于及时压迫止血。

2）剪视神经时，剪子先对准视神经，卡住视神经后往下压，使剪刀尽量避开眼外肌及附近的软组织，以免造成更多的组织损伤。

3）在剪断视神经之前，可先用蚊嘴钳夹持视神经片刻，以便使视神经中的血管被压缩而减少出血，然后一次性把视神经剪断。也有学者用扁桃体圈套器做眼球摘除，以减少出血。

4）做球后阻滞麻醉时，可在麻醉药中加入适量的血管收缩药，使睫状血管和视网膜中央血管收缩，以减少出血。

2.术后出血

（1）原因：指手术中出血不多，而在术后数小时后突然发生出血。其可能原因如下。

1）术中止血不彻底，术后创面渗血。

2）术毕充填不够，加压包扎太松。

3）术后绷带松脱或患者自己解松包扎。

4）患者有高血压或动脉硬化。

5）术中应用血管收缩药太多，术后发生扩张而出血。

（2）处理。

1）对于手术后发生出血的患者，首先更换绷带，重新加压包扎，同时给予止血药治疗，在一般情况下，都能使出血停止。

2）若仍继续出血，应送手术室探查，找到出血点，电凝止血。

（3）预防。

1）同本节术中出血的预防。

2）术中要彻底止血后，才能缝合切口。

3）术毕可用凡士林纱条充分填塞后再加压包扎，以防术后出血。

4）麻醉药中加入血管收缩药不宜过多。

（六）眼球摘除困难

1.原因

（1）眼球高度扩张，如大葡萄肿或牛眼患者，因眼球体积过大而造成摘除困难。

（2）眼球大小虽正常，但睑裂狭窄，故影响眼球摘除。

2.处理

（1）剪断四条直肌及两条斜肌之后，用手指向后压上下眼睑，同时提起眼球。如眼球能脱出睑裂之外，则表示眼球摘出不会发生困难。眼球根本不能脱出睑裂者，应在3点和9点处的角膜缘外各做放射状球结膜剪开，并做外眦切开术，以减少眼球脱出时的阻力，有助于手术顺利完成。

（2）对于非肿瘤及非炎症的患眼，也可先用注射器抽出部分玻璃体，软化眼球，以利于眼球摘除。

3.预防

术前对手术顺利与否要有初步估计，如眼球过大，则应先做外眦切开；对于非肿瘤的大眼球，可做眼内容摘除术。

（七）眶内软组织肿胀或眶内血肿

1.原因

眼球摘除术后眶内软组织肿胀的主要原因是术毕未向结膜囊内放置填充物，或放置填充物太少、眼垫太薄以及包扎过松所致。松解绷带过早或换药之后未再加压包扎等，均可引起眶内组织肿胀，甚至发生眶内血肿。

2.处理

术后软组织肿胀，表现为球结膜水肿，有时突出睑裂之外，有时伴有眶内血肿。如不及时处理，不仅延长治愈时间，而且可因慢性炎症刺激，致使筋膜组织增生变厚，穹隆变浅，从而影响义眼的装配。因此，对眶内的积血要排出，结膜水肿要用针头穿刺放液后送回睑裂，再用凡士林纱条填塞，加厚眼垫，用弹力绷带加压包扎数天以助消肿。轻度肿胀，可行理疗。

3.预防

防止术后软组织肿胀的关键步骤是填塞与包扎。在术毕时向结膜囊填塞一块凡士林纱条，外加数块眼垫，用弹力绷带包扎，48小时第一次换药，取出纱条，再加压包扎2天，这样很少发生软组织肿胀现象。

（八）术后感染

1.原因

（1）一般性的眼球摘除，极少发生术后感染。有时因眼球内有化脓性炎症，手术剪破球壁造成感染扩散；炎症也可能通过剪断的视神经鞘向颅内蔓延。

（2）眶内放置的植入物消毒不严引起术后感染。

2.临床表现

（1）术后出现发热、畏寒、眼痛、流泪等全身不适症状，也可无全身反应。

（2）术后结膜充血、肿胀、疼痛；或有脓性分泌物，伴眼睑肿胀、眼眶触痛等。

3.处理

（1）每天换药，局部滴用消炎眼药水及眼膏。

（2）全身应用大剂量的广谱抗生素，以防止感染向颅内扩散。

（3）有眶内植入体者要取出，敞开创口，以利于引流。

4.预防

（1）对眼球内有化脓性炎症者，不做眼球摘除术，应做眼内容摘除术。

（2）如眶内放置植入体，一定要严格消毒。

（九）结膜囊狭窄

1.原因

（1）术前患眼因沙眼或外伤使结膜囊变浅者，术后就会变得更窄。

（2）因外伤或化学性烧伤，球结膜瘢痕形成，与巩膜发生粘连，使手术分离困难和分离出的结膜面变小，造成术后结膜囊变窄。

（3）结膜切口距角膜缘太远或手术损伤结膜太多，造成结膜囊狭窄。

（4）术后装配义眼过迟，结膜囊已发生收缩而变窄。

（5）装配义眼的时间过长，或义眼的边缘粗糙者，长期对眼产生刺激，导致结膜囊慢性炎症而引起结膜囊缩小。

2.预防

（1）术中、术后要注意保护结膜囊组织。应从以下几方面注意：外伤有结膜破裂者，只能缝合修补，不要随意切除；结膜瘢痕或巩膜粘连不易分离者，可结膜下注射生理盐水，使其松解之后再做分离，如强行分离必将造成破碎缺损，导致术后结膜囊变浅、变窄；结膜切口要紧邻角膜缘，争取保留更多的结膜组织。

（2）缝合结膜创口时，对合要整齐，注意穹隆部的深度，特别是下穹隆部。

（3）对于术前结膜囊较浅、较窄的患者，结膜创口可以不做缝合，将结膜周围清理铺平之后，填塞凡士林油纱条，术后4～5天换用暂时的眼膜，使上下穹隆部的结膜得到充分的伸展。大约1个月之后换用合适的义眼。

（4）结膜伤口拆线或已愈合之后，如无明显的软组织肿胀，应尽早配上稍大的义眼，以防结膜囊收缩。

（5）保护义眼，经常检查，如发现有缺损、破裂或边缘粗糙不平者，要及时更换，以免磨损结膜囊。

（6）佩戴义眼后，要经常滴用抗生素眼药水，每天取出清洗一次，以防止结膜囊发炎。

（十）眼睑凹陷

眼睑凹陷，特别是睑板上方凹陷是眼球摘除术后常见的并发症之一。Cutler统计为30%，如不植入义眼座，其发生率更高。

1.原因

（1）眼球摘除后，眶内容减少，而眼眶的骨壁不能改变，只能靠眶内的软组织内陷来填补眼球的空隙，导致眼睑凹陷。

（2）眼球摘除后，眼睑失去支撑而下陷。

（3）摘除眼球后，因各眼肌失去附着处向后退缩，致使筋膜囊、眶隔和提上睑肌受牵引而后退，特别是上直肌的后退，牵引提上睑肌，发生凹陷。

（4）因重力关系，眶内软组织堆积下坠，使结膜囊上深下浅，加重了上睑内陷。

（5）有时想用装配厚而大的义眼来矫正内陷的眼睑，时间长后，由于义眼的重力作用，压迫使下睑松弛，下穹隆变浅，甚至内眦部变宽，促使眼睑下陷。

（6）手术的创伤、出血、感染以及义眼的压迫，使眶内脂肪组织萎缩而出现眼睑塌陷。

（7）外伤或手术对结膜的损害过多，使结膜囊变小变浅而出现眼睑下陷。

（8）年老患者眼睑松弛，术后容易发生眼睑塌陷。

2.处理

轻度的上睑凹陷不必处理，明显影响外观者，可根据具体情况做如下处理。

（1）手术矫正：手术的方法很多，有用阔筋膜植入眶隔与眼轮匝肌之间，再将筋膜固定在内、外眦和上侧眶缘，使眼睑隆起；用真皮移植充填上睑的凹陷处，对轻度患者有良好的矫正效果；也可用义眼座植入眶内，使畸形得到矫正。

（2）非手术矫正：根据结膜囊的形状，配置合适的义眼。

3.预防

（1）术中常规植入义眼座，对防止术后眼睑凹陷至关重要。

（2）手术操作细致，减少损伤，预防眶脂肪的萎缩。

（十一）眶内义眼座的脱出

1.原因

植入体放置的位置不正、术后出血、组织反应较重、眶内感染、植入物过大使筋膜囊包绕不完整以及机体对异物的排斥反应等均可导致植入体脱出。

2.处理

眶内义眼座一旦脱出在结膜之下或从原切口脱出，如想再次植入，手术往往不易成功。因为瘢痕组织的收缩，即使勉强缝合，也可能将再次脱出。对此应根据具体情况，将义眼座部分取出或将其取出，换用其他手术方法。

3.预防

术中放置义眼座后，要将四条直肌对合，牢固缝合，然后将筋膜囊和球结膜完全包绕，分层缝合，这是预防义眼座脱出的关键。

（十二）上睑下垂

1.原因

多因术中损伤了提上睑肌，眼睑失去了眼球的支撑，结膜囊瘢痕收缩致使上穹隆向下过度牵引导致上睑下垂。

2.处理

对于眼睑下垂明显、影响美容者，要通过手术矫正。

3.预防

主要是减少手术的损伤，特别是要防止损伤提上睑肌。此外，术后及时装配义眼，减少结膜囊收缩，也是预防手段之一。

（十三）眼眶发育畸形

1.原因

儿童因患视网膜母细胞瘤或严重的眼球破裂而摘除了眼球，使眼眶失去了填充物，导致眼眶发育不良；儿童行放疗，使眶骨发育抑制而出现眼眶畸形，双眼眶不对称。

2.处理

待患儿长大成人后，进行眼窝重建术，然后配装义眼，以防止眼眶发育不良，影响外观；在儿童摘除眼球时，应尽可能放置较大的义眼座，术后佩戴义眼，有利于眼眶的发育。

有学者曾对儿童期间做过眼球摘除后放置义眼座和佩戴义眼的患者进行追踪随访，发现除轻度上睑下垂之外，两眶的发育无明显差异。

（十四）错摘眼球

摘除眼球是一个非常严肃的问题，术者要以高度负责的精神和极端认真的态度对待每一台手术。特别是全麻的儿童患者，更需要加倍注意，以免发生错摘眼球的事故。

（十五）漏诊

眼球内恶性肿瘤可以发生自发性眼球萎缩，眼球内占位性病变可导致继发性青光眼；眼球外伤或内眼手术可引起交感性眼炎，这些诊断都靠病理组织学检查才能确诊。因此，对摘除眼球的标本，要常规送病理检查，才能避免发生漏诊。

第五节　典型病例教学探讨

一、病历摘要

患者男，2岁7个月16天，因"右眼视网膜母细胞瘤第六次化疗后1个月"于2018年10月22日入院。

入院情况：患儿家长于2017年10月无意中在灯光下发现患儿右眼瞳孔呈"猫眼"样反光，入院诊断为"右眼视网膜母细胞瘤（E期）"，行相关检查后并于2017年11月15日在全麻下行双眼眼底检查术。2017年11月17日给予第一次CEV方案化疗（卡铂180 mg，依托铂苷50 mg，长春新碱0.5 mg）。2017年12月20日在全麻下行双眼眼底检查术，2017年12月21日给予第二次CEV方案化疗（卡铂190 mg，依托铂苷50 mg，长春新碱0.5 mg）。2018年1月24日在全麻下行双眼眼底检查术，2018年1月25日开始予第三次CEV方案化疗（卡铂190 mg，依托铂苷50 mg，长春新碱0.5 mg）。2018年3月7日于全麻下行左眼底检查+右眼球摘除术。2018年7月12日及2018年8月21日因考虑右眼视网膜母细胞瘤眼球摘除术后复发，分别入院行第四次及第五次CEV方案化疗（卡铂200 mg，依托铂苷60 mg，长春新碱0.6 mg），2018年9月19日行"右眼前路开眶探查+肿瘤切除术"，术中切除增粗的视神经残端。2018年9月27日再次入院行第六次化疗。

入院诊断：右眼视网膜母细胞瘤眼球摘除术后复发。

诊疗经过：入院后积极完善相关检查，因患者太小，无法配合局部放疗，遂增加化疗药物剂量，于2018年10月24日行CEV化疗（依托泊苷140 mg，硫酸长春新碱0.3 mg，卡铂注射液300 mg），化疗后患儿病情平稳。现患儿病情平稳，请示上级医师后予以出院。

出院情况：患儿一般情况良好，出院前一天和出院当日轻微呕吐各一次。视力：左眼追光（+），右眼眼睑无下垂及倒睫，眼球缺如，左眼上睑无下垂及倒睫，挤压泪囊区无分泌物，结膜无充血，余检查不配合。左眼眼压：Tn。

出院诊断：右眼视网膜母细胞瘤眼球摘除术后复发。

出院医嘱：

1.出院后1周门诊复查血常规及肝肾功能。

2.4周后复查，预约床位住院。

3.复诊时间为周二上午、周四上午。

二、病案分析

视网膜母细胞瘤是儿童最常见的眼内恶性肿瘤，约占儿童恶性肿瘤的4%。2/3患者3岁以内发病，新生儿发病率为1：16 000~18 000。在视网膜母细胞瘤患者中，遗传型约占40%，非遗传型约占60%；10%有家族史，90%为散发，双眼患者占20%~30%，单眼患病占70%~80%。视网膜母细胞瘤主要因RB1基因突变或缺失引起，肿瘤在一段时间内局限于眼球内，称为眼内期；肿瘤突破筛板、巩膜等浸润视神经和眼眶组织，称为眼外期；肿瘤转移至颅内、血液或淋巴结，称为转移期。目前视网膜母细胞瘤的治疗原则是延长生命、保留眼球，治疗决策的关键为是否摘除眼球，尽管摘除眼球术的适应证在学术界有争议，但侵犯眼球外或视神经的肿瘤必须摘除眼球。视网膜母细胞瘤若能得到规范治疗，绝大多数患者可实现保生命，多数患者实现保眼球，部分患者实现保视力。随着生存率的提高，视网膜母细胞瘤诊疗的目标和重点逐渐转向尽可能保留眼球和挽救视力。

视网膜母细胞瘤根据病史、体征和辅助检查，一般可明确诊断。CT 和 MRI 检查有助于确定有无眼外扩散与转移。该病需与可引起"白瞳症"的其他眼病相鉴别。①Coats病：多见于男性青少年，单眼发病，其眼底特点为视网膜血管异常扩张，视网膜内和视网膜下有大片黄白色脂质渗出及胆固醇结晶，可伴发渗出性视网膜脱离，多无钙化表现。②转移性眼内炎：多见于儿童高热之后，病原体经血循环到达眼内。患眼前房、玻璃体内大量渗出，玻璃体脓肿形成，瞳孔呈黄白色，也可表现为白瞳症。患眼眼压多低于正常。③早产儿视网膜病变：患儿低体重，有早产史和吸高浓度氧史。由于周边视网膜血管发育不全导致的缺血缺氧，双眼发生增殖性病变，重者发生牵拉性视网膜脱离，增殖病变收缩至晶状体后，呈白瞳症表现。

三、病例点评

目前根据较权威的分期版本，将单侧眼内期视网膜母细胞瘤分为 A~E 共 5 期，根据原发肿瘤的体积、位置以及区域淋巴结和远处的转移情况，进行 TNM 分期。

化疗仍是目前眼内期视网膜母细胞瘤的一线治疗方法，根据注药途径分为静脉化疗、动脉化疗和玻璃体腔注药化疗，其他治疗方法包括局部治疗和手术治疗。局部治疗包括激光光凝治疗、冷冻治疗、经瞳孔温热治疗等；手术治疗主要为眼球摘除术。上述病例为典型的单侧眼视网膜母细胞瘤，治疗方案首先采用一线治疗方法——化疗，由于患儿诊断是视网膜母细胞瘤临床高危因素的 E 期患眼，所以眼球摘除术是必要的治疗手段。

肿瘤控制稳定后每 1~3 个月检查 1 次眼底；稳定两年以上可改为每 3~6 个月检查 1 次眼底，直至成年。行眼球摘除术后，无视网膜母细胞瘤临床高危因素患眼每年进行 1 次 MRI 检查，两年后根据情况选择是否行 MRI 检查；伴有视网膜母细胞瘤临床高危因素的患眼，全身辅助性化疗后，每 6 个月进行 1 次 MRI 检查，两年后改为每年进行 1 次 MRI 检查至成年。在随访过程中出现肿瘤复发或新的肿瘤病灶，根据分期再次进行治疗。若无法控制肿瘤发展，则需要更换治疗方案，甚至摘除眼球。化疗后 6 个月内避免接种预防疫苗。随访过程中，应同时行对侧眼检查。

四、教学探讨

本病例为较典型的视网膜母细胞瘤，由于患眼诊断分期为 E 期，因此需行眼球摘除术。手术剪除视神经的长度要尽可能长，至少 10 mm，以防止视神经残端有肿瘤残留。

第五章 青光眼

第一节 原发性闭角型青光眼

原发性闭角型青光眼是指没有其他眼病存在，仅由于患者的瞳孔阻滞，或患者虹膜根部肥厚、前移，导致前房角关闭、房水流出困难、眼压升高的一种情况。

一、急性闭角型青光眼

急性闭角型青光眼的特点是患者感觉剧烈眼痛及同侧头痛，常合并恶心、呕吐，有时可伴有发热、寒战、便秘以及腹泻等症状。

（一）诊断要点

患者具有发生原发性闭角型青光眼的眼部解剖特征；急性眼压升高，房角关闭；单眼发病患者做对侧眼检查发现同样具有发生原发性闭角型青光眼的眼部解剖特征；眼部检查可见上述各种急性高眼压造成的眼部损害体征。急性闭角型青光眼患者早期房角状态是可变的，当眼压正常时，房角可以开放，诊断较难确立。因此，对敏感人群应做彻底检查，必要时辅以激发试验，并结合病史，可提高早期诊断率。对本类青光眼进行早期干预，不但有可能阻断病情进展，有些甚至可以预防其发疾病。

（二）治疗

急性闭角型青光眼的治疗目的是：解除瞳孔阻滞、重新开放房角、降低眼压、预防视神经进一步损害。

1.药物治疗

药物治疗的目的是迅速控制眼压，为激光或手术治疗创造条件。在高眼压状态下，瞳孔括约肌对缩瞳剂反应较差，频繁使用缩瞳剂不但达不到治疗目的，反而可带来严重的不良反应，所以应先选用高渗剂如20%甘露醇静脉滴注，可同时口服碳酸酐酶抑制剂。眼局部使用缩瞳剂，如1%硝酸毛果芸香碱滴眼液，开始时间隔时间短些，可间隔5~15分钟1次，连续用药4次后改为间隔30分钟1次，连续2次后减为每2~4小时1次。眼局部用药还可联合使用β肾上腺素能受体阻滞剂（如噻吗洛尔）、选择性α_2肾上腺素能受体激动剂（如溴莫尼定）、碳酸酐酶抑制剂（如布林佐胺）。

2.激光治疗

常用的激光为Nd：YAG激光，可同时联合氩激光。当周边前房极浅，不易行激光周边虹膜切除术时，可先行氩激光虹膜成形加深周边虹膜，再行激光周边虹膜切除术；当行激光周边虹膜切除术后周边前房无加深，房角无增宽，可再行激光虹膜成形术，加深周边前房。

3.手术治疗

（1）周边虹膜切除术：急性闭角型青光眼的临床前期、先兆期及缓解期是行周边虹膜切除或激光虹膜切除术的适应证。

（2）小梁切除术：对于已形成广泛周边前粘连，房角粘连关闭超过1/2以上，特别是急性闭角型青光眼慢性期者应选择滤过性手术。

（3）白内障超声乳化人工晶状体植入术：原则上所有急性闭角型青光眼发作后房角关闭＜1/2，有晶状体浑浊，视力＜0.5者均可行白内障超声乳化人工晶状体植入术；如果房角关闭达3/4则术中可联合行房角分离术，但术后要长期追踪，眼压升高者加用局部降眼压药物，必要时行滤过手术。

（4）小梁切除联合白内障超声乳化人工晶状体植入术：急性闭角型青光眼急性发作期眼压下降后房角关闭＞1/2或慢性者，晶状体浑浊明显，视力＜0.5者可考虑选择小梁切除联合白内障超声乳化人工晶状体植入术。

二、慢性闭角型青光眼

慢性闭角型青光眼的特点是有不同程度的眼部不适、发作性视蒙与虹视。冬秋发作比夏季多见，多数在傍晚或午后出现症状，经过睡眠或充分休息后眼压可恢复正常，症状消失。少数人无任何症状。

（一）诊断要点

具备发生闭角型青光眼的眼部解剖特征；有反复轻度或中度眼压升高的症状或无症状；房角狭窄，高眼压状态下房角关闭；进展期或晚期可见类似原发性开角型青光眼视神经盘及视野损害；眼前段不存在急性高眼压造成的缺血性损害体征。

（二）治疗

1.药物治疗

对慢性闭角型青光眼患者来说，激光或手术治疗是首选。但术前应尽量将眼压降低到正常范围，因此也需要药物治疗。所选择的药物和急性闭角型青光眼相似。

2.手术治疗

（1）周边虹膜切除或激光虹膜切开术：早期瞳孔阻滞性慢性闭角型青光眼可行周边虹膜切除术或激光周边虹膜切开术。

（2）激光周边虹膜成形术：如已诊断为非瞳孔阻滞性或混合机制所致慢性闭角型青光眼可同时行激光周边虹膜切开联合虹膜成形术；如已行周边虹膜切除或激光周边虹膜切开术，术后周边前房变化不明显，房角仍较窄，应再行氩激光周边虹膜成形术。

（3）小梁切除术。

1）房角关闭在1/2～3/4，眼压在2.67～4.03 kPa（20～30 mmHg），眼局部加用抗青光眼药物后眼压可控制在正常范围，可选择施行周边虹膜切除术，并根据前述原则联合或不联合虹膜成形术，阻止房角进行性关闭，但可能遗留一定的永久性眼压水平偏高的残余青光眼。对于残余性青光眼可长期局部使用β受体阻滞药或碳酸酐酶抑制药等降眼压药物控制眼压，并作长期随访。如果用药后眼压仍不能完全控制，视功能进行性损害，可考虑施行滤过性手术。

2）房角关闭 1/2 以上，眼压在 4.01 kPa（30 mmHg）以上，眼局部加用各类抗青光眼药物后眼压不能控制在正常范围，则可选择滤过性手术治疗。晚期慢性闭角型青光眼房角完全关闭，用药后眼压不能控制，必须施行滤过性手术。

第二节　开角型青光眼

一、原发性开角型青光眼

原发性开角型青光眼是指病理性高眼压引起视神经乳头损害和视野缺损，并且眼压升高时房角开放的一种青光眼。

（一）诊断要点

（1）眼压 ≥21 mmHg。

（2）具有青光眼视神经盘改变和视网膜神经纤维层缺损。

（3）具有青光眼型视野缺损。

（4）前房角为开角。

（二）治疗

治疗原则以降低眼压为主。主要的治疗方法有药物、激光和手术治疗。

原发性开角型青光眼治疗的目的是控制疾病的发展或尽可能延缓其进展，使患者在存活期间能保持好的视力，大多数病例可通过降低眼压达到此目的。因为患者的视神经对压力的耐受力不同，因而不可能规定一种眼压水平可保持病情稳定。

（1）开始治疗的时间：当眼压很高足以导致最后失明时均应开始治疗。不能对所有患者均选一定的眼压水平，而是根据具体患者情况决定。主要考虑其眼压高度、视神经盘和视野状况。其他危险因素也应考虑，如年龄、近视、青光眼家族史，全身情况如高血压、糖尿病、心血管疾患等均可增加发生青光眼性损害的危险性。眼压 30 mmHg 而无视神经盘损害及视野缺损或其他危险因素时，可密切观察而不予治疗，以避免心理压力、经济负担和治疗的不良反应，应向患者讲清随访的必要性。眼压高于 30 mmHg 应开始治疗。如有视神经损害，尤其是当眼压升高、损害进展时则应治疗。如眼压升高，并有视神经盘损害和视野缺损，则明确需要治疗。

（2）阈值眼压和靶眼压：正常人的视网膜神经节细胞随着年龄的增长每只眼睛每年将丢失 5000 个。年龄及青光眼所致视网膜神经节细胞的丢失是由于凋亡。眼压升高将增加视网膜神经节细胞的丢失率。所谓阈值眼压即指不引起视网膜神经节细胞的丢失率大于年龄所致的丢失率的眼压。但是个体间阈值眼压不同且无法确定。临床上可根据患者情况确定靶眼压。

靶眼压或称目标眼压是指达到该眼压后，青光眼的病情将不继续进展。靶眼压可根据视神经损害情况及危险因素制定。对靶眼压不能确实知道，只是推测。在达到靶眼压后还要根据视神经及视野的进一步变化及病史中其他因素不断地调整改变靶眼压。

　　临床工作中医生常注意稳定眼压而忽略一过性峰值眼压，而这种一过性高眼压可损害视网膜神经节细胞。增加房水排出的药物优于减少房水生成的药物。

　　（3）眼压控制的参考指标：作为一般规律，视神经损害和视野缺损愈严重，为避免视功能进一步丢失，应将眼压降得愈低。当视神经盘和视野已严重受损，尤其是注视区受到威胁时，需要强有力的治疗使眼压降得很低。可对每一个患者制定理想的、可接受的及边缘的眼压水平比较困难。如果所制定的眼压水平正确，而且眼压可降至理想或可接受的水平，则将可能避免青光眼性损害进展。例如：视神经盘正常，未查出视野缺损，则理想的眼压为 21 mmHg 以下，可接受眼压为 26 mmHg 左右，30 mmHg 为边缘眼压，后者常需开始或增加治疗。当一个患者的视神经盘完全凹陷苍白，视野缺损侵及注视区，理想眼压为 8 mmHg，在此眼压水平，视功能进一步丢失的危险性很小；可接受的眼压可能是 12 mmHg，损害进展的危险也很低；边缘眼压为 16 mmHg，损害加重的危险将明显升高，需加强治疗甚至需要手术。这样规定的眼压水平是根据临床经验确定的，目前尚无方法确定多高的眼压对某一具体视神经可阻止其损害的发生或进展。

　　由于个体视神经对眼压耐受不同，故不易确定合适的眼压水平，但可以采用密切观察视神经盘和视野损害程度的方法确定。为便于临床工作，可参考以下原则。

　　1）轻度视神经盘和视野损害者，眼压应低于 20 mmHg。

　　2）进展期病例，眼压应低于 18 mmHg。

　　3）明显视神经盘和视野损害者，眼压应降至 15 mmHg 以下，有的需降至 10 mmHg 以下。

　　如果用药物治疗可以容易地达到理想眼压，且仅有极少不良反应，则治疗是满意的。常是只达到可接受的眼压水平，而要追求理想眼压常会发生很多不良反应。确定理想眼压也可参考治疗前后眼压状况，如眼压在 40 mmHg 发生了中等度视神经损害，则将眼压降低至 20 mmHg 的低值是可接受的。如果在治疗前眼压为 20 mmHg 以上发生了类似的视神经损害，则眼压降至 10 mmHg 才可能是恰当的。如果患者的预期寿命不长，而且青光眼性视神经损害在其有生之年不会有明显进展，则可不必开始或加强其治疗。

　　（4）药物治疗：可供选择的药物有，局部应用β肾上腺素能神经阻滞药、肾上腺素能药物、前列腺素类药物、缩瞳剂、局部碳酸肝酶抑制剂及全身应用碳酸酐酶抑制剂，高渗剂对于暂时控制急性高眼压有效，不用于慢性高眼压的长期治疗。

　　1）常用的抗青光眼药物。①β肾上腺素受体阻滞药：通过抑制房水生成从而降低眼压来治疗青光眼和高眼压症。目前常用的该类药物眼液有：噻吗洛尔、倍他洛尔、左布诺洛尔及卡替洛尔。初步的研究证明，倍他洛尔在降低视野平均缺损和增加平均敏感度方面优于噻吗洛尔，差异有显著性。该类药物在初用时，眼压控制良好，但在持续使用一段时间（约数周至数月）后，降压效果会减弱或消失，这种现象临床上称"长期漂移"现象（或称脱逸现象），定期随诊和必要调整很重要。②肾上腺素受体激动药：α_2受体激动药溴莫尼定是具有高度选择性的α_2肾上腺素受体激动药，降眼压机制是抑制房水的生成和增加葡萄膜巩膜外流，滴后 4 小时产生最大降眼压效果。③前列腺素：前列腺素对人眼具有较好的降眼压效果，局部滴用基本无全身不良反应。代表药物为拉坦前列素，它的降眼压机制在于通过使睫状肌松弛、肌束间隙加大及改变睫状肌细胞外基质来增加葡萄膜外流，而不影响房水生成，对眼前段组织的营养有一定益处。④碳酸酐酶抑制剂：布林佐胺滴眼液是一种局部应用碳酸酐酶抑制剂，是磺胺类药，虽然是眼部滴用，但仍能被全身吸收。因此磺胺类药的不良反应在眼部滴用时仍然可能出现。如果出现严重的药物反应或者过敏，应立即停用眼药。其使用剂量是滴入1滴，每天两次。有些患者每天三次时效果更佳。

2）注意事项：青光眼患者的药物治疗是一个长期过程，应以最小的剂量、最小的不良反应，达到最大的治疗效果。当调整药物后仍不能控制病情进展者，应及时改做ALT或做滤过性手术。

（5）手术治疗：对于药物不能控制的青光眼，可选择行滤过性手术。手术方式以小梁切除术为主。目前有Schlemm管扩张术。

二、正常眼压性青光眼

正常眼压性青光眼是指眼压在正常统计学范围，但具有青光眼性视神经盘陷凹和视野缺损的一类开角型青光眼。其人群发病率为0.15%～2.1%，多见于老年人及男性。

（一）诊断要点

（1）24小时眼压曲线或多次眼压测量低于21 mmHg。

（2）具有青光眼视神经盘改变和视网膜神经纤维层缺损。

（3）具有青光眼型视野改变。

（4）前房角为开角。

（5）排除其他疾病引起的视神经和视野损害。

（二）治疗

（1）降低眼压：药物、激光和手术应用同开角型青光眼。

（2）改善视神经乳头的血液循环，保护或改善视功能。部分实验和临床证实钙通道阻滞剂如硝苯地平有扩张视神经盘微血管，改善局部血供的作用，低血压禁用。

（3）治疗全身疾病：如心血管疾病。

三、高眼压症

高眼压症是指眼压＞21 mmHg，前房角开放，视神经和视野正常者。高眼压症处理如下。

（1）定期复查眼压、视神经乳头、视网膜神经纤维和视野变化。

（2）对有危险因素的高眼压症倾向于采取干预性降眼压治疗。危险因素包括：①眼压＞30 mmHg。②有青光眼家族史。③对侧眼为原发性开角型青光眼。④高度近视。⑤视神经盘大凹陷。⑥伴随有可引起视神经盘低灌注的全身病，如糖尿病、高血压、高黏血症等。

第三节　继发性青光眼

一、虹膜角膜内皮综合征

虹膜角膜内皮综合征（ICE综合征）多为单眼发病，是表现为角膜内皮异常、进行性虹膜基质萎缩、广泛的周边虹膜前粘连、房角关闭及继发性青光眼的一组疾病。多见于20～50岁，女性多于男性，是一组具有原发性角膜内皮异常特点的眼前节疾病。角膜内皮病变不同程度地对角膜水肿、进行性虹膜角膜角粘连闭合、显著的虹膜破坏和继发性青光眼产生影响。

（一）诊断要点

单侧进行性虹膜萎缩，特有的虹膜周边角膜前粘连形态，继发青光眼及角膜功能衰竭。

（二）治疗

本病发病缓慢，临床症状不明显，往往以角膜水肿或继发性青光眼导致视功能下降就诊。

1.药物治疗

青光眼早期可选择抑制房水生成的药物治疗，如β受体阻滞剂或碳酸酐酶抑制剂等。

2.手术治疗

青光眼药物治疗效果欠佳时，可选择小梁切除术或青光眼引流阀植入术，晚期可选择睫状体光凝术。角膜持续水肿，眼压正常，可行穿透性角膜移植术。

二、色素播散综合征和色素性青光眼

色素性青光眼（PG）是因眼前节段色素播散引起的继发性开角型青光眼。其特征为双眼中周部虹膜后表层色素缺失，伴有色素沉积于角膜后面、小梁网、虹膜及晶状体等眼内组织中，阻塞房水引流通道，有部分病例眼压升高发展成色素性青光眼。若不伴眼压升高即为色素播散综合征（PDS）。

（一）诊断要点

具备虹膜体征及部分其他体征，可以诊断为PDS；若同时伴有病理性高眼压、青光眼性视野与视神经盘改变，则可以诊断为PG。

（二）治疗

1.临床观察

色素播散综合征没有出现眼压升高，可定期观察，药物治疗可用低浓度毛果芸香碱滴眼，通过缩小瞳孔，减少虹膜悬韧带摩擦，减少色素脱落，同时促进房水外流，清除小梁网色素颗粒并降低眼压。

2.药物

色素播散继发眼压升高，可加用β受体阻滞剂或碳酸酐酶抑制剂。

3.激光

选择性激光小梁成形术，可反复、多次治疗。激光虹膜切除术，可预防性治疗反向性瞳孔阻滞。

4.手术

眼压控制欠佳，视神经视野损害持续进展，可考虑行滤过性手术。

三、剥脱性综合征

剥脱性综合征（XFS）是一种异常蛋白质沉积于眼前段组织，阻塞小梁网引起小梁功能减退，眼压升高导致的青光眼。剥脱物表现为灰白或蓝白色无定形蛋白质碎屑物，不仅限于晶状体前囊且可见于有基底膜的其他眼组织上，如悬韧带、角膜、虹膜、睫状体、前玻璃体面以及眼球外的某些组织。剥脱综合征合并青光眼多为开角型青光眼，约20%为闭角型青光眼。多为单眼发病，也有随着时间的延长发展成双眼。

（一）诊断要点

根据患者裂隙灯特征性表现、房角镜检查以及青光眼表现可以明确诊断。

（二）治疗

1.药物治疗

剥脱综合征合并青光眼的主要药物治疗同原发性开角型青光眼。

2.激光和手术治疗

激光小梁成形术可用于轻度眼压升高、眼底损害轻微的患者。在药物治疗无效时，需行小梁切除术，或其他滤过性手术。

四、晶状体源性青光眼

晶状体位于虹膜后面、玻璃体前面，通过悬韧带与睫状体相连，其位置改变影响房水的流出通路，致眼压升高。另外，晶状体过熟或外伤、手术等因素，致晶状体囊膜渗透性增加或破裂，晶状体蛋白进入前房产生各种病理反应，损伤小梁网功能，引起眼压升高。

（一）白内障膨胀期继发性青光眼

1.诊断要点

根据患者临床表现、房角镜检查等可以明确诊断。

2.治疗

（1）药物治疗：β受体阻滞剂、碳酸酐酶抑制剂及高渗剂等，控制眼压，为手术治疗创造条件。

（2）手术治疗：眼压控制在正常水平后48小时，再进行手术的效果较好。膨胀期白内障继发青光眼的手术治疗，应根据晶状体浑浊程度、病程长短、眼压控制情况、房角的改变以及对视力的要求等，分别采用单纯白内障摘除术或白内障青光眼联合手术，联合植入人工晶状体。

（二）晶状体脱位继发性青光眼

因晶状体脱位引起眼压升高所导致的青光眼称为晶状体脱位继发性青光眼。晶状体半脱位和全脱位的患者45%～83%发生继发性青光眼。晶状体脱入前房时青光眼发生率为78%～93%。

1.诊断要点

并非所有晶状体脱位均继发青光眼。根据眼部检查明确晶状体脱位征象，合并眼压升高，一般可确定诊断。

2.治疗

晶状体脱位原因及病情不同，应根据具体情况做不同处理。

（1）如晶状体脱入前房继发青光眼，尽快手术摘除晶状体，视具体情况决定是否行晶状体悬吊和联合青光眼手术。

（2）晶状体完全脱位进入玻璃体时，如无不良反应，可密切观察。合并有眼压升高或引起炎症反应者，应尽早摘除晶状体。

（3）晶状体半脱位继发眼压升高时，可先保守治疗。如应用缩瞳药后房角开放，并且前房不变浅，应怀疑晶状体全脱位。对于这样的病例可让患者取仰卧位，应用高渗剂使玻璃体浓缩，以使晶状体后退，解除瞳孔阻滞，并尽早手术摘除晶状体。如应用缩瞳剂后房角变窄，前房变浅，病情加重者，可试用睫状肌麻痹药以观察能否解除瞳孔阻滞，如不能解除瞳孔阻滞时，可行周边虹膜切除术或激光虹膜周边切开术，如果不成功可行晶状体摘除术。如病程较长，合并视神经损害时需联合青光眼滤过手术。

（三）晶状体溶解性青光眼

出现在成熟期或过熟期白内障时，因经晶状体囊膜漏出的晶状体蛋白质引起的炎性青光眼，称晶状体溶解性青光眼或晶状体蛋白性青光眼，是一种继发性开角型青光眼。

1.诊断要点

依据病史及临床特征，如：视力渐进性下降，突发性眼压升高，但前房较深或正常，房角开放，房水中和房角有灰白色或褐黄色小点状物漂浮，晶状体前囊膜上有灰白色或褐黄色斑点，晶状体完全呈灰白色浑浊，核下沉呈棕黄色等特征，即可明确诊断。

2.治疗

晶状体溶解性青光眼发病急剧应积极抢救治疗，全身应用高渗剂和碳酸酐酶抑制剂。如药物治疗无效，可考虑行前房穿刺术以缓解症状。眼压及炎症控制后，即可进行白内障摘除术，需彻底冲洗前房内残存的晶状体皮质。病程较长考虑小梁网功能受损，可联合行小梁切除术或引流阀植入术。

五、眼部炎症与青光眼

（一）角膜炎

1.感染性角膜炎

常见于化脓性角膜炎和单纯疱疹病毒性角膜炎。

（1）临床表现：在角膜炎常见症状基础上，眼痛、头痛明显，眼部检查可见前房积脓，瞳孔区闭锁，虹膜膨隆，未受侵犯角膜水肿明显，眼压指测升高。

（2）治疗：积极控制炎症，局部及全身降眼压治疗，多于炎症控制后，眼压趋于正常。少数患者炎症控制后，眼压持续升高，需长期药物或手术治疗。

2.角膜基质炎

（1）临床表现：视功能低下，眼痛、头痛明显，眼部检查角膜基质浑浊、肿胀，眼压升高。

（2）治疗：依据发病机制采取不同方案，闭角型早期行周边虹膜切除术，房角关闭或小梁网功能下降，需行滤过手术。

（二）巩膜炎

1.临床表现

在角膜炎常见症状基础上，眼痛、头痛明显，眼部检查可见前房积脓，瞳孔区闭锁，虹膜膨隆，未受侵犯角膜水肿明显，眼压指测升高。

2.治疗

积极控制炎症，局部及全身降眼压治疗，多于炎症控制后，眼压趋于正常。少数患者炎症控制后，眼压持续升高，需长期药物或手术治疗。

（三）前部葡萄膜炎

1.临床表现

本病起病急，有典型的雾视、虹视、头痛，甚至恶心、呕吐等青光眼症状，症状消失后视力、视野大多无损害。眼部检查时可见结膜混合充血，角膜水肿，有少许较粗大的灰白色角膜后沉降物，前房不浅，房角开放，房水有轻度浑浊，瞳孔稍大，对光反射存在，眼压可高达 $40 \sim 60$ mmHg，眼底无明显改变，视神经盘正常，眼压高时可见有动脉搏动。具有典型虹膜改变：虹膜后粘连、瞳孔闭锁、虹膜周边前粘连、瞳孔膜闭、虹膜膨隆等。

2.治疗

（1）药物治疗。

1）扩瞳药：局部应滴用扩瞳—睫状肌麻痹剂以预防或拉开虹膜后粘连，避免瞳孔缩小引起的闭锁。可增加葡萄膜—巩膜外引流，促使血—房水屏障稳定，有助于降低眼压以及减少血浆成分渗漏至房水。同时也可减轻睫状肌痉挛，减少患者的疼痛及不适症状。

2）皮质类固醇类药物：炎症引起房水引流阻力增加，局部应用激素可改善房水引流。

（2）抗青光眼药物治疗：继发于慢性虹膜睫状体炎的眼压升高需用房水生成抑制剂治疗，包括局部应用 β 受体阻滞药、α_2 受体激动药和（或）全身或局部的碳酸酐酶抑制药。

（3）手术治疗。

1）激光治疗：瞳孔阻滞（如虹膜膨隆）病例可行激光虹膜切除术，但若在急性炎症时，由于纤维蛋白及炎性细胞存在往往激光虹膜切除孔易被堵塞，而需行虹膜切除手术。

2）常规手术：葡萄膜炎继发性青光眼行滤过性手术易于失败，术前控制炎症，术中应用抗代谢药物，如5-氟尿嘧啶或丝裂霉素C，提高手术成功率。

3）睫状体破坏性手术：睫状体冷凝术、经巩膜激光睫状体光凝术及超声波睫状体破坏术，均可用于治疗炎症所致的难治性青光眼，破坏睫状体上皮分泌房水功能，降低眼压，但术后容易发生眼球萎缩。

第四节　典型病例教学探讨

一、病历摘要

1.基本信息

患儿男，3个月。主因"双眼畏光、流泪，喜揉眼1个月"入院。

患儿1个月前无明显诱因出现双眼畏光、流泪，喜揉眼，就诊于当地医院，诊断为"双眼内眦赘皮，下睑倒睫"，予抗生素滴眼液治疗后，症状进一步加重，再次就诊于当地医院，发现双眼角膜直径增大，眼压高（约30mmHg），诊断为"双眼先天性青光眼"，予局部降眼压药物治疗，派立明（双眼，每日3次），适利达（双眼，每晚1次），眼压控制不佳，建议转至上级医院行手术治疗。患儿足月顺产，无全身及眼部其他异常。无过敏史。家族史无特殊。

2.体格检查

入院后患儿一般情况良好，生命体征正常，心肺正常，肝、脾肋下未触及，神经系统正常。

3.眼科检查

患儿畏光、流泪、眼睑痉挛。双眼视力检查不能配合，双眼可追光。口服水合氯醛后手持Perking眼压计测得右眼眼压32mmHg，左眼眼压30mmHg。右眼角膜横径12.5mm，垂直径11.5mm。左眼角膜横径12mm，垂直径11.5mm。手持裂隙灯下观察双眼角膜水肿，基质灰白浑浊，右眼可见Haab条纹，左眼未见Haab条纹，双眼前房深，瞳孔等大等圆，对光反射灵敏。双眼视神经乳头边界清楚，色橘红，右眼C/D0.5，左眼C/D0.3。

4.辅助检查

房角镜下双眼前房角入口约30°，虹膜平坦，虹膜根部插入点靠前，睫状体带观察欠清，色素Ⅰ级。B超检查：双眼玻璃体及视网膜未见明显异常。A超测量眼轴长度：右眼22.04mm，左眼21.54mm。

5.诊断

双眼原发性先天性青光眼。

6.治疗经过

间隔1周先后在全身麻醉下行双眼小梁切开术，术中利用小梁切开刀沿角巩膜缘插入Schlemm管推进约2个钟点位后旋入前房，然后取出小梁切开刀向另一侧行类似操作，最终切开约120°Schlemm管内壁和小梁网，手术顺利。术后予妥布霉素，1%泼尼松龙滴眼液联合治疗。术后无明显前房积血。术后1周患儿眼压：右眼11.5mmHg，左眼12mmHg。角膜水肿，前房深，瞳孔及虹膜纹理观察欠清。术后1个月患儿眼压：右眼8.5mmHg，左眼13.5mmHg。角膜透明，局限轻度水肿，前房深，虹膜纹理观察清晰。

二、病例分析

此例患儿有典型的先天性青光眼临床表现。先天性青光眼临床中较为少见，多为散发病例，男孩略多于女孩，家族遗传模式在10%～40%的病例中可见。该患儿具备先天性青光眼畏光、流泪、眼睑痉挛的典型症状和扩大、浑浊的角膜，以及Haab条纹、高眼压等典型临床表现，这些也是大多数患者前来就诊的主要原因。遗憾的是仍有不少人对这些症状和体征缺乏足够的认识，家长也会忽视这种情况，致使患儿不能及时就诊。当眼科医生对此认识不够时，则会造成误诊、漏诊，从而延误治疗。本例患儿在首次就诊时就被漏诊，婴幼儿在就诊时，往往哭闹或不能配合检查，因此需要医生更为耐心、细致的检查，必要时应予以镇静或麻醉后检查，避免误诊、漏诊。

先天性青光眼需要与先天性大角膜、先天性遗传性角膜内皮营养不良、产伤引起的角膜后弹力层断裂、新生儿泪囊炎、先天性视神经乳头小凹、视神经发育不良等相鉴别。

通常患儿在镇静或麻醉下进行全面的眼科检查，包括眼压、角膜直径、前房角、视神经乳头等，有条件的情况下进行角膜厚度，眼轴测量，前节/眼底照相，超声检查，一般都能对先天性青光眼做出明确诊断。病史的询问对疾病的诊断和鉴别也很重要，例如患儿是否敏感易怒、体重减轻，外出在阳光下是否流泪，角膜是否有间断或持续的浑浊，以及患儿的手术治疗史、家族病史、用药及过敏史等。

三、病例点评

目前先天性青光眼的治疗原则是一经确诊应当及早进行手术，而药物治疗仅作为辅助的降眼压手段。房角手术是目前儿童青光眼的首选手术方法，主要包括房角切开术和小梁切开术，其不同于传统滤过手术通过造瘘建立房水引流旁路，而是通过切开小梁网，在前房和Schlemm管之间建立直接的沟通，从而改善房水流出能力，降低眼压。

本例患儿由于角膜水肿、浑浊而不能清楚看到房角结构，因此没有选择房角切开术，而选择了小梁切开术。如果有必要，医生可以考虑在颞侧手术来保留上方的结膜，以备将来可能的滤过手术之用。随着手术技术和器械的进步，近年来一些改良的小梁切开术也开始应用于临床，如缝线或照明微导管环周小梁切开术、黏弹剂小梁切开术、房角镜辅助腔内小梁切开术等，并且都获得了较为理想的治疗效果。

房角切开术和小梁切开术对原发性先天性青光眼的治疗效果良好且相似，成功率可达80%以上。因此其中一种手术失败后，通常不再施行另一种手术，可以选择小梁切除术或房水引流装置植入手术，对于视功能不佳的晚期病例还可以考虑内路或外路睫状体破坏类手术。

房角切开术和小梁切开术很少发生严重的手术并发症，前房积血是术后最为常见的并发症，但通常没有临床意义，短时间即可吸收。仅当大量血液回流到前房并导致继发性眼压升高时，才考虑行前房冲洗。此外，两种手术都有可能损伤虹膜或晶状体，小梁切开术后有可能发生虹膜根部离断、角膜后弹力层脱离等少见并发症。仔细地选择病例、适当的术前准备、熟悉眼前段和房角结构，以及一丝不苟的手术操作，可以避免大部分房角手术的并发症。

术后随访对于先天性青光眼患者来说也是至关重要的，随访时需要判断手术的成功与否和并发症的发生情况。建议术后1个月全身麻醉下进行一次全面的眼科检查，包括眼压、角膜直径、房角状况、眼轴、视神经等检查，术后1年内每3个月复查1次。术后2年每6个月复查1次，其后每年复查。此外，术后复查还应重视斜弱视及屈光不正（参差）的矫正治疗，以改善先天性青光眼患者的视功能。

四、教学探讨

先天性青光眼行手术治疗后，需要着重观察对比手术前后眼压、角膜透明度、角膜直径、C/D值的变化，这些指标是判断原发性婴幼儿型青光眼手术疗效和术后随访的关键指标。

第六章 白内障与屈光不正

第一节 白内障

一、年龄相关性白内障

年龄相关性白内障（老年性白内障），是最为常见的白内障类型，指与年龄相关的晶状体退行性病变及浑浊。

（一）临床表现

1.症状

渐进性无痛性视力减退，双眼患病，但发病有先后，单眼复视或多视、虹视、畏光或眩光，可伴有色觉减退或近视度数加深。

2.体征

根据晶状体浑浊部位的不同分为皮质性、核性、后囊下3类。

（1）皮质性白内障：临床上最为常见的类型，根据发展过程可分为初发期、膨胀期、成熟期及过熟期。

1）初发期：晶状体皮质出现水裂、空泡和轮辐状浑浊，瞳孔区晶体未累及。

2）膨胀期：晶状体浑浊、水肿加重，可致前房变浅，视力显著下降，虹膜投影阳性。

3）成熟期：晶状体全部浑浊，前方深度恢复正常，视力下降至眼前手动或光感，虹膜投影阴性。

4）过熟期：晶状体逐渐缩水，体积缩小，出现前房加深，虹膜震颤，囊膜皱缩，皮质乳化，核下沉，可引起晶状体脱位、晶状体溶解性青光眼、晶状体过敏性葡萄膜炎等并发症。

（2）核性白内障：发病年龄较早，进展缓慢，远视力下降缓慢，晶状体核浑浊，由于核密度增加致屈光指数增强出现核性近视。

（3）后囊膜下白内障：晶状体后极部囊膜下锅巴样浑浊，如浑浊位于视轴，早期即出现明显视力障碍，多见于50岁以下的患者。

（二）诊断要点

根据年龄、病史、症状及晶状体浑浊体征等可明确诊断。

（1）年龄在50岁以上；视力渐进性下降，终至仅存光感，光定位准确。

（2）裂隙灯显微镜下检查见晶状体浑浊。

（3）排除引起晶状体浑浊的局部眼病和全身性疾病。

（三）治疗

（1）目前尚无疗效肯定的药物用于治疗白内障。

（2）白内障影响工作和日常生活时，可考虑手术治疗。通常采用白内障囊外摘除术（包括白内障超声乳化）联合人工晶状体植入术。

二、先天性白内障

先天性白内障是常见的白内障类型之一，指由于各种因素导致胚胎期晶状体发育异常，出现晶状体透明度不同程度的下降。

（一）临床表现

1.症状

瞳仁区发白，畏光，单眼或双眼患病。

2.体征

根据晶状体浑浊部位的不同分为以下6类。

（1）极性白内障。

1）前极白内障：多为双侧、对称、静止。浑浊位于晶状体前极部的囊下，呈圆形或类圆形的浑浊斑，大小不一，境界一般清楚。有时浑浊斑向前房内突出呈圆锥状，又叫前圆锥性白内障。影响视力较少。

2）后极白内障：位于晶状体后极部，略偏鼻侧，浑浊常呈孤立之圆点。对视力影响较大。

（2）核性白内障：多为双侧、对称，浑浊位于胎儿核内，质厚色白，边界清晰，但也可由极细的灰白色点所组成，且有时与绕核性白内障或前极白内障合并出现，出生时就存在，进展缓慢，对视力的影响程度与浑浊范围及程度密切相关。

（3）全白内障：晶状体灰白色浑浊，在弥漫性灰白色的背景上可出现深浅不一、密度不等的浑浊区域。也可在晶状体囊膜包围下，呈乳白色液体，称液状白内障。此种液体可被吸收，而遗留厚薄不匀的膜状组织，称膜性白内障。常伴眼球震颤，影响视力严重。

（4）绕核性白内障：多双侧、对称，常染色体显性遗传，浑浊呈圆盘状，为大小不等之白点所组成。好发于前后Y缝区。因为浑浊位于核周围的层间，也称为绕核性白内障。

（5）蓝点状白内障：晶状体内呈大小不一的点状浑浊，有时呈蓝色小点，称为蓝点白内障。一般为静止性，不影响视力。

（6）花冠状白内障：较为多见。浑浊位于晶状体核赤道部，呈典型的短棒状，放射状排列，较粗的圆端朝向中央部，其前面可见不规则之浑浊斑点。一般为静止性。较少影响视力。

（二）诊断要点

根据年龄、病史、症状及晶状体浑浊体征等可明确诊断。

（1）年龄较小，单眼或双眼发病；瞳仁区发白，畏光。

（2）裂隙灯显微镜下检查见晶状体浑浊。

（3）排除引起晶状体浑浊的局部眼病和全身性疾病。

（三）治疗

先天性白内障的治疗，应根据具体情况区别对待。如不影响视力或影响甚轻者，可不予处理。晶状体浑浊大于 4 mm 且致密，则采取晶状体皮质吸出或 23 G 玻切系统白内障切除术，特别是对双侧全白白内障，应当尽早手术，以免引起重度弱视、眼球震颤等不良后果。

三、外伤性白内障

外伤性白内障是指由眼球穿通伤、钝挫伤、辐射性损伤及电击伤等引起的晶状体浑浊。多见于儿童及年轻人，常单眼发生。

（一）临床表现

1.钝挫伤白内障

眼部钝挫伤后，脱落的上皮细胞、纤维素性渗出等引起的晶状体前囊浑浊及前皮质浑浊，可伴有前房积血、前房角后退、晶状体脱位、继发性青光眼等。

2.贯通伤白内障

角膜或巩膜穿通伤直接损伤晶状体前囊膜，房水渗入晶状体引起局限性或全部晶状体浑浊。

3.辐射性白内障

主要发生于从事野外作业、放射线工作、电焊工作或高原地区的人们，可分为红外线性白内障、紫外线性白内障、电离辐射性白内障等。

4.爆炸伤所致白内障

爆炸时气浪可引起类似钝挫伤所致的白内障损伤，爆炸物本身或掀起的杂物造成类似于穿通伤所致的白内障。

5.电击性白内障

由于触电或雷电伤所致引起晶状体局部或全部的浑浊。

（二）诊断要点

根据受伤史及晶状体损伤的形态及程度即可诊断。

（三）治疗

（1）不明显影响视力的晶状体局限浑浊可随诊观察。

（2）晶状体皮质进入前房，可选用糖皮质激素、非甾体抗炎药物、降眼压药物治疗，待前节炎症反应消退后行手术摘除白内障；若炎症反应迟迟不消退、眼压不可控或角膜失代偿应及时摘除白内障。

（3）由于外伤性白内障多为单眼，应尽早植入人工晶状体，维持视觉平衡。

四、并发性白内障

并发性白内障是指由于眼部炎症或其他疾病引起的晶状体浑浊，常见于葡萄膜炎、严重的角膜炎、视网膜色素变性、视网膜脱离、青光眼、高度近视、眼内肿瘤、视网膜血管性疾病、内眼手术、低眼压等。

（一）临床表现

晶状体浑浊的发展变化很大程度上取决于眼部病变的进展过程。眼前节疾病所致的白内障多由前囊膜及前皮质开始，而眼后节疾病相反，高度近视眼所致者多为核性白内障。

（二）诊断要点

根据原发病及晶状体浑浊的形态、位置即可诊断。

（三）治疗

（1）积极治疗原发病。

（2）根据眼部的实际情况，在病情许可的情况下可考虑白内障手术，但是否植入人工晶状体应慎重。

（3）不同类型的葡萄膜炎引起的白内障，对手术反应不同，术后可酌情局部应用阿托品散瞳或全身应用糖皮质激素治疗。

五、代谢性白内障

代谢性白内障是指内分泌障碍性疾病所致的机体代谢改变、内环境生化异常引起的白内障。

（一）临床表现

1.糖尿病性白内障

血糖升高使进入晶状体内的葡萄糖增多，已糖激酶饱和，醛糖还原酶活化后使葡萄糖转化为山梨醇，山梨醇不能透过晶状体囊膜，蓄积于晶状体内，晶状体内渗透压增高吸水，纤维肿胀变性导致白内障。可分为以下两类。

（1）青少年型（胰岛素依赖）：双眼发病，晶状体前后囊皮质区出现雪花样浑浊伴屈光改变。

（2）成年型（非胰岛素依赖）：类似老年性白内障，但发病早，进展快。

2.半乳糖性白内障

半乳糖代谢有关的酶缺乏所致，多见于儿童，多为绕核性白内障。

3.手足抽搐性白内障

又称低血钙性白内障，晶状体皮质可见细小的、白色珠光色浑浊或板层浑浊，患者常伴有手足抽搐、骨质软化。

4.肝豆状核变性白内障

又称Wilson病，先天性铜代谢障碍所致的角膜色素（K-F环）为其特征性眼部改变。

（二）诊断要点

根据既往全身病史及晶状体浑浊的形态、位置即可诊断。

（三）治疗

（1）积极治疗控制原发因素。

（2）当白内障影响视力，在全身状况许可的情况下可考虑白内障手术。

六、药物与中毒性白内障

药物与中毒性白内障是指长期应用某些药物或接触某些化学物质引起的晶状体浑浊。常见的药物有糖皮质激素、氯丙嗪、抗肿瘤药物、避孕药物、缩瞳剂等；常见的化学物质包括三硝基甲苯、铜、铁、汞、银等。治疗时首先应停用药物及终止与化学药品的接触，再根据病情选择合适的手术时机。

七、后发性白内障

白内障摘除术后或晶状体外伤后存留的皮质和上皮细胞增生而形成的浑浊，多为膜状。治疗通常因人而异，对视力明显下降者可行后囊膜切开术，包括手术或者应用 ND：YAG 激光切开后囊膜。

第二节　屈光不正

一、屈光不正的定义及分类

（一）屈光不正的分类总则

根据平行光线经眼的屈光系统成像后的聚焦点与视网膜的相对关系，可以将屈光不正分为远视、近视和散光 3 大类。

1.远视

对于远视眼，平行光束进入眼内后，聚焦于视网膜后方，在视网膜上为一模糊斑，远方物体在视网膜所成像模糊不清，为"朦像"，因此远视眼其眼球总屈光力较正视眼弱或小。这可能是由于眼球前后径太短所致，也可能是眼屈光系统屈光力不够强之故。产生这种光学现象的眼称为远视眼。

2.近视

对于近视眼，平行光束进入眼内后，聚焦于视网膜前方，视网膜上为一经聚焦后再分散所形成的模糊斑，故所见远方物体也为"朦像"。因此近视眼其眼球总屈光力较正视眼强或大。这可能是由于眼球前后径太长所致，也可能是眼屈光系统屈光力太强之故。产生这种光学情况的眼称为近视眼。

3.散光

散光是由于眼球各屈光介质的不同径线上的屈光力不同所致，现实生活中也很难找到完全无散光的眼。轻微的散光不会影响视力，一般无须矫正。散光主要来源于角膜，也可能来源于晶体，通常没有特殊说明，我们所说的散光是人眼的总散光，是角膜散光和晶体散光叠加之后的综合散光。

（二）按眼屈光系统各结构因子的改变分类

上文中已经提到，眼轴的前、后径长度和眼屈光系统的屈光力是造成屈光不正的主要原因。一眼屈光系统包括角膜、房水、晶状体和玻璃体，其中角膜和晶状体是最主要的两个屈光介质。根据眼屈光系统各结构因子的不同，又可以对屈光不正进行以下的细化分类。

1.眼轴长度异常和晶状体前后位置异常

（1）眼球前后径太短，形成轴性远视。

（2）眼球前后径太长，形成轴性近视。

（3）晶状体向前移位，形成近视。

（4）晶状体向后移位，形成远视。

2.眼屈光系统各折射面异常

（1）角膜前面或晶状体面曲度太平（曲率半径太长），引起弯曲性远视（或称曲率性远视）。

（2）角膜前面或晶状体面曲度太陡（曲率半径太短），引起弯曲性近视（或称曲率性近视）。

（3）角膜或晶状体面各径向曲度不等，形成散光。两主径向曲度不等但皆太平坦，形成远视散光。两主径向曲度不等但皆太陡，形成近视散光。两主径向之一曲度太平而另一曲度太陡，形成混合散光。凡两主径向互相垂直的散光，称为规则散光，两主径向不互相垂直的散光，则称不规则散光，如角膜面凹凸不平或白内障浑浊不均匀等。具有各种散光情况的眼，称为散光眼。

3.眼屈光系统各组成因子不同轴

（1）晶状体倾斜：晶状体半脱位或人工晶状体位置倾斜，形成散光。

（2）视网膜倾斜：黄斑附近隆起或凹陷时，视网膜倾斜，形成散光。

4.眼屈光媒质折射率异常

（1）房水折射率太低或玻璃体折射率太高，形成折射率性远视（或称屈光指数性远视）。

（2）房水折射率太高或玻璃体折射率太低，形成折射率性近视（或称屈光指数性近视）。

（3）整个晶状体折射率太低，引起折射率性远视；整个晶状体折射率太高，引起折射率性近视。

（4）晶状体皮质折射率增高而接近其核的折射率时，晶状体屈光力减弱，形成远视。

（5）单纯晶状体核折射率增高，形成近视。因而，偶尔可见瞳孔中央部为近视而周边部为远视者。

（6）晶状体各部分折射率不等（如初期白内障时），可致不规则散光。

5.某一屈光因子缺如

如晶状体缺如时，形成高度远视，称为无晶状体眼。

由于有些屈光因子测定困难，上述细化分类难以实际应用，故临床上通常将屈光不正归纳为以下两大类。

（1）轴性屈光不正：指以眼球前后径长度改变为主的屈光不正。

（2）屈光性屈光不正：指以眼各屈光介质界面曲度或介质折射率改变为主的屈光不正。

二、屈光不正的流行病学

人眼屈光状态的整体分布情况和种族、地区、职业、年龄等许多因素有关，除遗传因素外，环境因素对人眼屈光状态会产生显著的影响。

（一）眼屈光不正发生率和地区、种族的关系

屈光不正发生率在种族和地区之间存在明显的差异。以人类种族而言，一般认为黑种人远视更多，发生近视的较少，白种人近视者也不多，而犹太人和黄种人则近视发生率较高。但仍需作周密观察，结合各族人的文化背景、生活习惯等进行综合分析才能确定是否单纯是种族差异还是综合因素所导致的结果。从地区来看，屈光不正不仅存在发达国家和发展中国家之间的差异，欧美地区和亚洲地区的差异，也存在城乡差异，区域教育水平差异等。现有数据显示的普遍现象是亚洲人群的近视发病率高于欧洲人群，城市人群近视发病率高于农村人群。全球范围内，中国人的近视患病率位居首位。从年龄来看，年长人群的远视和散光比例更高，年轻人近视比率更高。尽管由于各学者所选群体对象不同，正视的标准范围不一，检测方法各异，因而所得资料并不具备严格的可比性，但我们还是能从统计数字上看出一些变化的趋势。

根据我国徐宝萃1983年发表的7000多名7~13岁儿童和青少年的数据，远视、近视和正视的比率分别为25.21%、15.07%和59.56%，而2004年He等发表的4000多名5~15岁儿童和青少年的数据显示，远视、近视和散光的比率分别为4.6%、38.1%和26.3%。从数据上看，经历二十年时间，同年龄段儿童的患病率增加了约1.5倍。

成人的屈光不正随时间变化没有儿童差异那么明显，但地区间的差异较大。2002年Saw等报道的印度尼西亚城乡地区21岁以上居民的屈光不正患病率为远视9.2%，近视26.1%，散光18.5%；2008年报道的美国20岁以上成年人的屈光不正患病率分别为远视3.6%，近视33.1%，散光36.2%。Sawada等报道的日本某市3000多名40岁以上居民的检查结果显示，近视、远视、散光的患病率分别为41.8%、27.9%和54%；2014年针对德国15000多名35~74岁居民的研究结果显示，近视、远视、散光的患病率分别为35.1%、31.8%和32.3%。这些数字反映出城乡和教育程度的差异对近视患病率的影响不容忽视。例如2012年报道的中国西部某县3000名5~15岁儿童的屈光不正患病率仅为20.69%，甚至低于2000年和2004年北京和广州的数据。

远视和散光的患病率受遗传因素影响更为显著，而近视的患病率除遗传因素外，很大一部分受环境因素影响。因此近几十年来的流行病学研究多针对近视患病率展开调查。

（二）眼屈光状态与年龄的关系

人眼的屈光情况会随年龄增长而不断改变。在成年期前变化比较迅速，青壮年期相对比较稳定，进入老年期后变化又开始增大。

1.初生儿

对于初生儿屈光情况的报道不是很多。1974年Zonie等检测降生48~72小时初生儿300例的眼屈光情况，发现73.8%为远视，14.5%为近视，11.7%为正视。Saw等对527名幼儿园孩子的检查结果显示，出生时早产或低体重的儿童并未显示出近视和散光发生率与正常儿童有差异。但2005年Varughese等对1200多名刚出生的婴儿进行睫状肌麻痹后屈光

检查并根据胎龄分组，发现足月儿的平均屈光度约为 + 2.4 D，出生胎龄越小，屈光度越向近视方向变化。具有 1.0 D 以上散光量的孩子中，顺规散光占 85%，逆规散光占 15%。2011 年，陈洁等检测降生 1~6 天的初生儿在睫状肌麻痹（81 例）或非睫状肌麻痹（185 例）下的眼屈光状态，发现其等效球镜度分别为（ + 3.55 ± 2.39）D 和（ + 0.58 ± 2.32）D。这些数据均表明初生儿大多为远视眼，其平均屈光不正度为（ + 2 ~ + 3）D，散光也多呈现为顺规散光。

2. 婴儿期及学龄前儿童期

自降生至 7 岁间这一时期内，人类眼球发育最为迅速，眼屈光度向近视方向移动，故远视程度下降。1997 年 Zadnik 等的调查和统计发现，婴幼儿屈光不正范围逐渐变窄，在婴儿和幼儿间的屈光分布峰值接近正视。到学龄前有一部分儿童已经成为近视状态，其近视发生率在不同区域的同年龄段儿童中存在较大的差异。2009 年 Dirani 等对新加坡约 3000 名 6 个月 ~ 6 岁的儿童检查分析数据显示，近视、远视和散光的比率分别为 11%、1.4% 和 8.6%，其中 6 岁儿童的近视患病率为 15.8%。来自香港的数据也显示 6 岁儿童近视患病率达到 18.3%。而同期 Logan 等报道的英国 6 ~ 7 岁儿童的近视患病率为 9.4%，以及 O'Donoghue 等报道北爱尔兰 6 ~ 7 岁儿童的近视患病率为 2.8%。

3. 青少年学习期

此期人眼屈光状态继续向远视度减低、近视度增加的方向移动。与前一年龄段相比较，整体近视患病率有明显增高，尤其是亚洲地区。例如香港 12 岁儿童的近视患病率达到 61.5%，比其 6 岁儿童患病率增加了 2 倍多；而 O'Donoghue 等的北爱尔兰流行病学数据中，12 ~ 13 岁儿童的近视患病率为 17.7%，较 6 ~ 7 岁增加了约三倍。Logan 等的英国流行病学数据中，12 ~ 13 岁儿童的近视患病率为 29.4%，较 6 ~ 7 岁儿童也增加了两倍多。

4. 成年期

成人眼的屈光情况，虽各人种各地区分布不一，但随年龄增长而改变的倾向甚微。2008 年 Vitale 等发表的数据显示，美国 20 ~ 39 岁成人的近视患病率为女性 39.9%，男性 32.6%。

一般而言，单纯性近视患者在 30 岁以前屈光度基本恒定，30 岁以后至 45 岁，则有轻微地向远视方向移动。

5. 老年期

通常 45 ~ 60 岁时，随年龄增大而远视增多，61 ~ 66 岁则远视比例又趋减少，而近视所占比例有所增加。

据 2004 年统计资料，美国、西欧以及澳大利亚 40 岁以上人群的近视患病率分别为 25.4%、26.6%、16.4%。同年徐亮等报道的针对 40 岁以上北京城乡居民的流行病学资料显示近视患病率为 22.9%。Saw 等的数据则显示 40 岁以上新加坡华人的近视患病率为 38.7%，高于当地马来和印度人。

三、屈光状态的影响因子

平行光线经眼屈光系统折射后形成的焦点和视网膜的位置关系决定眼屈光不正的性质，焦点和视网膜间的距离决定眼的屈光不正程度。因此眼屈光状态受多种因素的影响。

（一）屈光不正的影响因子

1.眼轴

眼轴长度是决定人眼屈光状态的主要因素之一。1856年Aret最早证实高度近视眼眼球前后径增长，后部巩膜变薄，整个眼球呈梨形。此后许多学者都有类似报道，现代眼科临床检测技术，如A、B超声，IOL-master等，从形态学角度证明了该观点，因而确认眼球前后轴长是决定人眼屈光状态的决定性因子之一。正常人眼前后轴长平均约为24mm，超过24mm成为近视，短于24mm成为远视。轴长的程度在很多情况下决定人眼屈光不正的程度，以眼轴为主要成因的屈光不正，被称为轴性屈光不正。

反之当眼轴长度发生改变时，屈光度会随之产生较大变化。例如，后巩膜加固术后，眼后极部的兜带使眼轴变短，近视度数往往会有明显的降低。又如后极部视网膜脱离的患者，由于视网膜前移所造成的眼轴变短的效果，也会使得患者的屈光度发生明显的远视化漂移。因此眼轴长度对屈光不正所产生的影响最大。

2.角膜曲率

角膜是人眼屈光系统中最重要的屈光成分，其曲率的变化势必引起眼总屈光力的显著性变化，因此将以角膜曲率为主引起的屈光不正，称为屈光性屈光不正。近视的常见矫正方式之一屈光手术就是通过改变角膜的曲率使得近视者视网膜上的像重新变清晰。

（二）各屈光因子和正视化

早在19世纪中期Donders就提出人眼的屈光状态，是由角膜曲度、晶状体位置和其焦距、眼前后轴长互相配合的情况而决定的。1913年Steiger测定5000只眼的角膜屈光力和眼前后轴长，证明正视眼的角膜屈光力分布在39~48 D，正视眼的前后轴长分布在21.5~25.5 mm。角膜屈光力和眼轴长是两个独立的自变量。而各不同量的角膜屈光力和不同量的轴长互相组合，会形成各种不同程度的屈光状态。这两者存在相互匹配关系。以正视眼为例，假如角膜屈光力较小，则眼轴往往相对较长，以与其匹配来保持正视的屈光状态。

人眼各屈光因子相互间配合的情况，决定于各因子间的相关程度，通常用"相关系数"来表示。1961年vonAlghen利用Sorsby和Stenstrom的资料，求得人眼各屈光因子相互间的相关系数。其中屈光不正度和轴长关系最为密切，高度近视和高度远视的屈光不正度和轴长的关系尤为明显。屈光不正度和眼前房深度也有一定程度的相关。轴长和角膜屈光力、晶状体屈光力呈负相关，即有协调配合使眼球呈正视状态的作用。因而人眼在发育过程中，存在着使眼屈光状态完善化的各屈光因子互相协调配合功能，也就是使各屈光因子相互平衡以使眼总的屈光状态成为"正视"的倾向。其关键在于眼轴长与晶状体屈光力之间的负相关协调，其次是眼轴长和角膜屈光力之间的负相关协调。正视化比较完善的眼，其屈光状态称为正视或接近正视。正视化转化不全，则形成屈光不正。

第三节　典型病例教学探讨

一、治不好的"弱视"

（一）病历摘要

1.基本信息

患儿男，11岁。主诉"双眼视力下降4年余"。

现病史：4年前家长发现患儿双眼无痛性视力逐渐下降，左眼较右眼重，未予任何检查及治疗。3年前就诊于当地医院，诊断为"双眼屈光不正，左眼弱视"，给予弱视训练，效果不佳，视力进一步下降。为求进一步诊治，就诊于眼科门诊。

既往史：足月剖宫产，否认产伤、窒息、外伤史，否认吸氧史，否认毒物、放射物接触史，否认特殊服药史，否认眼部手术史，家族中无遗传病史。否认眼部遮盖史。

2.眼科检查

最佳矫正视力：右眼 -0.50 DS/ -0.75 DC×165°→0.6；左眼 -1.00 DS/ -1.25 DC×15°→FC；眼位：左眼外斜35°；眼球运动各方向到位，RAPD（$-$）；双眼前节大致正常。眼底：右眼视神经乳头边界欠清，颞侧颜色稍淡，左眼视神经乳头界清，颜色淡，双眼视网膜血管走行大致正常，未见明显渗出、出血等异常。

3.全身体格检查

患儿额部不对称，左侧轻度隆起，其余未见异常。

4.辅助检查

患儿入院进一步行视野、OCT（黄斑＋视神经乳头）、VEP、视神经孔CT平扫＋矢状重建等多种辅助检查后，考虑骨纤维异常增殖症可能大，进一步行核医学全身骨显像及血清学检查。全身骨显像检查发现：鼻骨、颅底骨符合骨纤维异常增殖，并与内分泌、神经外科、骨科等多科会诊，综合各科意见需要排除 Me Cune Albright综合征，再次血清学检查示：生长激素、IGF-1、甲状腺激素、睾酮、促肾上腺皮质激素、催乳素等均未见明显异常。

5.诊断

（1）双眼压迫性视神经病变。

（2）双眼视神经管狭窄。

（3）左眼外斜视。

（4）骨纤维异常增殖症（多骨型）。

（5）双眼屈光不正。

6.诊断依据

本例患儿以慢性、进行性、无痛性双眼视力下降为主诉，既往史无特殊。查体发现：患儿额部不对称，左侧隆起；左眼眼位、双眼视神经乳头异常，眼部辅助检查提示双眼视野、VEP异常，双眼视神经纤维变薄，综合患者病史、症状、体征及辅助检查考虑双眼视神经病变可能性大，具体鉴别思路如下。

思路1：视神经病变病因复杂，需要鉴别遗传性、压迫性、炎症性、外伤性、缺血性、中毒性视神经病变。本患儿起病年龄约7岁，慢性起病，逐渐进展，双眼呈渐进性、无痛性视力下降，根据双眼发病、起病年龄、起病急慢、无眼球转动痛等，暂可排除炎症性及缺血性视神经病变；患儿及其家属否认外伤史，否认毒物、放射物接触史，故暂不考虑外伤性及中毒性视神经病变。此外，患儿的亲姐姐、父母均未患有类似疾病或其他眼部异常，患儿双眼视神经病变不对称，故遗传性视神经病变可能性较小。由此，推断本例患儿双眼压迫性视神经病变可能性大，需要进一步进行影像学检查。

思路2：视神经孔CT平扫＋矢状重建提示双眼骨性视神经孔狭窄，头部CT检查未见明显占位性病变，故需进一步鉴别骨性压迫性视神经病变的性质。具体鉴别见表6-1。其中，骨纤维异常增殖症较为常见，颅面部病变常易侵犯蝶骨、筛骨，而视神经管是由蝶骨小翼环绕而成。骨纤维异常增殖症患者常累及蝶骨造成视神经管缩窄，进而以视功能障碍等眼部症状首诊于眼科。

表6-1　　骨性病变的鉴别诊断

疾病	病因	部位	人群	主要特征
骨纤维异常增殖症	先天性	全身骨单骨或多骨	任何年龄	骨生长发育停滞于未成熟阶段（编织状骨小梁）髓腔弥漫性闭塞膨大，CT显示边界模糊，磨玻璃密度影
骨化纤维瘤	先天性	颅骨单骨常见	青少年/儿童多见	可发育成熟（板层骨小梁，外围见骨母/破骨细胞）膨胀性生长，边界清楚
骨硬化病	先天性	颅骨多骨常见	幼儿（恶）/成人（良）	骨密度、脆性增加，导致易骨折，有家族史，可伴贫血、眼萎缩、耳聋及血酸性磷酸酶升高
骨嗜酸性肉芽肿	不明：炎性？自身免疫？	颅骨、肋骨单骨常见	青少年/儿童多见	头部可触软组织肿块伴白细胞增加、嗜酸性粒细胞增加、ESR加快有自愈倾向

本例患者血清学检测大致正常，且视神经孔CT平扫＋矢状重建提示：多发骨质膨胀性改变，密度欠均匀，内见磨玻璃密度影。故更加符合骨纤维异常增殖症特征。

思路3：鉴别是骨纤维异常增殖症还是以骨纤维异常增殖症为表现之一的Me Cune Albright综合征。骨纤维异常增殖症主要可分为单骨型、多骨型。

（1）单骨型：单个或多个损害累及一块骨骼，可进一步分为单骨单发或单骨多发型。皮肤色素沉着不多见，血钙、血磷和碱性磷酸酶大多处于正常范围。

（2）多骨型：病变常侵犯多个骨骼，需要仔细检查，避免遗漏无症状的病灶。多骨型有时见皮肤色素沉着，可呈典型的牛奶咖啡斑。典型的Mc Cune Albright综合征：表现为多骨型骨纤维异常增殖症、皮肤牛奶咖啡斑，伴有内分泌紊乱（如性早熟、肢端肥大症、甲状腺功能亢进症）。结合本例患者全身查体：未见咖啡牛奶斑，各项激素等内分泌检测指标大致正常，无性早熟等异常体征，且影像学检查提示累及蝶骨、筛骨多个骨骼，故最终确诊为骨纤维异常增殖症（多骨型）。

7.治疗经过

对病变较小或无症状骨纤维异常增殖症者，可暂不手术，需密切随访观察。病变发展较快、伴有明显畸形和功能障碍者，应视为手术指征。根治性切除虽为最佳治疗方法，但可导致功能障碍与美容缺陷。尤其对邻接颅底及颅内重要神经、血管部位的病变，不要过分切除，以免发生意外。但病变仅部分切除又易于复发。故本病手术治疗需要综合考虑多种因素，个性化制订手术方案。鉴于患者双眼视神经明显受压，一只眼接近失明，而且病情进展严重，向患儿及其家长交代病情并反复沟通，最终予以"左额颞开颅骨纤维异常增殖部分切除及视神经管开放减压术"。手术顺利，无特殊并发症发生。

8.随访

术后2个月复查：BCVA右眼0.8，左眼0.02；左眼外斜35°，余前节大致正常，眼底同前，未见明显改变。除视力外，视野也较前明显改善。

（二）病例分析

骨纤维异常增殖症是由纤维组织及不成熟网织骨替代正常骨组织的一种良性肿瘤样疾病。主流观点认为，该病理改变于出生前已经发生，在任何年龄均可以发病，成年后一般进展缓慢。早期可以没有临床症状，但是随着病情的进展，负重骨可以出现畸形、病理性骨折，而颅面部多出现不对称的"异常隆凸"、突眼等。此外，病变常易侵犯蝶骨、筛骨，而视神经管是由蝶骨小翼环绕而成，故部分骨纤维异常增殖症患者以视功能障碍等眼部症状首诊于眼科。

结合上述病例提示，临床中关于弱视的诊断需要谨慎，一定要排除眼部器质性疾病。诊断思路要清晰，对于累及视路相关的疾病，影像学检查是"有力武器"。神经眼科部分疾病常与全身疾病有着密切联系，需要医生不断完善、巩固知识储备，丰富临床经验。

（三）病例点评

本例患儿以慢性、渐进性、无痛性视力下降为主要表现。临床诊断双眼视神经萎缩明确。儿童视神经萎缩的病因诊断较为复杂。除眼部辅助检查外，眼眶或视神经影像学检查是首要的鉴别诊断手段。在影像学检查出现明显异常时，很容易做出诊断。此外，对于儿童视神经萎缩病例，也要考虑先天性病变或遗传类疾病。值得注意的是，本例患者长期以来被误诊为弱视，进行3年的弱视治疗，仍有进一步的视力下降。这一段时间患儿由于误诊延误了治疗时机，最终造成了不可逆的视功能损害，这是临床医生不愿看到的。希望以此为戒，对儿童不明原因的视力下降给予高度重视。

（四）教学探讨

本病例中，患儿最佳矫正视力不达标是一个显著体征，而这又是弱视的典型表现，因此容易被惯性思维误导为弱视从而进行弱视治疗。在临床中，常常也会遇到最佳矫正视力不达标的患儿。尤其需要注意排除眼部器质性病变，以免造成误诊而延误病情。

二、飞秒激光制瓣准分子激光原位角膜磨镶术后角膜上皮植入

（一）病历摘要

1.基本信息

患者女，24岁。主诉"配戴角膜接触镜4年"，于2015年9月10日行双眼飞秒激光制瓣准分子激光原位角膜磨镶术（FS-LASIK）。

术前等效球镜：右眼 – 6.0 D，左眼 – 5.75 D；最佳矫正视力：双眼1.2；眼压：双眼17 mmHg；排除激光角膜屈光手术禁忌证，如活动性角膜病变、角膜上皮营养不良、活动性自身免疫性疾病等。手术顺利，术后第1天，患者双眼红、异物感明显。

2.眼科检查

双眼视力0.4，裂隙灯下检查双眼角膜瓣水肿。给予双眼角膜绷带镜，同时给予双眼0.5%左氧氟沙星滴眼液和0.1%氯替泼诺滴眼液每日4次。1天后右眼角膜绷带镜脱落，未就诊。

术后1周，双眼视力1.0，右眼角膜中央透明，鼻下方局部轻度浑浊，角膜瓣边缘略增厚，左眼角膜透明，给予右眼配戴角膜绷带镜，0.1%氯替泼诺滴眼液每周递减。

术后3周，双眼视力1.2，眼压正常；右眼鼻下方角膜瓣下层间奶油滴状白色浑浊，局部角膜瓣变薄融解，角膜地形图可见局部低曲率区。

3.诊断

右眼FS-LASIK术后角膜上皮植入。

4.治疗经过

继续观察1周后角膜瓣融解进展，行右眼角膜瓣下冲洗，沿原角膜瓣边缘创口重新掀开角膜瓣，刮除角膜瓣和基质层相应部位植入和增生的组织，冲洗后复位角膜瓣，局部干燥后配戴角膜绷带镜。

术后1天，右眼视力1.2，予0.5%左氧氟沙星滴眼液和0.1%氯替泼诺滴眼液每日4次，配合使用人工泪液。1周后0.1%氯替泼诺滴眼液逐渐减量，2周后摘除角膜绷带镜。观察3个月无复发，角膜中央保持透明，角膜层间上皮植入区残留云翳，角膜地形图局部曲率基本均匀，视力未受影响。

（二）病例分析

参考国内外文献，FS-LASIK术后角膜上皮植入的原因有以下3方面。

1.术前角膜本身条件

对于长期配戴角膜接触镜、角膜上皮基底膜营养不良或者长期使用含防腐剂的滴眼液及术前过多使用表面麻醉剂等患者，存在角膜上皮缺氧、松解的可能，易发生角膜上皮植入。

2.术中操作

对于薄角膜瓣（如90 μm）、角膜瓣分离困难，牵拉、冲洗操作过多者可能造成角膜瓣边缘对合不良、贴附不佳，易致术后角膜上皮植入。同时，术中角膜层间冲洗不足也可能导致角膜层间上皮残留。对于远视矫正，激光治疗区如果超出角膜基质床范围，将导致角膜瓣边缘炎症反应和对合不良，增加了术后上皮植入的风险。

3.术后局部炎症反应

由于术后用药、个体差异等因素导致术后角膜炎症反应，发生角膜瓣水肿，角膜上皮从角膜瓣边缘和角膜床之间的缝隙迁徙至角膜层间，增殖并增厚，由于角膜瓣失去营养，促进角膜细胞凋亡，形成角膜瓣和基质床融解。此外，非活动期自身免疫性疾病虽然不是激光角膜屈光手术的绝对禁忌证，然而手术刺激仍可能激发局部免疫炎症反应，从而增加角膜上皮植入和角膜融解的可能。回顾病史，本例患者FS-LASIK术后所发生的角膜上皮植入与患者长期配戴角膜接触镜、术后局部炎症反应重有关。

临床上，LASIK术后的角膜上皮植入通常表现为角膜瓣下白色或灰白色奶油滴样浑浊，可发生在术后几周内，伴有或者不伴有局部角膜瓣融解。其处理方式根据临床分期和进展程度而定。Prtjbst等将角膜上皮植入分为三级：Ⅰ级植入物距角膜瓣边缘不足2 mm，植入物薄；Ⅱ级植入物距角膜瓣缘达2 mm，植入物较厚；Ⅲ级植入物距瓣缘＞2 mm，伴角膜瓣边缘解剖结构异常。李莹等根据角膜上皮植入的进展程度分为进展期、稳定期和静止期。对于植入物超过角膜瓣边缘2 mm的进展期Ⅰ级角膜上皮植入，尤其伴有局部角膜瓣融解的病例，应立即行手术治疗以阻止角膜上皮进一步植入和角膜瓣融解。而对于植入物不超过角膜瓣边缘2 mm的Ⅰ级或Ⅱ级静止、稳定期病例，可密切观察，辅助角膜绷带镜，如病变继续进展，则应尽早手术治疗。本例患者为进展期Ⅲ级角膜上皮植入，手术去除角膜植入的上皮组织有效地阻止了病变进展和角膜进一步融解的发生。

（三）病例点评

由于LASIK术后角膜上皮植入可以导致局部角膜瓣解剖结构异常，形成角膜瓣和基质床组织融解等并发症，严重者影响视力，因此，预防十分重要。预防的重点如下。

（1）详细询问病史，对于存在自身免疫性疾病病史、长期配戴角膜接触镜、可疑角膜基底膜营养不良的患者，需特别关注，防止术后上皮植入的发生。

（2）术中冲洗去除角膜层间上皮及碎屑的同时避免过度冲洗造成角膜瓣水肿，对于术中角膜瓣可见水肿的患者应适度干燥，使角膜瓣和基质床良好贴附，必要时配戴角膜绷带镜。

（3）术后密切关注角膜瓣的水肿及对位情况，并辅以相应的治疗措施。

（四）教学探讨

本病例患者术前佩戴角膜塑形镜4年余，这是容易导致角膜上皮植入的一个因素，在询问病史时应着重注意角膜塑形镜的佩戴情况（如佩戴习惯、时长、停戴时间等），术前检查也应考虑这一相关因素而更加谨慎全面检查角膜情况。

第七章　耳肿瘤

第一节　耳部良性肿瘤

一、耳廓脂溢性角化病

脂溢性角化病，又称基底细胞乳头状瘤、老年疣，是中老年人头面部一种常见的良性表皮增生性肿瘤。该病发生于耳廓者并不少见，且几乎都发生于耳廓前外侧面，可能与局部暴露在外，易遭受诸如紫外线照射等不良刺激有关。

（一）概述

本病的病理类型多样，通常分为角化过度型、棘层肥厚型、网状型（腺样型）、菌落型（巢状型）、刺激型（激化型）与色素型（黑素棘皮瘤）6型。事实上，各型之间并无截然分界。

本病初期可无不适，但在丘疹样赘生物增大后可出现瘙痒和疼痛。瘤体高出皮面，多呈黄色或黑褐色，表面粗糙或呈颗粒状，可覆有薄层油性鳞屑，周边可有色素斑样扁平延伸灶，底部呈圆形或不规则形，边界清楚。

本病需与色素痣、恶性黑色素瘤、日光性角化病、色素性基底细胞癌等相鉴别。此外，本病也可能是Leser-Trelat综合征的一部分，需加以区别。

脂溢性角化病本身是一种良性病变，少有恶变。对于皮损增大缓慢、无症状者，可随访观察。如有瘙痒、疼痛，近期增大加快，怀疑恶变或诊断确有困难时，可手术切除并做病理检查。

（二）手术方法

在距肿瘤边缘0.2~0.3 cm处做切口，经皮下分离后切除。对于怀疑恶变者，需扩大切除范围并将耳廓软骨膜一并切除，术中通过冰冻切片病理会诊，进一步确定肿瘤性质及安全切缘。取耳后或锁骨上、下游离皮片移植修复创面，行荷包结扎，10天左右拆除缝线；也可用邻近带蒂皮瓣转移修复；对于耳廓外观要求不高、创面又较小者，经切除一小部分耳廓软骨实现减张后可直接缝合。

二、外耳道色素痣

色素痣是一种后天性色素细胞的良性肿瘤。该病以面部、掌、趾等处多见，外耳道外段也有一定的发生率，是外耳较常见的一种良性肿瘤。色素痣外观呈棕色至黑色的斑疹或稍隆起的丘疹，可呈半球形、乳头瘤状或带蒂，皮内痣可长有毛发。其基本的病理分类有皮内痣、混合痣和交界痣。皮内痣的痣细胞巢位于真皮内，交界痣的痣细胞巢位于表皮基底部，混合痣则表皮及真皮内均有痣细胞巢。据统计，皮内痣占90%以上，交界痣约占1%，混合痣约占7%。

（一）概述

色素痣可发生恶变而成为恶性黑色素瘤，其发生与遗传因素、日光照射、局部刺激有关。先天性痣的恶变率较高，后天性色素痣中的交界痣被认为有一定的恶变率。

色素痣的治疗方法有激光、冷冻等物理疗法及手术切除治疗，其中以手术切除治疗效果最为确切，且复发率低。术后常规病理检查有助于排除早期恶变病例。

发生于外耳道的色素痣主要位于外耳道软骨段，可部分累及骨段，当占据骨段较长时，需做耳内辅助切口，以便于手术操作。与发生于头面部的色素痣一样，绝大多数发生于外耳道的色素痣为皮内痣。随着痣的长大，可造成外耳道通气障碍，自洁能力下降，导致外耳道炎、耵聍及炎性产物堆积致传导性聋，可出现耳痒、耳痛、耳鸣及听力下降等症状。此外，也有系掏耳时偶然发现的。

（二）治疗

由于外耳道位置较隐蔽，手术操作空间有限，因此对于位于外耳道软骨段靠外侧的色素痣，可直接行痣切除；对于位于中、内段者，需做耳内辅助切口，将痣切除；对于基蒂较小者，不必植皮，否则可行游离皮片移植术，且常选择耳后作为供皮区。痣切除后再行耳内镜检查，在耳内镜下将外耳道中、内段堆积的耵聍及炎性产物用耵聍钩配合吸引器进行清除，并用生理盐水反复冲洗干净。所植皮片不应留有过多的皮下脂肪，用5-0一次性可吸收缝线做外侧、上、下创缘缝合固定，内侧可不必缝合，外耳道用凡士林纱布及碘仿纱条填塞2周左右。

三、外耳道乳头状瘤

使用污染人类乳头状瘤病毒（HPV）的掏耳工具掏耳，可导致人群间或同一个体双耳间发生交叉感染，长出乳头状新生物，即乳头状瘤。HPV有多种亚型，有的可引起受感染部位鳞状上皮的乳头状增生及不典型增生，但通常不发生恶变，有的则会诱发癌变，前者统称低危型HPV，后者称为高危型HPV。对以往诊治的患者无一发生恶变的情况进行分析可知，外耳道乳头状瘤属于低危型HPV感染。

（一）概述

外耳道乳头状瘤患者多主诉一侧外耳道或双耳痒痛、灼热、耳堵塞感及耳流脓，掏耳时可有出血等症状。询问知有在理发店理发时掏耳史。查体可见一侧或双侧外耳道有乳头状新生物，单发或多发，由于受外生性肿瘤的遮挡，因此外耳道深部往往窥视不清。活检可进一步明确诊断。

（二）治疗

治疗以消除瘤体、避免复发和防止并发外耳道狭窄为原则。治疗方法有局部冷冻疗法、肿瘤切除＋植皮术、微波治疗、视频耳内镜下半导体激光治疗等。对于累及外耳道中内段的多发性乳头状瘤，首选视频耳内镜下肿瘤摘除＋基底部电凝灼烧术，原因是耳内镜下手术野被放大，即使肿瘤位于外耳道深部后壁接近鼓膜处，也不用担心灼伤鼓膜及深部的面神经。使用尖细并带有保护套的电凝器（针形电刀）可以进行相当精细的治疗操作。内镜和特殊的电凝器两者结合，解决了外耳道空间较小、窥视困难，不利于常规器械操作的难题。

1.视频耳内镜下肿瘤摘除+基底部电凝灼烧术

患者在全麻后头偏向对侧，患耳朝上，用聚维酮碘溶液行常规消毒、铺巾，在耳内镜下剪除耳毛，用中耳杯状息肉钳将肿瘤分次咬除，也可用外耳道环形切开刀将肿瘤从底部铲除，留作病理标本，但不可损伤正常的外耳道皮肤，以防病毒感染。将0.1%肾上腺素棉片敷于创面数分钟，止血后，连接整形美容外科的针形电刀，将电凝输出功率调至7～10 W，在视频耳内镜下行肿瘤基底部、四周边缘分点电凝烧灼，可深达真皮浅层，双侧外耳道可一次性完成治疗，最后用碘仿纱条填塞。2周后抽除填塞纱条。

2.微波治疗

对于单发于外耳道外段者，可在门诊局部浸润麻醉下，切除瘤体送病理检查，基底部用微波进行烧灼处理以防复发。由于仅凭肉眼观察，操作没有视频耳内镜下那么精细，因此微创程度稍逊于内镜下的针形电凝灼烧术。微波治疗方法简单，在门诊即可完成治疗操作，故不失为一种实用的治疗方法。

对于由乳头状瘤堵塞外耳道所并发的局部感染，在彻底切除肿瘤、清除外耳道炎性渗出物的基础上，可进行适当的抗菌消炎治疗。

四、耳颞部骨瘤

骨瘤是一种由分化成熟的骨组织构成的良性肿瘤。

（一）概述

耳颞部骨瘤多来源于邻近骨质，发生于骨膜内层的骨母细胞，由成骨性纤维组织、成骨细胞及所产生的新骨组成。该病最常见于颅骨、鼻窦和颌骨，其直径一般在1.0～4.0 cm。根据其组成成分及生长方式，可分为松质型和密质型，或周围型和中心型。

X线摄片或CT检查可显示高密度、均匀、界限清晰的增生性病变，罕见瘤巢及骨膜增生。

发生于颞骨各部的骨瘤均为周围型、密质型骨瘤，基底与正常骨组织间无明显界限。乳突部的骨瘤多位于耳后乳突区，可沿乳突表面生长，基底往往比附着面小，肿瘤表面光滑，骨质异常坚硬。

位于骨性外耳道的骨瘤可来源于外耳道前上方的鼓骨，肿瘤质地与乳突部骨瘤无区别；外耳道骨疣多起源于鼓环。何谓鼓环？即鼓部在新生儿时仅为一个上部缺如的环形骨质，称为鼓环，在成年人则发育为鼓部。骨疣见于成年人，常发生于接近鼓膜处的外耳道前壁，也可发生于骨性外耳道下半部的外侧——均为鼓部骨质。骨疣与骨瘤在组织学上并无本质区别。

岩部骨瘤位置深邃，通过CT、MRI可做出影像学诊断，并可与其他骨肿瘤相鉴别。

骨瘤需与骨样骨瘤、软骨瘤等相鉴别，其确诊有赖于病理检查。

（二）治疗

颞骨骨瘤常单侧发病。对于无症状的骨瘤，可进行随访观察，若引起外耳道阻塞、并发感染或压迫神经引起疼痛、诱发癫痫样症状，则需予以治疗。手术切除肿瘤是唯一有效的治疗方法。根据肿瘤发生的部位，可选择经耳后切口、耳内切口或经中颅窝径路行骨瘤切除术。术中先用骨凿凿取部分骨瘤组织留作病理送检标本，可配合使用耳科电钻将骨瘤磨除，骨瘤基底部与正常骨组织间缺少分界线，底部需磨至周围正常骨组织平面以下。为防止术后复发，应对骨瘤周围的软组织，特别是骨膜进行电凝烧灼，以消除肿瘤滋生的根源。

五、耳廓皮角

皮角指突出于皮肤的锥形角化性结节，是皮肤鳞状上皮过度角化的产物，易发生于人体裸露部位。耳廓皮角通常见于耳轮、耳屏游离缘，单发。

（一）概述

患者多为老年人。皮角从皮肤表面长出，生长缓慢，病史较长，一般无明显不适，当其受到触动时，可诱发局部疼痛。与角化棘皮瘤或角化棘皮瘤型鳞癌最大的区别是，皮角无高出皮肤表面的软组织基底，且极少发生癌变。

当角化棘皮瘤或角化棘皮瘤型鳞癌角质部分较长时，易与皮角相混淆。

（二）治疗

手术切除皮角，可保留耳廓软骨膜。创面经四周减张后直接缝合，或行植皮修复。

六、耳廓其他良性肿瘤

耳廓良性肿瘤种类颇多，各自的形态特征虽然分明，但由于其中一些肿瘤并不常见，因此会给初次接诊者在诊断时带来一定的困难。现将几种较少见的耳廓良性肿瘤分述如下：

（一）耳廓软骨瘤

软骨瘤是一种少见的良性肿瘤，病因尚不明，可能起源于正常软骨或软骨外的胚胎残余，也有学者认为软骨瘤的形成可能与生长中的软骨板的软骨细胞移行于不正常的位置有关。

1.概述

软骨瘤多生长缓慢，较少发生恶变。根据其发生的部位，可将软骨瘤分为内生性和外生性两型，前者发生于无软骨组织，后者多发生于软骨上。耳廓软骨瘤属外生性型。

发生于耳鼻喉的软骨瘤较罕见，耳廓软骨瘤只是其中之一。

2.治疗

手术切除是目前最佳的治疗方法。

（二）耳廓上皮样血管瘤

上皮样血管瘤（EH）由 Wells 和 Whimster 于 1969 年首次报道，直至 1979 年 Rosai 等将其与木村病区分开。EH 是一种罕见、病因尚不明、以皮下肿块为表现的良性血管肿瘤，也称血管淋巴样增生伴嗜酸性粒细胞增多症或组织细胞样血管瘤，临床上易被误诊。

1.概述

EH多见于中青年，好发于头颈部皮肤和皮下组织，且以耳廓及耳周的发生率最高。临床表现为多发或单发红色结节，呈隆起状、结节状或丘疹状，可伴疼痛及瘙痒。部分患者外周血嗜酸性粒细胞增多，浅表淋巴结可肿大。

病理检查：镜下见血管内皮细胞肥大，呈上皮样突入形成"鞋钉"或"墓碑"状，内皮细胞过度增生可造成管腔阻塞或消失；血管周围灶性或弥漫性炎症细胞浸润。免疫组化：CD_{31}和Factor Ⅷ等强阳性表达，部分患者可表达CD_{30}、CD_{34}及CD_{163}。

2.治疗

首选手术切除，单发者手术效果好，多发者术后有33%～50%的复发率。对于复发者，仍可行手术治疗，或辅以激光、冷冻等治疗。

（三）耳廓血管角皮瘤

血管角皮瘤，又称血管角化瘤，是一种以真皮上部毛细血管扩张和表皮角化过度为特征的皮肤病。

1.概述

该病病因尚不明，很少发生于耳廓，可能与冻伤或脂类代谢障碍等有关。临床上通常将其分为五型，即肢端血管角皮瘤、阴囊血管角皮瘤、丘疹型血管角皮瘤、局限性血管角皮瘤和泛发性系统型—弥漫性躯体血管角皮瘤。

耳廓常单侧发病，前、后面均可受累。皮损表浅如丘疹、多发，从针尖至绿豆大小不一，红色，局部可有瘙痒，用手抓后易出血，可自止，常结有血痂。在局麻下切除一处病变组织送病理活检可确诊。

2.治疗

血管角皮瘤皮损表浅，通过冷冻、电凝、585 nm脉冲染料激光等物理治疗或局部注射平阳霉素均有良好的治疗效果。单发者效果好，多发者易复发，但继续治疗仍有效。

七、外耳角化棘皮瘤

角化棘皮瘤（KA）是一种介于良、恶性肿瘤之间的交界性皮肤肿瘤。该病病因尚未明确，可能与日光暴晒有关。该病多见于老年人，可发生于耳廓或耳前，常单发。

（一）病理表现

KA为外生及内生混合型鳞状细胞增生结节，中心表皮凹陷呈火山口样，充满角质物，进展期周边似唇状隆起，部分覆盖角质，底部表皮棘层细胞增生，呈不规则条索状向真皮内延伸，与周围分界不清，可含不典型细胞。

（二）临床表现

一般无自觉不适，耳廓或耳前皮肤肿块多表现为孤立的椭圆形或圆形单发结节，逐渐增大，也可于1～2个月快速生长，中央有呈黑褐色或白色、坚硬如骨的角质栓，表面光滑或较粗糙，皮损直径为1.0～2.0 cm，周边可有类似老年斑样色素沉着，致使边缘变得较为模糊。

（三）治疗

曾有有关KA可能可以自行消退的报道，但建议不能消极等待其自愈，而应首选手术切除，在距肿瘤边缘0.3 cm以上做切口；对于术前未行活检者，完整切除肿瘤后应行术中冰冻病理检查，以进一步明确肿瘤性质及了解切缘情况，最后视创面大小，予减张后直接缝合、一期任意皮瓣转移或植皮修复。术后定期进行随访。

第二节　耳部恶性肿瘤

一、耳廓鳞状细胞癌

耳廓鳞状细胞癌是一种常见的耳廓恶性肿瘤，多见于男性老年人。

（一）概述

该病病因尚不明确，一般认为与受日光中紫外线过量照射有关，病史较长者可能存在渐进性癌变的过程。若与同侧或对侧耳廓前外侧面有黑褐色、高出皮肤、表面粗糙、边界清楚并可伴有脱屑的脂溢性角化病同时存在，则可能为Leser-Trelat综合征。

耳廓鳞状细胞癌好发于耳轮上部，常向耳廓后内侧面浸润，可累及头皮。癌肿以中分化鳞癌为主，易发生肿瘤性溃疡。颈部ⅡA区淋巴结为其前哨淋巴结，约半数患者可发生该区域淋巴结转移。

病初为耳轮上部小结节或呈斑块状隆起，可存在数年，随着肿块逐渐长大，局部出现瘙痒、疼痛，抓挖后有渗液或出血；日后可发展成皮肤溃烂，面积不断扩大加深，或形成肉芽样肿块，散发出恶臭味。

耳部检查：患侧耳轮上部、耳廓背面有边缘呈蚕蚀状的溃疡伴结痂或呈肉芽样肿块，触之易出血，受肿瘤浸润的耳廓局部明显增厚，耳廓后内侧面受累面积往往较前外侧面大得多；晚期病变可侵出耳廓后沟或耳轮脚扩展至头皮及周围软组织，并破坏耳廓软骨，导致耳廓部分毁损。耳后、腮腺区、颈部淋巴结触诊多未能触及肿大淋巴结。

根据病史、患者年龄及患耳局部溃疡性病变可初步做出耳廓鳞状细胞癌的诊断，从耳廓溃疡边缘咬取或切取活检可确诊。

（二）治疗

一旦诊断明确应尽早施行手术治疗。对于有颈淋巴结清扫指征者，先行同侧分区颈淋巴结清扫术，再根据肿瘤浸润的范围行耳廓部分、次全、全耳廓或扩大耳廓切除术，切除范围应距肉眼可见的肿瘤边缘1.0 cm以上，对于侵出耳廓者，切缘应在1.5 cm以上。暴露于创缘的耳廓软骨经分离后做条状切除，然后缝合两侧皮肤切口。对于耳廓附着处的创面，可经切口减张或皮瓣转移后修复，必要时可取锁骨下带真皮下血管网的皮片移植，并行荷包结扎固定。

二、耳廓角化棘皮瘤型高分化鳞癌

角化棘皮瘤型高分化鳞癌（SCC-KA）是一种分化良好的鳞状细胞癌，其恶性程度较低，早期通常不发生转移。

（一）概述

本病多见于中老年人，耳廓是较好发部位之一。与角化棘皮瘤相比较，本病具有生长较快、软组织部分较粗大而角质部分相对细小或占比低的特征。

（二）治疗

治疗以手术彻底切除癌肿为原则，安全边缘不应小于0.5cm。根据肿瘤发生部位，结合患者年龄及本人意愿，决定是否行肿瘤切除后的修复或整形。

三、外耳道腺样囊性癌

外耳道腺样囊性癌是一种起源于耵聍腺导管上皮的低中度恶性肿瘤。该病好发于中老年女性，是一种较常见的外耳道恶性肿瘤。肿瘤浸润性强，常沿神经末梢向四周或逆行性浸润，较少发生淋巴结转移。

（一）概述

本病起病隐匿，主要表现为患侧耳痛，多呈间歇性刺痛，可向四周放射，也可表现为持续性耳痛，阵发性加重。肿瘤堵塞外耳道时可伴患耳听力下降，而无耳流脓史。肿瘤最初位于外耳道外段的一侧，呈丘状隆起，表面光滑，有蜡样光泽，较晚可破溃，并向外耳道中、内段及耳甲腔方向呈浸润性生长，未见耳道四周均受浸润隆起或完全堵塞外耳道者。外耳道深部受肿瘤遮挡多窥不清，触诊肿块可导致耳痛加重。颈淋巴结通常无肿大。电测听示传导性聋或混合性聋。根据术中所见，听力下降系耳道深部脱落的上皮、耵聍、痂皮堆积堵塞所致。

活检可明确诊断，行外耳道MRI有利于了解肿瘤的大小、浸润范围及与邻近组织结构的关系，较CT检查能获取更多的信息。

（二）治疗

及早行扩大的外耳道切除术。外侧可切除部分耳甲腔、耳屏，内侧可切至近鼓环处；对于有浸润至腮腺迹象者，可切除部分腮腺组织，并用电钻磨除邻近肿瘤处的外耳道及乳突区骨质。创面用带真皮下血管网的皮片移植，碘仿纱条填塞＋荷包结扎。术后予抗生素治疗1周，3周后拆除荷包，必要时可选用氧氟沙星纱条填塞，每周换药1次，直至局部完全上皮化为止。随访期间一旦发现肿瘤复发，需行更广泛的手术切除，或行放疗或手术加放疗的联合疗法。

第三节　典型病例教学探讨

一、病历摘要

患者女，65岁。因头痛2个月伴右耳流脓1个月入院。

现病史：2021年4月无明显诱因出现头痛，呈胀痛感，右侧颞部及耳后明显，无耳鸣、耳闷及恶心等不适。当地医院对症治疗（具体不详）后无明显好转。2021年5月无明显诱因出现右耳流脓伴听力下降，自述分泌物无明显异味。无发热、寒战、咳嗽，无耳闷等不适。遂于我院门诊予滴耳液（具体不详）治疗后耳流脓稍好转，头痛未见明显好转。2021年6月下旬患者嘴角歪斜较前加重，闭眼可，乳突CT示：①双侧中耳乳突慢性炎症，右侧听小骨链稍欠规整。②右侧额窦、左侧上颌窦轻度慢性炎症。病程中患者精神可，食欲减退，大小便正常，体重无明显变化。

既往史：30年前无明显诱因出现左耳流脓伴听力下降，自行予以滴耳液治疗后好转，听力下降未见明显好转。高血压6年，服用苯磺酸氨氯地平片降压，3个月前出现嘴角歪斜，诊断为"脑梗死"，经治疗后好转。否认糖尿病、肝炎、结核等病史，否认外伤及手术史，否认药物、食物过敏史，无吸烟及饮酒史。

家族史：无家族遗传病史。

体格检查：疼痛评分2分，ECOG评分2分，营养评分2分。全身浅表淋巴结未扪及肿大。心肺腹未见明显异常。双耳廓无畸形，右外耳道充血，有少量脓性分泌物，双耳鼓膜穿孔，双耳乳突区无压痛。右眼闭眼可，额纹无明显消失，鼓腮时嘴角向左侧歪斜，鼓腮漏气。

辅助检查：三大常规未见异常，肝肾功能、血生化、凝血正常。

心电图：窦性心律，频谱心电图未见明显异常，未见异常心律。

2021年7月1日颅脑MRI示：大脑多发腔隙性脑梗死。

2021年7月1日淋巴结超声示：双侧颈部低回声结节影，较大者约1.3 cm×0.4 cm，考虑淋巴结；双侧腋窝低回声结节影，右侧较大者约1.2 cm×0.5 cm，左侧较大者约1.4 cm×0.5 cm，考虑淋巴结；双侧腹股沟区低回声结节影，右侧较大者约1.6 cm×0.5 cm，左侧较大者约1.7 cm×0.7 cm，考虑淋巴结。

2021年7月1日鼻咽部MRI示：（1）鼻咽部未见明显异常。（2）双侧外耳道、中耳、乳突炎症，颞部脑膜局部稍增厚，其意义请结合临床。

2021年7月1日胸部、腹部增强CT示：（1）右肺下叶背段片絮影，考虑炎性病变；（2）左肺上叶舌段心缘旁结节影，考虑增殖灶；（3）双肺散在肺大泡；（4）左肺上叶下舌段粘连带；（5）双侧胸膜轻度增厚；（6）肝脏钙化灶；（7）脾脏结节状异常强化影，不除外血管瘤。

初步诊断：（1）化脓性中耳炎；（2）高血压；（3）腔隙性脑梗死。

治疗：2021年7月2日在我院耳鼻喉科行全麻显微镜下右耳开放式乳突根治术+面神

经探查术+颅底探查术+迷路瘘管修补术，术后病检示：右中耳病变、右侧硬脑膜表面病变、右咽鼓管病变>纤维化及大量慢性炎细胞背景中查见上皮样细胞巢，结合免疫组化符合淋巴上皮瘤样癌。右耳纤维组织及慢性炎细胞背景中查见上皮样细胞巢及条索结构，符合淋巴上皮瘤样癌。

术后诊断：（1）右中耳淋巴上皮瘤样癌（$pT_3N_0M_0$，Ⅲ期）；（2）高血压；（3）腔隙性脑梗死。

术后患者行 2 个周期辅助化疗：多西他赛 120 mg vd 第 1 天+顺铂 60 mg vd 第 1～2 天，于放疗中心行耳部放射治疗（右耳局部放疗 VMAt 60 Gy/30 f），2021 年 11 月 24 日行第 3 周期化疗。2021 年 11 月 16 日复查鼻咽部 MRI 提示：右侧中耳、乳突信号增高，增强扫描呈不均匀强化，脑组织未见异常信号。双侧颈部多发小淋巴结显示。

2022 年 3 月 30 日肿瘤科门诊随访，患者病情稳定。

二、病例分析

淋巴上皮瘤样癌是发生在中耳道十分罕见的恶性肿瘤。从目前仅有的 10 余例文献报道来看，患者的发病年龄介于 30～56 岁。在就诊前，患者通常会出现中耳炎、耳闷塞感、耳痛、不同程度的听力下降等症状，这些症状往往会掩盖了肿瘤的存在。本案例中，患者为老年女性，首发症状为"头痛伴右耳流脓"——较文献报道的发病年龄偏大，虽然临床表现一致，但仍需要鉴别的疾病包括炎症、转移性鼻咽癌、头颈部淋巴瘤、恶性黑色素瘤等，需要结合病史、病理活检进一步明确诊断。

由于发病罕见，病例数少，目前对于中耳原发的淋巴上皮瘤样癌的最佳治疗方案仍未明确。鉴于文献报道，通过外科手术切除病灶以及术后放疗是目前被认可的治疗手段。本病例中，患者术后分期较晚，为Ⅲ期，因此参考文献个案，给予术后辅助化疗（多西他赛+顺铂），及术后放疗作为辅助治疗。中耳淋巴上皮瘤样癌的预后总体相对较好，绝大部分报道的病例均未证实有淋巴结转移和远处转移的情况，仅有一例患者在确诊 29 个月后因疾病进展死亡。从本病例随访时间约 9 个月，患者病情尚稳定，可增加随访时间，以观察评估治疗效果。

三、病例点评

原发在中耳的恶性肿瘤十分少见，仅占头颈部恶性肿瘤的 0.2%。而这类肿瘤中多数以鳞状细胞癌为主，淋巴上皮瘤样癌则罕见，目前国内外文献报道约 10 余例而已。中耳淋巴上皮瘤样癌需与以下疾病鉴别。①转移性鼻咽癌：鼻咽未分化型癌组织学形态及免疫表型与中耳淋巴上皮瘤样癌相似，但鼻咽癌转移有鼻咽癌病史，鼻咽镜、CT 或 MR 扫描可发现原发灶，或是通过鼻咽黏膜活检证实鼻咽癌的存在，因此在诊断中耳原发的淋巴上皮瘤样癌之前必须运用上述手段排除鼻咽癌转移的可能。本案例术前行 MRI 检查鼻咽部位未见占位。②淋巴瘤：淋巴上皮瘤样癌癌巢周围伴有大量的淋巴细胞浸润，当肿瘤细胞巢小而分散时，需与淋巴瘤，尤其是霍奇金淋巴瘤鉴别。淋巴瘤弥漫表达 B 细胞或者 T 细胞标志物，霍奇金淋巴瘤大细胞表达 CD30，不表达上皮细胞标志物；淋巴上皮瘤样癌周围淋巴细胞表达 B 细胞 T 细胞标志物的同时，癌细胞表达上皮标志物。③恶性黑色素瘤：恶性黑色素瘤 S100、Melan-A、HMB45 及 MITF 标志物阳性，不表达上皮标志物，而淋巴上皮瘤样癌强表达上皮标志物。以上的鉴别诊断尤为重要，一旦误诊为其他肿瘤，则治疗方法完全不一样。

　　根据既往文献报道，右中耳淋巴上皮瘤样癌与其他头颈部恶性肿瘤（鼻咽癌、扁桃体鳞癌、泪腺癌、涎腺癌等）一样，与 EBV 感染相关，但是否对该病的发生有着关键作用尚不清楚。因此在右中耳淋巴上皮瘤样癌诊断后，也可进行 EBV DNA 的检测并予以随访。此外，EBV 感染与免疫治疗的相关性已在鼻咽癌中深入研究，因此对于 EBV 感染的右中耳淋巴上皮瘤样癌是否对免疫治疗也有类似的应答，尽管目前尚无文献报道，但是否可作为后线治疗或临床研究方向值得探讨。

四、教学探讨

　　此病例为中耳罕见恶性肿瘤的症状、临床表现、治疗及预后效果的展示。在教学中，教师可以从临床表现出发，结合辅助检查引导学员对鉴别诊断做重点学习，同时拓展对罕见病例相关知识的学习和储备。

第八章　鼻肿瘤

第一节　鼻腔良性肿瘤

一、鼻腔血管瘤

通常认为血管瘤是脉管系统先天发育异常所致的一类畸形或肿瘤，以小儿多见，治疗以局部注药为主。然而发生于鼻腔者均为成年人，病史大多不长，很难与先天性疾病联系在一起，应该是后天逐渐生成的良性肿瘤。肿瘤基底多位于鼻中隔面或下鼻甲表面，行鼻内镜下肿瘤切除＋基底部电凝烧灼可获得良好的治疗效果。常见的鼻腔血管瘤有毛细血管瘤和血管纤维瘤，海绵状血管瘤则少见。

1.鼻腔毛细血管瘤

毛细血管瘤，又称草莓状血管瘤或增殖性血管瘤，是一种常见的鼻腔血管瘤。鼻中隔和下鼻甲是鼻腔毛细血管瘤的好发部位，常单侧发病，罕有发生于鼻前庭者。其主要症状为鼻出血，擤鼻、低头等可诱发，出血呈鲜红色，出血量一般较少，多能自止。前鼻镜或鼻内镜可查见鼻腔红色新生物，表面多呈结节状，可伴局部糜烂、渗出或附血迹，用卷棉子沿鼻中隔面或下鼻甲表面可探得肿瘤基底部。活检会引起较多出血，有时需行鼻腔填塞止血。由于肿瘤多占不满鼻腔，因此较少有鼻塞主诉，也很少并发鼻腔—鼻窦炎症。鼻窦CT或MRI平扫＋增强可有血管瘤相应的特征。

根据鼻出血史、鼻内所见肿块的形态和色泽多可做出诊断。主要治疗方法是在鼻内镜下沿肿瘤基底行整块切除＋基底部电凝烧灼术。烧灼处涂以红霉素眼膏，鼻腔不必填塞，术后为防止结痂过早脱落引起继发性出血，可使用复方樟脑薄荷滴鼻剂滴鼻或生理盐水喷鼻，以保持鼻腔湿润。

2.鼻腔血管纤维瘤

鼻腔血管纤维瘤的性状类似于鼻咽血管纤维瘤，除发生部位、好发年龄、性别不完全一致外，症状有些类似。

本病易与鼻腔毛细血管瘤混淆，确诊虽有赖于病理检查，但两者之间的临床表现有些许区别。鼻腔血管纤维瘤好发于鼻腔中后段，可长成较大的肿块，呈黯红色，出血量较多，活检后出血不易止住。另外，与肿瘤由呈分叶状增生的毛细血管组成的毛细血管瘤不同，此瘤由粗细不一的血管及纤维间质构成，可引起邻近骨质的吸收破坏。治疗方法与毛细血管瘤基本相同，需对基底做较广泛的切除或烧灼处理，以防止术后复发。

3.鼻腔海绵状血管瘤

海绵状血管瘤大多由低血流量的畸形静脉构成，因呈海绵状而得名。海绵状血管瘤的体积常比外观所能见到的大，手术时需适当扩大切除范围，以防止术后复发。

二、鼻腔化脓性肉芽肿

化脓性肉芽肿（PG）于1897年首次被描述，1904年由Hartiell命名，又称肉芽组织型血管瘤、分叶状毛细血管瘤、毛细血管扩张性肉芽肿。PG可发生于任何年龄层，常见于头面部、手足及躯干，是临床上比较常见的皮肤肿瘤；发生于鼻腔者则鲜有报道，这与本病较少发生于鼻腔有关。

（一）概述

本病病因尚不明，多数认为与外伤有关，而与感染无关，其发生不能从疾病的命名上理解为由化脓菌感染而形成的肉芽肿。

PG是由血管反应性增生所形成的结节或息肉样肿块，直径一般为0.5～1.0 cm，反复感染或妊娠者可增至2.0 cm左右。肿块表面被覆皮肤或黏膜上皮，内以毛细血管增生形成的小叶结构为特征，界限清晰，但无包膜。大部分PG表面有溃疡形成，炎症细胞浸润明显。

早期病变为隆起于皮肤或黏膜的鲜红色丘疹，可迅速增大，形成有蒂或无蒂结节，表面光滑，无自觉疼痛或压痛，易出血，偶尔会自行消退，此易与血管瘤相混淆。

发生于鼻腔者基底一般不大，可位于鼻中隔、下鼻甲或鼻前庭。病史不长，主要症状为鼻出血，较大的肿块堵塞鼻腔可引起鼻塞；鼻腔新生物红色，表面附渗出坏死物，大体标本剖面色泽不均。

PG与鼻腔毛细血管瘤两者在病理上的鉴别如下：毛细血管瘤的表皮大多无破溃，间质纤维组织增生较明显，将毛细血管分隔呈结节状或分叶状，血管之间的纤维间质大多无急性炎症细胞浸润。而化脓性肉芽肿表面溃疡形成，表皮坏死脱落，炎性坏死物形成，毛细血管结节状或分叶状不明显，血管之间纤维间质内有大量的淋巴细胞及中性粒细胞等急慢性炎症细胞浸润。

（二）治疗

治疗方法有手术切除、激光、微波、冷冻等。对于较大的鼻腔化脓性肉芽肿，可在鼻内镜下行手术切除＋基底电凝烧灼术。术后随访3个月，无复发可视为治愈。

第二节　外鼻基底细胞癌

基底细胞癌（BCC）是发生于皮肤表皮基底细胞或皮肤附件的一种低度恶性肿瘤，外鼻及与之相邻的面部皮肤是好发部位之一。

一、概述

本病病因尚不明，从易发于人体裸露部位推断可能与光污染，主要是光辐射，特别是紫外线的照射等有关。随着生态环境的改变和人口老龄化，近年来本病发病率呈上升趋势。鼻部基底细胞癌多见于中老年人，青年及以下年龄段罕见。

发生于外鼻者，起初仅为皮肤小结节，稍发痒，用手抓破后有少量血水渗出，随后结痂，可反复发生，持续数月至数年。随着肿块逐渐增大，皮肤破溃、溃疡经久不愈，皮肤病损面积日益增大，此时方引起患者及其家属的注意，也有待鼻尖、鼻翼毁损后而来就诊者。检查：鼻尖、鼻翼、鼻唇沟、鼻背部的某个区域可见浸润性、溃疡性皮损，溃疡面有少量渗出或相对干燥结有痂皮，边缘多呈侵蚀状，不整齐，常有黑色素沉着，或边缘的某一处有表面光滑的结节向周围扩展。极少发生转移，区域淋巴结无肿大，向皮下浸润一般不超过浅筋膜。

本病需与日光性皮炎、皮肤角化棘皮瘤等相鉴别。

根据皮损特点多可做出初步诊断，术前行活检也未尝不可，且常采用咬取活检。鉴于鼻部溃疡性皮肤病变大多为基底细胞癌，个别为溃疡面浅且干燥、无色素沉着的日光性皮炎，或中间有角质栓，病史短，生长快，溃疡似火山口的角化棘皮瘤，均需施行手术切除治疗。手术关键是如何才能一次性切除干净，并将创面妥善修复。因此，近年来，已很少因为拟诊鼻部基底细胞癌而行术前活检。

二、治疗

据文献报道，BCC放疗和手术切除具有同等的疗效，但放疗具有时间长、不良反应较大且持久、费用高、治愈后外观差等缺点，而手术治疗恰能弥补放疗的诸多不足。除鼻部毁损严重者可优先给予放疗外，对于其余患者，均首先考虑手术治疗。手术治疗的关键是将肿瘤切除干净、妥善修复创面。

应一次性彻底切除基底细胞癌，否则就会增加患者继续治疗的痛苦和费用。

（一）准确把握肿瘤的安全切缘

皮肤基底细胞癌沿表皮下向四周浸润，病损多呈类圆形。因此，必须先确认癌肿的边缘，而不是仅看皮肤表面是否光滑。对于硬化型者，更需仔细辨认它的肿块外侧界，以免被看似完好的皮肤所迷惑。当肿瘤边缘确认后，根据病史长短、患者年龄、近期肿瘤生长有无明显加速、是否存在向周围浸润的表皮下结节、边缘是清晰还是较模糊、病灶大小等，再考虑肿瘤切除的安全边缘。对于老年、病程进展缓慢、肿瘤边界较清晰者，在距肿瘤边缘外侧3mm、外观正常的皮肤上做切口应该是安全的，否则可适当扩大切除范围至肿瘤边缘外侧5mm及5mm以上。术后四侧及基底切缘阴性的病理报告是唯一的手术质量认证。需要强调的是，应施行个体化的手术安全切缘策略，通常不在术中行冰冻病理检查来确认切缘阴性与否，这是因为有条件完成Mohs切除术的单位其实并不多。

虽然未能对大多数患者逐一进行随访，但无一例因为复发而来院复诊或复治，这至少说明我们对切缘的把握是可行的，并没有像一些文献报道的那么不确定。

（二）在局部未注射药液前标出安全切口

即使是局麻患者，在皮肤消毒、铺巾后，局部浸润麻醉前，嘱患者稍忍耐一下疼痛，用一次性注射针头在距肿瘤边缘若干毫米的安全切口处预先轻轻划破表皮至有少量渗血。这样做的唯一好处是能够保证安全切缘不缩水，若在局部浸润后再标记安全边缘，因注液后局部组织肿胀，不但使肿瘤边缘变得模糊，而且会人为拉大切缘距离，从而直接影响到对安全边缘的确认。弃用亚甲蓝或记号笔进行标记，除有颜色会污染术野外，还有标记线本身的宽度难以达到精确；而用手术刀背直接划一周，标记过程中的视野和灵活性均要大打折扣。为保证基底切缘安全，可用眼科小剪刀沿浅筋膜以纯性分离为主的方法进行切除，这是因为在正常疏松结缔组织之间进行分离是最安全的底部边界。

（三）麻醉

局部注射1%利多卡因肾上腺素溶液[2%利多卡因（5 mL）＋生理盐水（5 mL）＋3滴肾上腺素]行局部麻醉；对于全麻者，则可用生理盐水肾上腺素行局部浸润，以减少术中出血。

（四）手术切口应与皮肤面垂直

切口与皮肤表面可有垂直、向外或向内3种情况，垂直和向外均能使肿瘤切除干净，唯有向内会留下隐患。因此，切口与皮肤安全边缘的表面垂直切透是保证切缘安全的有效措施之一。

（五）底部分离需深达皮下

可将肿瘤与皮下浅筋膜一并切除，肌肉腱膜层多可保留。

（六）妥善止血

在肿瘤切除后，渗血创面可用纱布块进行压迫止血，对出血点可行双极电凝止血。移植床妥善止血可防止皮片下积血，有利于移植皮片存活。局麻或局部浸润注射中加入少量肾上腺素能起到减少术中出血的作用，实践证明不会影响皮片存活。

（七）切除后创面的修复

笔者曾遇到多例外院术后切缘阳性不得不再次接受手术治疗的病例。手术过于保守的背后不是手术时肿瘤无法切除，而是缺少修复创面的手段，术者担心创面稍大不能直接缝合。笔者的体会是皮片移植易学易做，无论创面多大，均能修复和成活。适用皮瓣修复方法的病例能做则做，不要勉强。

1.皮片移植修复术

采用全厚皮片移植修复基底细胞癌切除后创面已有50余年的历史。根据所取皮片的大小，选择不同部位进行取皮。取直径1.0 cm左右的皮片通常会选同侧耳后乳突尖附近；取较大皮片或随意皮片，选同侧锁骨上下。剪取与创面大小相同的纱布片或消毒指示卡，并在消毒供皮区皮肤后将纱布片或指示片贴于其上；局部注射含少量肾上腺素的利多卡因溶液，于纱布片或指示片外侧1～2 mm处做切口；切透皮肤，将全厚皮片用刀片切下，并放入生理盐水中，供皮区切口经减张后缝合。修剪除去皮下脂肪后，将皮片放置于创面，用0号丝线间断缝合并预留结扎线。皮片处放置凡士林纱布＋纱布丝团，然后用预留的缝线行打包结扎。10天左右拆除缝线，术后可适当予以抗生素预防感染。

目前，不仅使用全厚皮片移植来修复创面，而且经常使用带真皮下血管网的皮片，这是皮片中最厚实、修复后较全厚皮片丰满的皮片。无论是直径小到1.0 cm以下，还是大到4.0～5.0 cm的皮片，移植后均能成活。鼻面部丰富的血运是保证移植皮片能存活的基础。由于是从非常年裸露处取的皮片，因此其成活后较周围皮肤着色深，即皮肤会存在色差，但随着时间的推移，色差会逐渐减小。

基底细胞癌虽然恶性程度不高，较少侵犯皮下组织，但手术时仍需将全层皮肤包括部分皮下组织一并彻底切除，此时用韧厚皮片修复显然不够丰满，故通常用全厚皮片。以往强调不能留下皮下脂肪，否则会影响皮片存活，故在取下皮片后会做适当修整，将皮下脂肪修剪干净，但其实这是一种误导。真皮与皮下脂肪之间有一毛细血管网，称为真皮下血管网，只有留着少量脂肪组织，此血管网才不会被破坏，移植后有利于尽快建立良好的血运，有利于皮片的存活，还能使移植物的厚度最大化。因此，应留下部分皮下脂肪，这是在传承前辈临床工作经验的基础上不断改进之后得出的结论。

在拆线前先将结扎线剪断，然后用生理盐水将棉丝团浸湿，并分次取下，最后将凡士林纱布块轻轻揭去，逐一拆除缝线。在拆线过程中及拆线后局部忌用酒精消毒，否则有可能因酒精蒸发引起皮片脱水或局部血管受刺激收缩而并发皮片凝固性坏疽。此外，也不能将松脱的表皮揭去，使下方稚嫩的皮肤失去必要的保护。

2.皮瓣修复术

比真皮下血管网带更多皮下组织的移植物，称为皮瓣。鼻部周围可供转移的随意皮瓣有：带皮下蒂的推进皮瓣，如面颊部皮下蒂V-Y推进皮瓣修复鼻翼、鼻旁、鼻侧壁皮肤软组织缺损；带内眦动脉的面部轴型皮瓣，转移修复鼻背部缺损等。皮瓣修复设计是手术关键，否则移植后的皮瓣通常较为臃肿，或引起供皮区周围器官的牵拉变形。

（八）Mohs显微外科手术

手术方法：以肿瘤为中心，沿水平垂直方向将肿瘤分为4部分，先将可见的肿瘤大部分切除，然后在距离切口一薄层的临床正常皮肤上做各个部分切缘，对4部分切缘及肿瘤基底切缘进行冰冻快速病理检查。如果镜下发现有残余肿瘤细胞，那么可以对相应部位做进一步选择性切除。本手术能保证在肿瘤病灶彻底切除的前提下使手术创伤最小，但需要专门的病理工作组，且存在检查费用高、手术时间长等不足，从而限制了其在临床上的应用。

第三节　鼻腔及鼻窦恶性肿瘤

鼻腔及鼻窦恶性肿瘤较多，其中以神经内分泌癌、非肠型腺癌、肠型腺癌及黑色素瘤相对常见，且鼻腔恶性肿瘤多于鼻窦恶性肿瘤，以往较常见的上颌窦腺样囊性癌发病则呈下降趋势。随着鼻内镜技术的普及，电凝烧灼术、低温等离子射频消融技术的应用，鼻腔及鼻窦恶性肿瘤手术的创伤也较传统手术小，且鼻腔恶性肿瘤的预后较鼻窦恶性肿瘤好。

一、鼻部黑色素瘤

恶性黑色素瘤（MM）简称恶黑，也称黑色素瘤，是一种高度恶性的黑色素细胞肿瘤。其肿瘤细胞来源于能够产生黑色素的神经嵴细胞，可发生于皮肤、黏膜等部位，且易发生淋巴结及血行转移。

（一）概述

鼻部黑色素瘤可发生于鼻腔、鼻窦黏膜或外鼻皮肤，且发生于鼻腔者明显多于其他部位，其中以鼻中隔、鼻底部最为常见。单侧鼻出血及鼻塞是鼻腔黑色素瘤较早期的主要症状，晚期可出现疼痛、鼻面部变形及视力障碍等临床表现。

前鼻镜及鼻内镜检查可见鼻腔内黯红色、浅蓝色、灰黑色或黑色，表面光滑，质柔软的肿块，常伴有局部溃疡、结痂，用卷棉子轻轻探查可探得其基底部。鼻腔—鼻窦CT平扫+增强有助于了解肿瘤的原发部位、大小及肿瘤对周围组织结构破坏的情况。鼻腔—鼻窦MRI检查对有颅底侵犯和亲神经性转移的病变则更加直观。除CT、MRI可了解颈部是否有淋巴结转移外，B超也是一种评价有无颈部淋巴结转移的简单方法。

鼻腔黑色素瘤常见的病理类型为带基蒂的肿块型和浅表扩散型。

临床分期：Ⅰ期——肿瘤局限于原发部位；Ⅱ期——肿瘤有区域淋巴结转移；Ⅲ期——肿瘤有远处转移。

鼻腔黑色素瘤需与鼻腔血管瘤相鉴别，前者质地较后者软，切下后颜色可由浅灰色转变成黑色，后者则可由红色转变成黯红色。活检有易致出血及促使肿瘤发生转移的可能，因此当临床拟诊鼻腔黑色素瘤时，多不主张行活检，而是予以包括基底在内的整块切除，术中送冰冻病理会诊，一旦证实为黑色素瘤，即予以广泛切除。为了进一步明确鼻腔黑色素瘤的诊断，术后常规病理检查还需增加免疫组化检查项目。

（二）治疗

1.治疗方法

以手术切除为主要治疗方法。

（1）病灶切除：鼻内镜下手术切除适用于微小病变，对病变较大者此径路尚存争议。传统的术式适用于所有鼻腔—鼻窦黑色素瘤。具体方法为：将肿瘤连同周围0.5~1.0 cm的正常黏软骨膜及黏骨膜整块切除后送病理检查，当冰冻病理会诊证实为黑色素瘤后，根据其浸润深度（骨—软骨膜是否受累）、切缘是否阳性，再决定是否行补充广泛切除手术。原则上当肿瘤厚度<2 mm时，手术切缘为1.0 cm；当肿瘤厚度>2 mm时，手术切缘为2.0~3.0 cm。鼻腔—鼻窦黑色素瘤肿块厚度常大于2 mm，几乎均需行广泛切除。

（2）淋巴结清扫术。

1）先行前哨淋巴结（即颈Ⅰ区淋巴结）活检，对于阳性者，再行区域淋巴结清扫术，或直接行区域淋巴结预防性清扫术。

2）对于术前已诊断为淋巴结转移者，行根治性颈淋巴结清扫术。

（3）转移灶切除术。

2.放疗

放疗对黏膜黑色素瘤的原发灶和转移淋巴结有一定的效果，术后放射野设置在阴性切缘外2.0~3.0 cm，采用大剂量（总剂量可达66~74 Gy）、少分次放疗的治疗方法，既可达到治疗作用，又可减少不良反应。

3.化疗

常用化疗方案为CVD（顺铂＋长春新碱＋达卡巴嗪）和CDBT（顺铂＋达卡巴嗪＋卡

莫司汀＋他莫昔芬）。

4.免疫治疗

免疫治疗被认为是最有效的辅助治疗方法。

（1）高剂量α干扰素是伴淋巴结转移的标准辅助治疗。

（2）细胞因子：白细胞介素、干扰素用于Ⅰ期肿瘤手术后的预防性治疗。

（3）卡介苗联合细胞因子。

（4）靶向生物免疫治疗。

二、鼻腔鼻窦腺癌

鼻腔鼻窦腺癌是除涎腺型癌外的一种恶性腺样肿瘤，可分为肠型腺癌和非肠型腺癌，有低度恶性和高度恶性两种亚型，约占鼻腔鼻窦原发恶性肿瘤的15%。腺样囊性癌则是鼻腔鼻窦最常见的小涎腺恶性肿瘤，约60%发生于上颌窦，25%发生于鼻腔，主要表现为鼻塞、鼻出血、疼痛等症状，瘤体表面血管扩张，呈蜡样结节，可发生溃疡，触之易出血。

1.非肠型腺癌

非肠型腺癌指鼻腔鼻窦的非小涎腺来源和无肠型腺癌特征的腺癌，分为低度恶性和高度恶性两种类型。低度恶性者男性略多于女性，常见于筛窦，早期出现鼻塞、鼻出血；高度恶性者男性多于女性，常发生于上颌窦。患者可出现鼻塞、鼻出血、疼痛和面部畸形、突眼等症状。肿瘤形态不一，呈棕灰色或白色、粉红色，质地或脆或硬。CT检查可了解骨质破坏情况，MRI可确定肿瘤浸润范围。

主要治疗方法为手术切除，术后辅以放疗。高度恶性者3年生存率约为20%。

2.肠型腺癌

鼻腔鼻窦肠型腺癌是一种少见的浸润性鼻腔鼻窦腺癌的组织学变异类型，其形态学特征与结直肠原发性癌相似。肿瘤形态学上除具有腺癌特征外，表达肠型分化的免疫标志物——CDX-2、MUC-2；肿瘤细胞呈高柱状、栅栏状、假复层排列，有时可见刷状缘形成，腺腔内常见核碎片粉尘样物。

本型腺癌男性多于女性，木屑、皮屑和粉尘与肿瘤的发生有一定的关系。筛窦、鼻腔和上颌窦易受累，肿瘤大时难以确定原发部位，约10%的病例有淋巴结转移。肿瘤外形呈粉红色或白色，表面常坏死、变脆。病理有乳头型、结肠型、实体型、黏液型和混合型5种类型。

早期症状为单侧鼻塞、鼻出血、流涕，较晚可出现疼痛、突眼、视力下降等症状。鉴别诊断需结合免疫表型及详细的临床病史，且排除结直肠癌转移至鼻腔鼻窦的可能。

治疗方法以手术切除为主，可行术后放疗。患者5年生存率约为40%。

3.腺样囊性癌

鼻腔鼻窦腺样囊性癌临床并不常见，它是来源于鼻腔鼻窦小涎腺或黏液腺的低度恶性肿瘤，起病隐匿，发现时多属中晚期，并且癌肿具有沿神经侵袭的特点，浸润范围多较广，单纯手术不易切除干净，局部行电凝烧灼有利于扩大切除范围，杀灭残存的癌细胞，必要时行术后放疗或选用顺铂、5-氟尿嘧啶（5-FU）等药物的同期放化疗，有利于提高5年生存率。对于癌肿侵袭至前颅底者，可行颅底部分切除＋重建术。

三、嗅神经母细胞瘤

嗅神经母细胞瘤是一种嗅觉上皮起源的恶性肿瘤，好发于鼻腔上部及前颅底的筛板，临床较少见。本病有两个发病高峰的年龄段，分别为20~30岁和60~70岁，平均约50岁。生物学行为呈多样性，恶性程度高低不一。

（一）概述

常见临床表现为鼻塞、鼻出血或涕中带血，头痛，嗅觉减退或丧失，眼球突出。常见的侵犯部位为嗅裂、筛板、筛窦、硬脑膜、脑实质、眶纸板、眼眶、上颌窦、额窦、蝶窦及翼腭窝。可发生区域淋巴结转移。CT片可见肿瘤周边骨质破坏、边缘光整或伴磨玻璃样骨质增生硬化的特征性征象。

病理学上需与神经内分泌癌相鉴别。

Dulguerov 分期标准：T_1级——肿瘤侵及鼻腔和（或）鼻窦（除蝶窦和筛窦上区外）。T_2级——肿瘤侵及蝶窦和（或）筛板。T_3级——肿瘤侵及眼眶或颅前窝，无硬膜受累。T_4级——肿瘤侵入脑内。

（二）治疗

目前认为手术联合放疗是最有效的治疗方法。切缘阳性和肿瘤侵犯颅内是预后不良的两个主要因素。肿瘤广泛侵犯颅底，甚至侵入脑组织，使手术切除后的修复具有很大的挑战性，患者可因术后或放疗后并发脑脊液漏致颅内感染而死亡。在权衡各种利弊和全面评估手术风险后，根据不同分期制订个体化的治疗方案。必要时，可与神经外科联合在鼻内镜下切除筛窦、嗅裂处肿瘤并行电凝烧灼，再行开颅切除嗅神经至嗅球；如侵入颅内的肿瘤相对局限，也可在鼻内镜手术的基础上行伽玛刀治疗。

放疗技术的进步和化疗方案的不断优化为晚期病例的治疗提供了难得的机会，有望消除某些症状，提高患者生活质量，延长生存时间。

第四节　典型病例教学探讨

一、病历摘要

患者男性，40岁。

主诉：涕中带血6月余，发现右颈部包块20天。

现病史：患者于2014年12月无明显诱因出现晨起后间断涕中带血，伴有鼻涕增多，未予以重视。于2015年3月出现头晕，伴左侧头痛，为间断性轻微隐痛，于2015年4月18日在某医院行鼻咽镜检查发现左侧鼻咽部占位，活检提示"炎症"，给予抗炎治疗后症状稍有好转。于2015年5月于武汉某医院再次行鼻咽镜检查提示：左侧鼻咽部占位，未行活检，再次行抗炎治疗。于2015年5月15日发现右颈部有大枣大小包块，有轻压痛，鼻咽镜示：鼻咽部非角化性癌。患者发病以来无发热、盗汗、咳痰，无复视、视力下降、听力下降等不适。精神可，食欲减退，大小便正常，体重无明显改变。

既往史：长期患有"过敏性鼻炎"病史，长期使用激素类药物治疗。6年前有"胃出血"病史，口服药物后已治愈。否认肝炎、结核病史，否认外伤及手术史，无吸烟史。

家族史：父母健在，均体检，无家族遗传病史。

体格检查：疼痛评分0分，ECOG评分0分，营养评分1分。右颈部可扪及一大枣大小肿大包块，局部皮肤无红肿，表面光滑，质中，固定，与周围组织分界不清，轻微压痛。心、肺、腹未见明显异常。

实验室检查：三大常规未见异常，肝肾功能、血生化、乳酸脱氢酶正常。心电图：窦性心律。胸片：胸部平片未见明显异常。EB病毒DNA测定：< 500 IU/mL。

辅助检查：2015年6月5日头颈增强MRI示左侧鼻咽癌并同侧咽旁及双侧颈部淋巴结肿大转移，左侧鼻咽部顶后壁可见软组织肿块，大小$1.5\,cm \times 1.9\,cm$，较大淋巴结$1.9\,cm \times 1.4\,cm$。

初步诊断：（1）左侧鼻咽非角化癌（$cT_2N_2M_0$ Ⅲ期）；（2）双侧颈部淋巴结转移癌。

治疗：

2015年6月7日~6月30日行诱导化疗2周期，具体方案"多西他赛+奈达铂+尼妥珠单抗"，疗效评估为颈部淋巴结明显缩小；2015年7月17日~8月31日行鼻咽、鼻腔、鼻窦、口咽及颈部淋巴结9野调强放疗，PGTVnx=72.6 Gy/33 f，GTVnd=70 Gy/33 f，PTV1=66 Gy/33 f，同时分别于2015年7月21日、2015年7月29日、2015年8月5日、2015年8月12日、2015年8月19日、2015年8月26日行"顺铂+尼妥珠单抗"同步化疗，治疗期间出现轻至中度放射性咽喉炎及口腔炎，给与对症治疗后好转。2015年10月7日复查鼻咽镜及鼻炎MRI提示：左侧鼻咽部肿瘤消失，双颈部可见小淋巴结，长径1 cm，无强化。EB病毒DNA测定：< 500 IU/mL。2015年10月10日~11月4日行TP方案巩固化疗。

2017年3月复查头颈MRI病情稳定，胸部CT平扫发现左侧上叶结节，大小约1.2 cm，不除外转移。经MDT讨论后，考虑患者不除外远处局部进展，于2017年5月21日行胸腔镜左肺楔形切除术，术后病理提示：结核。

2022年3月22日耳鼻喉科门诊随访，患者病情稳定。

二、病例分析

鼻咽癌（NPC）是发生在鼻咽黏膜最主要的恶性肿瘤，其地域发病率存在明显差异，在我国，南部（包括香港地区）较为常见。NPC的发病高峰在50~59岁，其病因与EB病毒感染、吸烟、摄入腌制食物及遗传易感性有关。本案例中，患者首发症状为"涕中带血，颈部包块"，临床表现符合NPC的常见特征，颈部包块需要与炎症、结核、淋巴瘤等进行鉴别；最终诊断需要活检明确病理诊断。

根据NPC的临床分期不同，治疗原则有所不同。本案例中，患者临床分期为$T_2N_2M_0$，为Ⅲ期患者，属于局部晚期患者，因此是以包含同步放化疗的联合治疗方案。局部晚期患者治疗方案包括，诱导化疗后实施同步放化疗，联合或不联合辅助化疗。从本案例看，患者经过2周期靶向治疗+含铂诱导化疗后，肿瘤有明显缩退。在放疗中联合靶向+同步顺铂单药化疗，患者出现1~2级放疗相关不良反应，耐受性尚可。考虑患者对化疗耐受性可，且放化疗+辅助化疗相比单纯放疗可提高疗效，因此在放疗结束后，患者接受了2周期辅助化疗。

该案例在肿瘤原发灶结束治疗后21个月，原发病灶稳定，但左肺出现新发占位。是否判断为远处转移，可考虑穿刺活检、手术等方式明确。若出现局部进展时，则考虑局部治疗，避免全身治疗的潜在毒性。

EB病毒感染与NPC的发病密切相关，其血浆DNA的表达水平对患者疗效及复发风险有指导作用。本案例患者在发病时血浆EB病毒DNA测定：< 500 IU/mL，提示患者预后较好。在治疗后监测EB病毒DNA时也未见其升高，可作为复发评估的辅助指标。

三、病例点评

NPC是发生于鼻腔后方与下方口咽相连的管状通道的最常见的恶性肿瘤，2020年全球新发鼻咽癌病例130 000余例，我国也是NPC好发大国，因此熟练掌握NPC的诊断及治疗，并开展个体化治疗对肿瘤临床专科医生尤为重要。

不同于其他早期肿瘤，对于早期（I期）NPC，推荐单纯放疗，而非手术或放化疗。对于中期（II期）患者，同步放化疗是标准治疗。对于晚期（III期和IV期）NPC，应当采用包含同步放化疗、免疫治疗及靶向治疗的联合治疗模式。尤其是对于大多数体能状态良好的更晚期NPC(III ~ IV A期，除外T_3N_0期)患者，建议诱导化疗后同步放化疗，而不是单用同步放化疗，因为随机试验表明这种方案改善了OS。如果这类患者能够耐受更强化的治疗，诱导化疗可以降低肿瘤负担，增加对局部区域和系统性疾病的控制，以及促使在同步放化疗期间使用更小的照射野。

多学科会诊（MDT）是由多学科资深专家以共同讨论的方式，为患者制订个性化诊疗方案的过程，尤其是近几年在恶性肿瘤的诊疗中，发挥了越来越重要的作用。在MDT模式中，患者在治疗前可得到由内外科、影像科及相关学科专家等组成的专家团队的综合评估，能够从肿瘤患者全程管理角度出发，共同制订科学、合理、规范的治疗方案。在本病例中，正是通过MDT，选择局部手术切除，明确了左肺新发病灶为结核，避免了因全身化疗带来的过度治疗，提高了患者的生活质量。

四、教学探讨

此例为典型的鼻咽癌。由于鼻咽癌的流行病学、组织学、自然病程以及对治疗的反应均不同于其他头颈部鳞状细胞癌，因此学员需要着重掌握NPC的临床表现特点、分期和治疗原则。在教学中，NPC的解剖、区域淋巴结的分布是临床分期的难点，也是放疗靶区勾画的基础，因此教师可先对鼻咽解剖结构及颈部淋巴结引流区域进行复习，并结合解剖图示、动画等多媒体教学模式进行讲解，有助于学员充分理解掌握。

NPC的免疫治疗近年来进展迅速，尤其是对晚期NPC来说，能够显著提高肿瘤缓解率和延长患者生存时间。在教学中，教师还应当拓展相关基础研究进展、临床试验进展以及免疫治疗的不良反应等内容。此外，同为放疗为主的头颈部恶性肿瘤，放疗所引起的NPC患者出现口腔黏膜炎、皮肤反应、口干燥症、味觉丧失、皮肤和软组织萎缩和纤维化、放射性骨坏死和张口困难等不良反应也应当是学员掌握的重点。教师在授课时，应当引导学员熟悉放疗不良反应的处置及预防措施，加强对患者的人文关怀和宣教、科普等能力的培养。

第九章　咽喉肿瘤

第一节　咽喉良性肿瘤

一、鼻咽血管纤维瘤

鼻咽血管纤维瘤（JNA），也有人称为"鼻咽纤维血管瘤"，其本质是血管错构瘤。本病好发于 10～25 岁青年男性，故又称男性青春期出血性鼻咽血管纤维瘤。

（一）概述

本病为鼻咽顶部后鼻孔区最常见的良性肿瘤，病因不明，可能与性激素、发育异常等因素有关。

JNA 起源于枕骨斜坡底部、蝶骨体及翼突内侧的骨膜，向下突入鼻咽腔并向前生长，经后鼻孔进入同侧鼻腔，主要血供来自颈外动脉的上颌动脉和咽升动脉的分支。瘤体大小不一，呈类圆形、椭圆形或不规则形，表面光滑，可见扩张血管，色泽粉红或黯红。瘤体无包膜，由丰富的血管和纤维基质构成；血管壁薄，缺乏弹性，损伤后易引起大出血。肿瘤长大后可压迫破坏邻近骨质，侵入鼻窦、眼眶、翼腭窝或颅内。主要表现为反复鼻腔和口腔出血、持续性鼻塞，鼻咽及鼻腔后部可查见红色肿块；侵入鼻窦、眼眶、颞下窝可引起眼、鼻、面部畸形，复视，眼痛；影响咽鼓管功能时引发分泌性中耳炎；侵入颅内可引起头痛。

前鼻镜、间接鼻咽镜或电子鼻咽镜检查可发现后鼻孔附近红色肿块由鼻咽部长入鼻腔、鼻窦；CT 鼻咽部平扫＋增强、三维重建可发现鼻咽部等密度或稍高密度软组织影，外缘光滑锐利，强化明显，可有邻近骨质吸收破坏，并向周围组织浸润性生长；MRI 鼻咽部平扫＋增强显示 T_1WI 呈中等或稍高信号，T_2WI 呈明显高信号，内部可掺杂低信号，瘤内血管因流空效应可成点状及条状低信号，称为椒盐征，这是鼻咽血管纤维瘤的特征性影像学表现；增强后明显强化，流空血管影显示更清楚。

根据患者性别、年龄、症状、体征及鼻咽部 CT 或 MRI 征象可做出初步诊断，对于拟诊病例，局部活检应列为禁忌，以免并发严重出血。本病尚需与鼻咽癌、鼻咽部非霍奇金淋巴瘤相鉴别，前者常发生于中年人，回缩涕带血为较早期症状，影像学检查可见肿瘤呈浸润性生长，边界不清，邻近骨质呈侵蚀性破坏，增强扫描病灶呈轻中度强化，或有因颈深上淋巴结肿大而就诊者；后者以中老年多见，咽淋巴环内、环外常同时受累，病变侵犯范围较广，增强扫描呈轻度强化，骨质破坏少见，远处转移常见。

本病临床分期方法较多，按 Chandler 标准对 JNA 进行分期：Ⅰ期——肿瘤局限于鼻咽部；Ⅱ期——肿瘤扩展至鼻腔和蝶窦；Ⅲ期——肿瘤扩展至上颌窦、筛窦、翼腭窝、颞下窝、眼眶（眶上裂、眶下裂、眶内）、颊部；Ⅳ期——肿瘤侵入颅内。

（二）治疗

手术切除肿瘤。为减少术中出血，术前行DSA查明肿瘤的主要供血动脉，并进行供血动脉栓塞，以术前1～4天进行栓塞为宜；术中采取控制性降压；使用高频电刀、超声刀或带吸引的电凝器等凝切器械进行切除。为减少术后复发，在视频鼻内镜下对肿瘤基底及四周进行电凝烧灼处理，肃清残留灶。手术方法：Ⅰ～Ⅱ期，行鼻内镜下电凝烧灼肿瘤切除术；Ⅲ期，行鼻内镜联合颊侧切开肿瘤切除术；Ⅳ期，行颅面联合肿瘤切除术。

二、喉乳头状瘤

喉乳头状瘤常被描述为喉部最常见的良性肿瘤，但在实际工作中并不常见，原因在于喉部的良性肿瘤本身就比较少，所谓常见只是个相对而言的说法，除易使人误以为喉乳头状瘤是一种常见病外，有时还会主观地将喉高分化鳞癌、疣状癌、其他癌前期病变（如喉黏膜上皮增生性病变转化而来的癌肿）误诊为喉乳头状瘤恶变，对此必须要有全局观。

（一）概述

本病的发生与HPV感染有关。HPV6、HPV11是小儿喉乳头状瘤的主要致病因素，多系母婴垂直传播所致；成年人尚可有HPV16、HPV18等的感染。根据临床转归的不同，喉乳头状瘤有幼儿型和成年人型之分。幼儿型喉乳头状瘤具有多发性、摘除后易复发及青春期后自行缓解等特点；成年人型则有一定的恶变率，目前被认为是癌前期病变。

80%的幼儿型喉乳头状瘤发生于7岁以前，尤其集中在4岁以下。主要表现为渐进性声嘶，可伴喉鸣和严重的喉梗阻。成年人型喉乳头状瘤以中年人居多，声嘶为主要症状。病变好发于喉腔鳞状上皮与纤毛柱状上皮交界处，好发部位依次为声带、会厌、室带及其他区域。外观呈分块状，可带蒂，表面粗糙或呈细小颗粒状突起，手术或活检时触之质较软，病理检查可确诊。

（二）治疗

喉乳头状瘤的治疗目的是保持呼吸道通畅，改善发声，减少复发，并防止成年人型恶变。治疗方法有支撑喉镜显微镜下微型切割器切除术，CO_2激光切除术，或两者联合应用；术后辅以增强细胞免疫功能的药物。计划内较密集的补救性治疗较消极等待肿瘤复发长大后再复治操作方便、创伤小，治疗效果好。

喉乳头状瘤不易做到一次性手术根治，为提高手术治疗效果，一些医疗机构采取如下做法：在喉乳头状瘤CO_2激光切除后1～10天再次手术，在支撑喉镜显微镜下将创面的渗出性伪膜清除干净，可能有利于减少术后复发，1～2次可获治愈。对于复发者，同样可进行这样的手术治疗。

术后1个月随访1次，若发现有复发，则需尽早再次予以CO_2激光手术治疗。每月1次随访，若连续3个月无复发，则改为每3个月随访1次；1年后无复发，即认为已治愈，可停止随访。由于喉乳头状瘤基底较广、易复发，因此经多次激光治疗后往往会形成局部瘢痕、粘连，影响发声质量，但只要肿瘤得到治愈，患者及其家属多能接受，这与声带息肉术后并发声门前部粘连相关。

第二节 咽喉恶性肿瘤

一、鼻咽癌

鼻咽癌（NPC）是我国华南地区常见的恶性肿瘤之一。据统计，台州是浙江4个高发区之一，年发病率在8/10万以上。鼻咽癌的发生与种族、EB病毒感染及区域环境因素等有关。

（一）概述

由于原发部位隐蔽，多数肿瘤细胞分化程度差，侵袭性高，易侵犯邻近组织器官，发生区域淋巴结转移及远处转移，因此约70%的初诊病例为Ⅲ、Ⅳ期患者。

病理类型：90%以上为非角化型未分化癌，少数为非角化型分化癌及角化型鳞癌。

常见临床表现：较早期可有回吸涕带血、颈深上淋巴结肿大、症状性分泌性中耳炎，晚期可表现为头痛、复视、鼻塞等。鼻咽癌有一定的初诊误诊率，与其临床表现复杂多样，早期症状不典型、体征不一，以及诊治分离（即本科医生不参与鼻咽癌的初始治疗）等有关。

避免误诊的最好方法是对疑似患者及早进行纤维或电子鼻咽镜或视频鼻内镜检查，通常在检查的同时便可完成鼻咽部活检。确诊则有赖于病理诊断。鼻咽部CT或MRI扫描均有助于鼻咽癌检出及进行分期和治疗方案的拟定，并可作为治疗后随访中的重要检查方法。

由于MRI具有软组织分辨率高、参数多、多方位成像的优点，且磁共振水分子扩散加权成像被广泛应用于肿瘤的诊断，较CT能更好地显示鼻咽癌治疗前后的变化，因此已确立MRI作为鼻咽癌分期的重要依据。检测颈部淋巴结可用B超替代。当然，CT具有显示骨结构良好、检查速度快、价格低等特点，作为鼻咽癌诊治的辅助检查方法，也可合理选用。

MRI或CT增强扫描主要用于检查病变或组织是否含有较多的血管，有利于显示血运较丰富的细小肿瘤病灶，并可了解肿瘤及转移淋巴结有无坏死液化。因此，对于肉眼可见的鼻咽部癌肿，增强与否意义并不是很大。

应客观地看待EB病毒在鼻咽癌诊断及随访中的作用，事实上EB病毒在人群中的感染率相当高，所致疾病涉及耳鼻喉科的还有传染性单核细胞增多症、带状疱疹—面瘫综合征、上呼吸道NK/T细胞淋巴瘤等。EB病毒抗体（IgM）、DNA-PCR检测即使在已确诊为鼻咽癌的患者中阳性率也不是太高，其检测结果仅供参考。

放疗是鼻咽癌首选而且十分有效的治疗方法，从常规二维放疗到调强适形放疗（IMRT），其技术发生了很大的变化，5年生存率由过去的50%~60%提高到目前的80%左右。近年来出现的图像引导放疗技术（IGRT）及自适应放疗（ART）减少了治疗摆位的误差，提高了鼻咽癌的治疗精度。诱导化疗、同期放化疗、靶向治疗等是近年来的临床研究热点。放疗期间使用化疗药物能起到放疗的增敏作用，每次用药量为标准化疗方案用药量的1/3，但总量与一个化疗周期的用药量相当，如多西他赛注射剂（120～150 mg/次，静脉滴注，每3周1次），分3次给药，则每次40～50 mg，静脉滴注，每周1次，可使机体能耐受化疗的不良反应，顺利完成放疗。

鼻咽癌放疗结束后，每隔3个月复查1次。主要检查项目有血常规、鼻咽镜、颈部B超，必要时增加鼻咽部MRI或CT检查、胸部正位片或胸部CT、骨ECT、腹部B超等。第2年，每6个月复查1次；第3年，每年复查1次。

提高鼻咽癌患者的5年生存率，包括无瘤生存，除依靠鼻咽癌治疗技术和化疗药物的进步外，避免误诊、误治，做到早发现、早诊断及早治疗仍十分重要。那么，如何才能做到早发现？相关科室的医生需对鼻咽癌的生物学行为特征有最基本的了解。鼻咽癌有向上侵犯颅底的上行型或向下较早发生颈淋巴结转移的下行型，以及上下行型之分，实际观察到还有较长时间内稳定在鼻咽部的原位型。对于非下行型者，一般不易被较早发现，即使是下行型者，还会分散到肿瘤外科、口腔科等科室就诊，也不一定能及时被发现。因此，迫切需要进行各科间的合作转诊。就耳鼻咽喉科而言，对于成年人分泌性中耳炎、涕中带血、不明原因的脑神经麻痹或疼痛者，常规行电子鼻咽镜检查，并进行追踪观察，若2周以上治疗未果，则可考虑行鼻咽部MRI检查；对于颈Ⅱ区及附近淋巴结肿大者，也应及时行鼻咽镜检查等。早诊断及早治疗同样需要各科间的协作，如缩短病理检查时间需要病理科协助；又如赋予有经验的耳鼻咽喉科医生开具收住放疗科的虚拟入院证；再如放疗科在病理报告出具当天即可对患者实施针对性治疗。

另外，应做好科间的交流、沟通与协调，使负责诊断的医生对治疗过程有所了解，最好能有诊疗流程供同道们参照执行，使整个诊断过程合乎规范，杜绝各种重复和不必要的检查，减少浪费，使患者早日康复；建立放疗科医生与耳鼻咽喉科医生建立良好的工作关系，有利于增进相互间的信任，一起提高各自的业务水平。

耳鼻咽喉科医生应熟悉鼻咽癌的临床表现，尤其是各种差异较大的鼻咽部征象，否则在初次接诊时会将非鼻咽癌当作鼻咽癌或将鼻咽癌当作非鼻咽癌来对待，使诊断过程变得曲折、费时。现将鼻咽癌的一些体征初步归纳如下。

（二）肿瘤基本形态特征及分型

1.溃疡型

一侧咽隐窝、咽鼓管圆枕、鼻咽顶后壁解剖标志不清，局部软组织增生伴溃疡，表面附坏死性分泌物，MRI检查可发现同侧咽隐窝异常肿块信号影及乳突积液征象。癌肿易侵犯颅底及脑神经。活检取材时应避开溃疡面。

2.增生型

（1）结节状增生，即鼻咽部癌肿呈现结节状隆起，表面尚光滑，可见血管扩张，鼻咽腔左右多不对称。

（2）结节状增生伴糜烂。

（3）结节状增生伴溃疡。

（4）肉芽样增生。

3.巨大肿块型

癌肿呈外生性生长，长成巨大肿块，可占据鼻咽腔大部或全部，堵塞后鼻孔还可长入鼻腔，并发鼻窦炎，长入鼻腔部分可因局部受挤压而出现坏死；鼻咽部肉眼可见部分癌肿体块的大小与临床分期不一定成正比，且发生颈淋巴结转移通常较晚。长成巨大肿块的鼻咽癌临床比较少见，需与鼻咽血管纤维瘤、成年人腺样体肥大等相鉴别。

二、鼻咽髓细胞肉瘤

髓细胞肉瘤指髓外由髓系原始细胞或不成熟髓细胞增生形成的局灶性肿块，又称粒细胞肉瘤。因肿瘤切面可呈灰绿色，故有"绿色瘤"之称。

（一）概述

本病可发生于全身各处，起病及临床表现多种多样，以上颌窦、扁桃体、眼眶相对多见。本病不少是急、慢性髓系白血病的并发症，可与粒细胞白血病同时或先后出现。原发性髓细胞肉瘤较罕见。

肿瘤光镜下形态与淋巴瘤极相似，易造成误诊，联合使用 MPO、CD43、CD117 等免疫表型的检测可加以鉴别。

为区分肿瘤是原发还是合并或继发于白血病，需常规行骨髓穿刺活检。

（二）治疗

对于原发性孤立的髓细胞肉瘤，可考虑手术或化疗后再行局部放疗。对于合并白血病者，首选抗白血病化疗，通常需行6个周期的化疗，局灶放疗可提高生存率。对于原发性者，目前通常先行2个周期的化疗，再视局灶肿瘤消退的情况确定是继续行单一化疗，还是采取包括放疗在内的其他综合性治疗。

三、扁桃体癌

扁桃体癌多为原发，是口咽部相对常见的恶性肿瘤之一，占头颈部恶性肿瘤的3%～10%，部分扁桃体隐匿性癌以颈部淋巴结转移癌的形式出现，故需注意甄别。癌肿极少由他处转移而来。

（一）扁桃体原发性癌

扁桃体癌临床并不多见，大部分为分化程度较差的鳞癌。其恶性程度一般较高，确诊时癌肿多已浸出扁桃体，具有较高的淋巴结转移率。

患者可有咽部异物感，或一侧咽痛，口内可有血性液体吐出；部分患者以发现扁桃体或颈部肿块而就诊，较晚可有吞咽、呼吸困难等症状。咽部检查可见一侧扁桃体肿大、溃疡，同侧下颌角淋巴结肿大，质偏硬。扁桃体活检可确诊。

本病以放疗为主，可结合化疗。对于Ⅲ、Ⅳ期（1997年UICC分期）病例，也有学者主张先行手术治疗，术后再行放疗。对于分化程度高或放疗后的残存肿瘤灶，可考虑行手术治疗。以往施行颈淋巴结清扫＋下颌骨升支切开外旋扁桃体及周围组织大块切除＋带血管蒂的斜方肌或胸锁乳突肌肌皮瓣修复术，对局部结构的损伤较大，手术的彻底性也存疑，即使术后行放化疗，效果也往往不太理想。改进后的手术方法有先行颈淋巴结清扫后，再经甲舌径路切除舌骨，切开喉咽腔，从下往上及由经口腔往下沿肿瘤安全边界将瘤体大块切除，然后取前臂或小腿带血管蒂的游离皮瓣修复咽腔，预后得到了一定的改善。

（二）扁桃体转移性癌

扁桃体转移性癌临床罕见，综合个例报道发现最常见的原发部位为肺，其次是肾。病理种类有肺腺癌、肾透明细胞癌。晚期癌肿患者经过积极的综合治疗仍可获得一定的效果，但也有预后极差者，主要与原发肿瘤对放化疗不敏感或对化疗药物产生耐药性等有关。

四、喉癌

喉癌是喉部最常见的恶性肿瘤之一，绝大多数为鳞状细胞癌，其中以声门型最多，声门上型次之，声门下型较少见。其分型及治疗如下。

1. 声门型

声门型喉癌由于较早出现声嘶症状，加之病理类型以高分化为主，因此易得到早期诊治。对于拟诊病例，需及时在电子喉镜下行活检，必要时也可在全麻支撑喉镜下行活检术，一旦确诊为喉癌，根据声带受累侧数、侵出声带的范围及声带活动情况，颈淋巴结有无转移、增大，结合喉部MRI薄层平扫＋增强，了解癌肿浸润范围、声门旁间隙是否受累、有无侵出喉外等进行TNM分期。需要强调的是，影像学检查包括CT及MRI对癌肿位于喉腔内的外生性部分的显示由于容积效应而"缩小"不少，因此喉腔外部分才是阅片的重点。

手术仍然是目前最主要的治疗手段，较传统的手术方法有喉裂开声带癌切除术、喉垂直部分切除术、喉额侧部分切除术、声门切除术、喉扩大垂直部分切除术等，并根据肿瘤分化程度、癌肿浸润范围留出 $0.3 \sim 0.5$ cm的安全切缘。随着 CO_2 激光治疗喉癌手术的推广和普及，一些传统的手术正在被激光手术所取代。而事实上运用腔镜手术器械，如用于关节手术的电凝器同样可以完成对癌肿的切割、创面止血等操作，若有专门用于喉癌手术的器械，则手术效率或许可以得到很大提高，但治疗总成本不一定会上升。早期的声门型喉癌不需要行预防性颈淋巴结清扫术，晚期则可行预防性或治疗性颈淋巴结清扫术。

术腔在上皮化过程中会有肉芽增生，一般可予随访观察，通常会自行消退。对于术后3个月以上未消退的肉芽，可在电子喉镜下摘除，有利于加快创面上皮化进程。

放疗可用于治疗早期声门型喉癌，或作为术后未能获取安全切缘者的补救措施。对于放疗后复发的患者，仍有可能行部分喉切除术的机会，若行全喉切除术，则术后发生咽瘘的风险极高，术中可通过胸大肌肌皮瓣转移修复咽腔的方法来加以防范。

2. 声门上型

声门上型喉癌以中分化鳞状细胞癌为主，分化程度较声门型差，加之淋巴管丰富，故早期症状不典型，至就诊时易出现颈Ⅱ、Ⅲ区淋巴结转移。癌肿可向前侵入会厌前间隙，向前上侵犯舌根或向口咽侧壁浸润，向杓会厌皱襞下区侵入梨状窝内侧，沿喉上神经血管束侵犯可形成淋巴、脉管内癌栓，向下则可累及声带。

根据声门上型累及的范围、结合影像学等检查对肿瘤进行TNM分期。手术术式有喉声门上水平部分切除术、喉水平垂直部分切除术、环状软骨上喉部分切除术、喉近全切除术及喉全切除术等，并进行预防性或治疗性颈淋巴结清扫术，必要时行术后放疗。

声门上型喉癌患者的5年生存率较声门型低，对于晚期病例，应强调综合性治疗。

五、喉肉瘤样癌

喉肉瘤样癌是一种较少见的喉癌，病因不明，可能与烟酒嗜好及接触放射线等有关。本病多发生于60岁以上的男性老年人，尤其是80岁左右的高龄老年人。

（一）概述

标本在光镜下有两类细胞形态，一部分瘤细胞排列成乳头状或巢状，细胞为多边形或圆形，大小不一，核异型性明显。另一部分细胞为梭形和（或）多形性，呈条索状排列，瘤细胞胞质丰富，淡红色，核细长，两端钝圆，有明显核异型，核分裂象易见。移行上皮癌细胞和梭形（或多形性）细胞可有清楚界限，两者可交错排列呈移行过渡区。免疫组织化学可进一步证实癌与肉瘤这两种成分的存在，若肉瘤样成分中上皮性标志物CK、Vim阳性，则有助于肉瘤样癌的诊断。

声嘶为本病最常见的症状。据报道，肿瘤原发于声门区约占72%，下咽区约占14%，声门上区约占12%，声门下区约占2%。喉肉瘤样癌有外生型与深部浸润型两种，临床上以外生型常见。电子喉镜检查发现喉部息肉样肿物，带蒂，肿瘤表面常凹凸不平或呈结节状，可见坏死及炎性渗出物。CT检查表现为质地不均的实质性肿块。

（二）治疗

手术切除是治疗喉肉瘤样癌的首选方法。

外生型喉肉瘤样癌多以息肉样的方式生长，病变常局限于黏膜固有层。肿瘤向喉腔生长，其症状出现较早、病程较短，且较少发生颈淋巴结转移，若能得到及时治疗，则预后较好。手术治疗以全麻支撑喉镜显微镜下激光切除为首选。

对于深部浸润型喉肉瘤样癌患者，应按喉癌手术原则行喉部分或全喉切除术；对于有淋巴结转移者，需行治疗性颈淋巴结清扫术。

第三节　典型病例教学探讨

一、病历摘要

患者男，68岁。

主诉：反复咽痛1年，加重伴呼吸困难半个月。

现病史：2015患者因受凉后出现咽痛不适，吞咽时明显，伴偶发性咳嗽，痰中带血，无鼻阻流涕，无声嘶，当时患者照镜子发现右侧口咽部新生物，自认为是感冒引起炎症反应，自服感冒药后咽逐渐缓解。此后咽痛反复发作，自服消炎药（具体不详）后可缓解，右侧口咽部新生物逐渐增大。于2016年1月底再次因受凉后出现咽痛加重，痰中带血，伴吞咽困难、气促，夜间不能平卧，同时发现口咽部新生物明显增大，触痛明显。病程中无发热、寒战，无反酸烧心，无恶心呕吐。在当地医院行抗感染治疗后无明显改善。于2016年2月14日行喉镜下活检，病理提示：右扁桃体弥漫性大B细胞淋巴瘤。为行进一步诊治于2016年3月16日入我院肿瘤科。患者病程中精神可、食欲减退，大小便正常，体重下降15 kg。

既往史：2011年3月因"冠心病冠脉狭窄、不稳定心绞痛"住院治疗，此后服用相关心脏疾病药物；否认"肝炎、结核"病史，否认外伤及手术史，吸烟50年，每日半包，喝酒40年，每餐50~100 mL。

家族史：无家族遗传病史。

体格检查：疼痛评分2分，ECOG评分2分，营养评分2分。全身浅表淋巴结未扪及肿大。心、肺、腹未见明显异常。轻度呼吸困难。无张口受限，口咽部黏膜充血、肿胀，右侧扁桃体及周围新生物肿胀隆起，边界不清，粗糙，表面直径约2 cm溃疡面并形成白色假膜，触之疼痛，质脆易出血，挤压悬雍垂偏左侧，咽腔狭窄。

实验室检查：三大常规未见异常，肝肾功能、血生化、乳酸脱氢酶正常。

心电图：窦性心律，偶发房性早搏，完全性右束支传导阻滞，心电轴左偏。

骨髓常规穿刺：粒、红、巨三系无明显异常骨髓象。

辅助检查：2012年12月颈、胸、腹增强CT提示：右侧扁桃体区、口咽部见不规则团片状软组织密度影，范围为4.7 cm×4.5 cm×5.1 cm，呈分叶状，增强扫描呈轻度较均匀强化。右侧扁桃体显示不清。左侧口咽部黏膜有所增厚，咽腔狭窄。右侧咽旁、颈深部可见结节状软组织密度影，较大者直径约2.1 cm，增强扫描轻度强化。胸腹增强CT未见明显异常。考虑：（1）右侧扁桃体区、口咽部占位性病变，考虑新生物：淋巴瘤？请结合临床。（2）右侧咽旁、颈深部邻近淋巴结肿大。

2016年2月14日浅表淋巴结超声：双侧颈部见数个低回声结节影，右侧较大者大小约2.0 cm×2.0 cm，左侧较大者约1.2 cm×0.4 cm，边界欠清晰。超声提示：双侧颈部低回声结节影。考虑：淋巴结。

2016年2月18日扁桃体新生物活检病理：扁桃体弥漫大B细胞淋巴瘤(生发中心外亚型)。免疫组化：CD3+，CD5-，Ki-6760%，CK-，CD20+，CyclinD1-，CD23+，CD35-，CD56-，CD38-，CD21-，CD138-，MUM-1+，Bcl-6+，CD10±，ALK-1-，CD30-，S-100-，HMG-45-，MelanA-，Bcl-260%，C-myc10%，LAC++。

初步诊断：（1）右扁桃体弥漫大B细胞淋巴瘤（Ⅱ期，IPI评分2分）；（2）冠状动脉性心脏病。

治疗：R-CHOP方案化疗4周期后复查头颈增强MRI，提示右侧扁桃体区未见明显肿块影，双侧颈部淋巴结影，较大者长径约1.3 cm，增强后呈不均匀强化。因患者心脏病控制不稳定，出现心衰，遂停用利妥昔单抗，随后继续给予CHOP方案化疗2周期化疗。

2018年3月5日复查头颈MRI提示：左侧扁桃体稍增大，双侧咽旁及颈部淋巴结稍增多，较大者约1.5 cm，增强呈不均匀强化。遂给予2周期CHOP化疗后患者未继续行化疗。

2021年12月9日心内科门诊随访，患者病情稳定。

二、病例分析

扁桃体是头颈部DLBCL最常见的发病部位，60%~80%的扁桃体非霍奇金淋巴瘤（NHL）病理类型为DLBCL。本案例中，患者为老年男性，首发症状为"咽痛"，查体可见"单侧口咽部新生物"，经抗炎治疗后反复发作并加重，这些流行病学特点和临床表现为扁桃体肿瘤的常见特征。需要鉴别的疾病包括扁桃体原发淋巴瘤、扁桃体癌等，需要活检进一步明确病理诊断。

对于扁桃体DLBCL一般分期较早，预后较好。在明确病理诊断后，需要完善骨髓穿刺活检，明确是否有骨髓侵犯；完善全身PET-CT或增强CT，明确全身淋巴结及结外器官侵犯情况，综合上述检查结果，对患者做出准确的分期。

根据该患者免疫组化CD20表达阳性的结果，治疗上选择利妥昔单抗联合CHOP方案全身化疗。但由于患者为老年，且伴有冠状动脉粥样硬化性心脏病的基础疾病，考虑到利妥昔单抗及阿霉素类化疗药物均具有心脏毒性，因此在治疗过程中需要监测心脏功能，定期行心电图、超声心动图监测。该病例患者通过动态评估，在4周期R-CHOP治疗后，发现心脏毒性反应达到利妥昔单抗停药指征（心衰），遂停用利妥昔单抗，继续予以CHOP方案化疗，同时予以心血管药物治疗，患者耐受性可，未再出现心衰等不良反应。

三、病例点评

对于扁桃体DLBCL的治疗，早期患者一般选择放疗或者联合化疗，晚期患者采用化疗或联合放疗。本病例采用美罗华联合经典CHOP方案治疗4周期后，因出现心脏不良反应，未继续使用美罗华治疗，继续给予2周期全身化疗。2年后复查头颈MRI提示：左侧扁桃体稍增大，双侧咽旁及颈部淋巴结稍增多，较大者约1.5 cm，增强呈不均匀强化。此时若进一步行PET-CT复查或扁桃体活检，则可以更好得明确肿瘤复发情况。

目前DLBCL的预后中，Ⅰ期患者CR率97.1%，5年OS为4%，Ⅱ期CR率77.8%,5年OS为74%，Ⅲ/Ⅳ期CR率50%，5年OS0%。IPI评分、肿瘤分期、B症状、LDH升高以及颈部淋巴结受累这些因素均对患者的预后有影响。本例患者虽然在治疗后未达到CR，但随访5年，患者病情稳定，肿瘤未复发，5年OS率已超过文献报道，治疗非常成功。后续随访中，如果能复查PET-CT，则能更好地观察肿瘤情况。

该病例从诊断中还需要注意明确NHL的相关全身性"B"症状——包括不明原因发热（FUO）、体重减轻或盗汗。应记录发热和出汗的持续时间和模式，以及体重减轻的程度。对于全身性B症状的正式定义如下：①发热，体温>38℃；②体重减轻，过去6个月体重减轻10%以上，原因不明；③出汗，表现为盗汗如注。全身症状会因NHL亚型而异，且B症状更常见于侵袭性及高度侵袭性NHL亚型患者，特别是肝脏和结外受累患者。仅小部分惰性淋巴瘤患者有B症状，通常见于晚期疾病和（或）肿瘤包块较大时。

四、教学探讨

此例为典型的扁桃体原发弥漫大B细胞淋巴瘤（DLBCL）。学员需要掌握扁桃体淋巴瘤的临床表现特点、鉴别诊断、分期和治疗原则。在教学中，教师需要从临床表现出发，引导学员对可能诊断的思考；从鉴别诊断出发，引导学员思考如何选择辅助检查进一步明确诊断；引导学员从部位、评分、"B症状"3个方面对扁桃体DLBCL进行完整分期；教师可通过具体病例引导学员掌握治疗的原则，尤其是用药不良反应的处置。此外，可根据病例的特点，结合药物最新研究和治疗进展给学员进行相关知识拓展。

第十章　口腔颌面部肿瘤

第一节　口腔颌面部囊肿

口腔颌面部的囊肿比较常见，主要有软组织囊肿（含唾液腺囊肿）、硬组织（颌骨）囊肿两大类型。

一、软组织囊肿

（一）皮脂腺囊肿

皮脂腺囊肿主要由皮脂腺排泄阻塞，皮脂腺囊状上皮被逐渐增多的内容物膨胀而形成的潴留性囊肿。囊内为白色凝乳状皮脂腺分泌物。

1.临床表现

皮脂腺囊肿常见于面部，小的如豆，大的可如小柑橘样。囊肿位于皮内，并向皮肤表面突出。囊壁与皮肤紧密粘连，中央可有一小色素点。临床上可以根据这一主要特征与表皮样瘤做鉴别。皮脂腺囊肿一般生长缓慢，呈圆形，界清，活动，质软，可继发感染出现疼痛和脓肿形成，长期处置不当可恶变为皮脂腺癌。

2.治疗

在局部麻醉下完整手术切除。沿颜面部皮纹方向做梭形切口，应切除包括与囊壁粘连的皮肤。

（二）皮样或表皮样囊肿

皮样或表皮样囊肿为胚胎发育时期遗留于组织中的上皮细胞发展而形成的囊肿，表皮样囊肿也可以由于损伤、手术使上皮细胞植入而形成。皮样囊肿囊腔内有脱落的上皮细胞、皮脂腺、汗腺及毛发等结构，囊壁较厚，而表皮样囊肿的囊腔内没有皮肤附件。

1.临床表现

皮样或表皮样囊肿多见于儿童及青年。皮样囊肿好发于口底、颏下，表皮样囊肿好发于眼睑、额、鼻、眶外侧、耳下等部位。一般生长缓慢，呈圆形。囊膜表面的黏膜或皮肤光滑，囊肿与周围组织、皮肤或黏膜均无粘连，触诊时囊壁坚韧而有弹性，似面团样感。位于口底的皮样囊肿体积增大时可将舌推向后方，舌体上抬影响发音甚至导致吞咽和呼吸困难。穿刺检查可抽出乳白色豆渣样分泌物，有时大体标本可见毛发。

2.治疗

手术摘除。颜面表皮样囊肿，应沿皮纹在囊肿皮肤上做切口，切开皮肤及皮下组织，显露囊壁，然后将囊肿与周围组织分离，完整摘除，分层缝合。

（三）甲状舌管囊肿

胚胎至第4周时甲状腺始基形成，以后逐渐下降借甲状舌管及咽表面的上皮粘连。胚胎至第6周时，甲状舌管自行消失，在起始点处仅留一浅凹即舌盲孔。如甲状舌管不消失，则残存上皮分泌物聚积，即形成先天性甲状舌管囊肿。

1.临床表现

甲状舌管囊肿多见于1~10岁的儿童，也可见于成年人。囊肿可发生于颈正中线，自舌盲孔至胸骨切迹间的任何部位，但以舌骨上下部为最常见。囊肿生长缓慢，呈圆形，临床上常见者多如胡桃大，位于颈正中部位，有时微偏一侧。质软，周界清楚，与表面皮肤及周围组织无粘连。位于舌骨以下的囊肿，舌骨体与囊肿之间可能触及坚韧的索条与舌骨体粘连，故可随吞咽及伸舌等动作而移动。甲状舌管囊肿通过舌盲孔与口腔相通可继发感染，囊肿感染后可自行破溃或者误以为脓肿而切开引流，经久不愈则形成甲状舌管瘘，后者长期不愈可癌变。

甲状舌管囊肿可根据其部位和随吞咽移动等体征而做出诊断。有时行穿刺检查可抽出透明、微浑浊的黄色稀薄或黏稠性液体。对甲状舌管瘘，还可行碘油造影以明确其瘘管行径。

2.治疗

应手术切除囊肿或瘘管，而且应彻底，否则容易复发。手术的关键是除囊肿或瘘管外应将舌骨中份一并切除。

（四）鳃裂囊肿

鳃裂囊肿多数认为是由胚胎鳃裂残余组织所形成。囊壁厚薄不等，含有淋巴样组织，通常覆有复层扁平上皮，少数则被以柱状上皮。囊肿常因壁内淋巴结炎产生纤维化而使囊壁变厚。

1.临床表现

鳃裂囊肿可发生于任何年龄，但以20~50岁常见；常位于颈上部，大多在舌骨水平、胸锁乳突肌上1/3前缘附近；有时附着于颈动脉鞘的后部，或自颈内、外动脉分叉之间突向咽侧壁。囊肿大小不定，生长缓慢，患者无自觉症状。发生上呼吸道感染后可以骤然增大，感觉不适。鳃裂囊肿穿破后，可长期不愈，形成鳃裂瘘。

2.治疗

根治的方法是外科手术彻底切除，如有残存组织，可导致复发。

二、颌骨囊肿

（一）牙源性颌骨囊肿

牙源性颌骨囊肿发生于颌骨且与成牙组织或牙有关。

1.分类

（1）根端囊肿：是由于根尖肉芽肿、慢性炎症的刺激，引起牙周膜内的上皮残余增生。增生的上皮团中央发生变性与液化，周围组织液不断渗出，逐渐形成囊肿，故也可称为根尖周囊肿。

（2）始基囊肿：发生于成釉器发育的早期阶段，牙釉质和牙本质形成之前，在炎症或损伤刺激后，成釉器的星形网状层发生变性，并有液体渗出，蓄积其中而形成囊肿。

（3）含牙囊肿：又称滤泡囊肿，发生于牙冠或牙根形成之后，在缩余釉上皮与牙冠面之间出现液体渗出而形成含牙囊肿。可来自一个牙胚（含一个牙），也有来自多个牙胚（含多个牙）者。

（4）角化囊肿：来源于原始的牙胚或牙板残余。角化囊肿囊壁的上皮及纤维包膜均较薄。在囊壁的结缔纤维包膜内有时含有子囊（或称卫星囊腔）或上皮岛。手术中子囊容易脱落而残留，形成复发病灶。角化囊肿（常为多发性）同时伴有皮肤基底细胞痣（或基底细胞癌）、分叉肋、眶距增宽、颅骨异常、小脑镰钙化等症状时，称为"痣样基底细胞癌综合征"。

2.临床表现

牙源性颌骨囊肿生长缓慢，初期无自觉症状，若继续生长，骨质逐渐向周围膨胀，则形成面部畸形。如囊肿进一步发展，表面骨质变为极薄之骨板，扪诊时可有乒乓球样的感觉，并发出所谓折羊皮纸样脆裂声；如此层极薄的骨板也被吸收，则可扪及波动感。根端囊肿可在口腔内发现深龋、残根或死髓牙。始基囊肿、含牙囊肿及角化囊肿则可伴先天缺牙或有多余牙。因拔牙、损伤使囊肿破裂时，可以见到囊内有草黄色或草绿色液体流出；如为角化囊肿，则可见皮脂样物质。囊肿如有继发感染，则出现炎症表现，患者感觉胀痛、发热、全身不适等。

3.诊断

X线摄片检查对诊断有很大帮助。囊肿在X线片上显示为一清晰圆形或卵圆形的透明阴影，边缘整齐，周围常呈现一明显白色骨质反应线，但角化囊肿有时边缘可不整齐。

4.治疗

应采用外科手术摘除。如伴有感染，须先用抗生素控制炎症后再做手术治疗，术前应X线摄片，以明确囊肿的范围及与邻近组织的关系并处理囊肿波及的可保留牙齿。

（二）非牙源性颌骨囊肿

非牙源性颌骨囊肿也称面裂囊肿，是由胚胎发育过程中残存于面突连接处的上皮发展而成。其临床表现与牙源性囊肿相似，即主要表现为颌骨骨质的膨胀。

1.球上颌囊肿

发生于上颌侧切牙与尖牙之间（胚胎时球状突与上颌突之间），牙常被排挤而移位。X线片上显示囊肿阴影在牙根之间，而不在根尖部位。

2.鼻腭囊肿

位于切牙管内或附近（来自切牙管残余上皮）。X线片上可见到切牙管扩大的囊肿阴影。

3.正中囊肿

位于切牙孔之后，腭中缝的任何部位（胚胎时两侧腭突之间）。X线片上可见缝间有圆形囊肿阴影。正中囊肿也可发生于下颌正中线处（胚胎时下颌突之间）。

4.鼻唇囊肿

位于上唇底和鼻前庭内（胚胎时球状突、侧鼻突及上颌突连接处），囊肿在骨质的表面。X线片上骨质无破坏现象。在口腔前庭外侧可扪及囊肿的存在。

非牙源性颌骨囊肿确诊后应及时进行手术治疗，手术方法同牙源性囊肿。

第二节 口腔颌面部瘤样病变和良性肿瘤

口腔颌面部瘤样病变和良性肿瘤以牙源性及上皮源性肿瘤为主，如血管瘤、成釉细胞瘤、牙龈瘤等，在口腔颌面部肿瘤构成比中多于恶性肿瘤。

一、瘤样病变

（一）色素痣

色素痣来源于表皮基底层产生黑色素的色素细胞。

1.分类

（1）皮内痣：为大痣细胞分化而来，是更成熟的小痣细胞，并进入真皮及其周围结缔组织中。

（2）交界痣：痣细胞在表皮和真皮交界处，呈多个巢团状，边界清楚，分布距离均匀。每一巢团的上一半在表皮的底层内，下一半则在真皮浅层内。这些痣细胞为大痣细胞，色素较深。

（3）复合痣：在痣细胞进入真皮的过程中，常同时有皮内痣和残留的交界痣，为上述两型痣的混合形式。

2.临床表现

交界痣为淡棕色或深棕色斑疹、丘疹或结节，一般较小，表面光滑、无毛，平坦或稍高于皮肤表面。一般不出现自觉症状。突起于皮肤表面的交界痣容易受到洗脸、刮须、摩擦与损伤的刺激，并由此可能发生恶性病变，如局部轻微痒、灼热或疼痛，痣的体积迅速增大，色泽加深，表面出现感染、破溃、出血，或痣周围皮肤出现卫星小点、放射状黑线、黑色素环，以及痣所在部位的引流区淋巴结肿大等。恶性黑色素瘤多来自交界痣。

一般认为，毛痣、雀斑样色素痣均为皮内痣或复合痣。这类痣极少恶变，如有恶变也是来自交界痣部分。

3.治疗

面部较大的痣无恶变症状者，可考虑分期部分切除，容貌、功能保存均较好，但不适用于有恶变倾向者；也可采用全部切除，利用邻近皮瓣转移或游离皮肤移植。怀疑有恶变的痣，应采用外科手术一次性全部切除并送病理检查，手术应在痣的边界以外，于正常皮肤上做切口。比较小的痣切除后，可以潜行剥离皮肤创缘后直接拉拢缝合。

（二）牙龈瘤

牙龈瘤来源于牙周膜及颌骨牙槽突的结缔组织。

1.临床表现

牙龈瘤以女性较多，以青年及中年人为常见。牙龈瘤多发生于牙龈乳头部，位于唇、颊侧者较舌、腭侧者多，最常见的部位是前磨牙区。瘤体较局限，呈圆球或椭圆形，有时呈分叶状；大小不一，直径由几毫米至数厘米。有的有蒂，如息肉状；有的无蒂，基底宽广。一般生长较慢，但在女性妊娠期可能迅速增大。较大的肿块可以遮盖一部分牙及牙槽突，表面可见齿痕，易被咬伤而发生溃疡，伴发感染。随着瘤体的增长，可以破坏牙槽骨壁；X线片可见骨质吸收、牙周膜增宽的阴影。牙可能松动、移位。

2.治疗

可在局部麻醉或全身麻醉下手术切除，切除必须彻底，否则极其容易复发。一般应将病变所涉及的牙同时拔除。

二、良性肿瘤

（一）成釉细胞瘤

成釉细胞瘤为颌骨中心性上皮肿瘤，在牙源性肿瘤中较为常见。

1.临床表现

成釉细胞瘤多发生于成人，以下颌骨体及下颌骨角部为常见。该肿瘤生长缓慢，初期无自觉症状；逐渐发展可使颌骨膨大，造成左右面部不对称。如肿瘤侵犯牙槽突时，可使牙松动、移位或脱落；肿瘤继续增大时，使颌骨外板变薄，甚至吸收，这时肿瘤可以侵入软组织内。由于肿瘤的侵犯，可以影响下颌骨的运动度，甚至可能发生吞咽、咀嚼和呼吸障碍。肿瘤表面常见有被对颌牙造成的压痕，此时发生溃疡，可能造成继发性感染而化脓、溃烂、疼痛。当肿瘤压迫下牙槽神经时，患侧下唇及颊部可能感觉麻木不适。如肿瘤发展很大，骨质破坏较多，还可能导致病理性骨折。

2.诊断

根据病史、临床表现、X线摄片特点，可做出初步诊断。典型成釉细胞瘤的X线摄片表现：早期呈蜂房状，以后形成多房性囊肿样阴影，单房比较少。成釉细胞瘤因为多房性及有一定程度的局部浸润性，故周围囊壁边缘常不整齐，呈半月形切迹。在囊内的牙根尖可有不规则吸收现象。

3.治疗

主要为外科手术治疗。因成釉细胞瘤有局部浸润周围骨质的特点，需在肿瘤周围的骨质外至少0.5 cm处切除。否则切除不彻底将导致复发，而多次复发后肿瘤又可能变为恶性。下颌骨部分切除后，可立即采用植骨术。

（二）血管瘤及脉管畸形

血管瘤（脉管瘤）及脉管畸形是来源于血管或淋巴管的肿瘤或畸形。以前分类习惯称为血管瘤或淋巴管瘤，现在认为有的脉管病变并非真性肿瘤，故除真正的血管瘤外目前统称脉管畸形。

1.血管瘤

起源于残余的胚胎成血管细胞，发生于口腔颌面部的血管瘤占全身血管瘤的60％。多见于婴儿出生时或出生后不久（1个月以内），多发于颜面部皮肤及皮下组织，口腔黏膜较少，呈鲜红色或紫红色，与皮肤表面平，周界清楚。以手指压迫肿瘤，表面颜色可退去；解除压力后，血液立即充满肿瘤，肿瘤恢复原有大小及色泽。一般1年以内为肿瘤快速增长期，而1年以后则进入静止消退期，在10～12岁消退期才完成。皮肤大面积病损者称为葡萄酒斑状血管瘤，另一类型为突出皮肤，高低不平，似杨梅状，称为杨梅样血管瘤。

2.脉管畸形

（1）静脉畸形：旧的分类称为海绵状血管瘤，是由衬有内皮细胞的无数血窦所组成。好发于颊、颈、眼睑、唇、舌或口底部。血窦大小不一，形状各异，位置深浅不定，如果位置较深，则皮肤或黏膜颜色正常；表浅者则呈现蓝色或紫色。一般边界不清，扪之柔软，可以压缩，有时可扪到静脉石。当头低位时，肿瘤则充血膨大；恢复正常位置后，肿块也随之缩小，恢复原状，称为体位移动试验阳性。有时海绵状血管瘤与毛细管型血管瘤可同时存在，彼此掺杂而成混合型血管瘤。静脉畸形病损体积不大时多无自觉症状，病损体积增大后可致颜面、唇、舌等明显畸形及功能障碍，并可继发感染和出血。

（2）动静脉畸形：旧的分类称为蔓状血管瘤，又称葡萄状血管瘤，是一种迂回弯曲、极不规则而有搏动性的血管瘤，主要由血管壁显著扩张的动脉和静脉直接吻合而形成。蔓状血管瘤多见于成年人，幼儿少见。蔓状血管瘤常发生于颞浅动脉所在的颞部或头皮下组织中。肿瘤高起呈念珠状，表面温度较正常皮肤为高。患者可能自己感觉到搏动，扪诊有震颤感，听诊有吹风样杂音。若将供血的动脉全部压闭，则肿瘤的搏动和杂音消失。肿瘤可侵蚀基底的骨质，也可突入皮肤，使其变薄，甚至坏死出血。蔓状血管瘤也可与毛细管型血管瘤或海绵状血管瘤并存。

（3）淋巴管畸形：淋巴管畸形是淋巴管异常发育所致，常见于儿童和青年，好发于舌、唇及颈部。根据临床特征和组织结构分为微囊型和大囊型两类。

微囊型以前称为毛细管型及海绵型淋巴管瘤，淋巴管内充满淋巴液，在皮肤或黏膜上呈现孤立的或多发性散在的小圆形囊性结节状或点状病损，无色、柔软，一般无压缩性，肿瘤边界不清楚。口腔黏膜的微囊型淋巴管畸形有时与微静脉畸形同时存在，出现黄、红色小疱状突起，以前在临床上习惯称为淋巴血管瘤。海绵型淋巴管畸形发生在唇、颌下及颊部，可使患处显著肥大畸形；发生于舌部者常合并毛细管型，并呈巨舌症，可引起颌骨畸形，致开𬌗、反𬌗、牙移位、咬合紊乱等。大囊型淋巴管畸形以前称为囊肿型或囊性水瘤，主要发生于颈部锁骨之上，也可发生于颌下区及上颈部。一般为多房性囊腔，彼此间隔，内有透明、淡黄色水样液体。肿瘤大小不一，表面皮肤色泽正常，呈充盈状态，扪诊柔软，有波动感。囊肿型与深层静脉畸形不同的是体位移动试验呈阴性。

（4）混合型脉管畸形：存在一种以上的脉管畸形称为混合型脉管畸形。

诊断：表浅的血管瘤或脉管畸形诊断并不困难。位置较深的脉管畸形应做体位移动试验和穿刺来确定。对动、静脉畸形以及深层组织内静脉畸形、大囊型淋巴管畸形等，可以采用动脉造影以及瘤腔造影，或彩色B超，或磁共振血管成像来协助诊断并为治疗做参考。

治疗：血管瘤及脉管畸形的治疗应根据肿瘤类型、位置及患者的年龄等因素来决定。目前的治疗方法有外科切除、放疗、低温治疗、激光治疗、硬化剂注射、化疗等，一般采用综合疗法。近年来，由于介入放射学的发展，用经导管动脉栓塞技术（TCAE）可以控制和减少术中出血。淋巴管畸形治疗基本相同，但主要是采用外科手术切除，对范围较大的肿瘤可分期切除。

（三）神经纤维瘤

神经纤维瘤是由神经鞘细胞及成纤维细胞两种主要成分组成的良性肿瘤。神经纤维瘤分单发性与多发性两种，多发性神经纤维瘤又称为神经纤维瘤病。

1.临床表现

神经纤维瘤多见于青年人，生长缓慢，口腔内较少见。颜面部神经纤维瘤的临床表现主要是表面皮肤呈大小不一的棕色斑，或呈灰黑色小点状，或片状病损。扪诊时，皮肤内有多发性瘤结节，质较硬。多发性瘤结节可沿皮下神经分布，呈念珠状，也可呈丛状，如来自感觉神经，可有明显触痛。沿着神经分布的区域内，有时有结缔组织呈异位增生，皮肤松弛或折叠下垂，遮盖眼部，发生功能障碍，面部畸形。肿瘤质地柔软，虽瘤内血运丰富，但一般不能压缩。邻近骨组织受侵犯时，可引起畸形。头面部多发性神经纤维瘤还可伴先天性枕骨缺损。神经纤维瘤病有遗传倾向，为常染色体显性遗传。因此对患者的家庭，特别是直系亲属最好进行全身性检查，以确定是否有家族史。

2.治疗

手术切除。对小而局限的神经纤维瘤可以一次完全切除，对巨大的肿瘤只能做部分切除，或整体切除后再行组织移植修复，以纠正畸形及改善功能障碍。

（四）骨化性纤维瘤

骨化性纤维瘤为颌面骨比较常见的良性肿瘤。

1.临床表现

骨化性纤维瘤常见于青年人，且多为单发性，可发生于上、下颌骨，但以下颌较为多见。女性多于男性。此瘤生长缓慢，早期无自觉症状，不易被发现；肿瘤逐渐增大后可造成颌骨膨胀肿大，引起面部畸形及牙移位。发生于上颌骨时，常波及颧骨，并可能波及上颌窦及腭部，使眼眶畸形，眼球突出或移位，甚至产生复视。下颌骨骨化性纤维瘤除引起面部畸形外，还可导致咬合紊乱，有时可继发感染，伴发骨髓炎。

2.诊断

在 X 线片上表现为颌骨局限性膨胀，病变向四周发展，界限清楚，呈圆形或卵圆形，密度减低，病变内可见不等量、不规则的钙化阴影。

3.治疗

由于骨化性纤维瘤属真性肿瘤，故原则上应行手术切除。

第三节　口腔颌面部恶性肿瘤

口腔颌面部恶性肿瘤80%为鳞状细胞癌，来源于口腔黏膜或皮肤的鳞状上皮，其次为腺性上皮癌。

一、舌癌

舌癌是最常见的口腔癌，在口腔癌中居首位。舌癌约85%以上发生在舌体，且多数发生在舌中1/3侧缘部。舌癌大多数为鳞状细胞癌，腺癌比较少见。

（一）临床表现

舌癌早期可表现为溃疡、外生与浸润3种类型。有的病例第一症状仅为舌痛，有时可放射至颞部或耳部。外生型可来自乳头状瘤恶变；浸润型表面可无突起或溃疡，最易延误病情，患者常不能早期发现。舌癌常表现为溃疡及浸润同时存在，伴有自发性疼痛和程度不同的舌运动障碍。舌癌进入晚期可直接超越中线或侵犯口底，以及浸润下颌骨舌侧骨膜、骨板或骨质；向后则可延及舌根或咽前柱和咽侧壁。此时舌运动可严重受限、固定，唾液增多外溢而不能自控，进食、吞咽、言语均感困难，疼痛剧烈可放射至半侧头部。舌癌的淋巴结转移率较高，通常为40%左右。转移部位以颈深上淋巴结群最多。舌癌晚期可发生肺部转移或其他部位的远处转移。

（二）诊断

舌癌的诊断一般比较容易，但对早期舌癌，特别是浸润型要提高警惕。触诊对舌癌的诊断比视诊更为重要。为了明确诊断，应一律进行活检。对舌根部的癌肿，除了触诊以外，还可借CT、MRI、纤维喉镜甚至纤维胃镜来帮助诊断。

（三）治疗

1.原发灶的处理

早期高分化的舌癌可考虑放疗、单纯手术切除或冷冻治疗。晚期舌癌应根据不同条件采用综合治疗——放疗加手术，或三联（化疗、手术、放疗），或四联（三联加中医中药或免疫治疗）疗法。

（1）放疗：可以用作对晚期舌癌病例术前、术后的辅助治疗。

（2）手术治疗：是治疗舌癌的主要手段。按照原发灶直径处理：T_1病例可做距病灶外1 cm以上的楔状切除，直接缝合；$T_2 \sim T_4$病例应行半舌切除直至全舌体切除。舌为咀嚼、语言的重要器官，舌缺损1/2以上时应行同期再造术，可采用胸锁乳突肌肌皮瓣、胸大肌肌皮瓣、前臂皮瓣等。

（3）化疗：对晚期病例可做术前诱导化疗。化疗对舌癌的疗效较好，可望提高患者的生存率。

（4）冷冻治疗：对T_1、T_2的舌癌可以考虑采用冷冻治疗。

2.转移灶的处理

由于舌癌的转移率较高，故除T_1的病例外，其他均应考虑同期行选择性颈淋巴结清扫术。对临床淋巴结阳性的患者，更应同期行治疗性颈淋巴结清扫术。

3.预后

据我国的资料，以手术为主的治疗，3~5年生存率一般在60%以上，而T_1病例可达90%以上。

二、牙龈癌

牙龈癌在口腔癌中仅次于舌癌而居第二位，但近年来其发病率有逐年下降趋势。

（一）临床表现

牙龈癌在临床上可表现为溃疡型或外生型，其中以溃疡型为多见。起始多源于牙间乳头及龈缘区，溃疡呈表浅、淡红，以后可出现增生。由于黏骨膜与牙槽突附着甚紧，故较易早期侵犯牙槽突骨膜及骨质，进而出现牙松动，并可导致脱落。X线摄片可出现恶性肿瘤的破坏特征——虫蚀状不规则吸收。牙龈癌常发生继发感染，肿瘤伴以坏死组织，触之易出血。体积过大时可出现面部肿胀，浸润皮肤。牙龈癌侵犯骨质后，常出现颌下淋巴结转移，后期则颈深上淋巴结群受累。

（二）诊断

牙龈癌的诊断并不困难，活检确诊也很方便。

（三）治疗

1.原发灶的处理

即使是早期的牙龈癌，原则上也应行牙槽突切除，而不仅仅是牙龈切除术。较晚期者应做下颌骨部分或上颌骨次全切除术。牙龈癌已侵入上颌窦者，应行全上颌骨切除术。

2.转移灶的处理

下牙龈癌的颈淋巴结转移率在35%左右。临床上早期的上颌牙龈癌淋巴结属 N_0 者可严密观察，一旦发生转移即应行治疗性颈淋巴结清扫术。

3.预后

牙龈癌的5年生存率较高，为60%左右。

三、颊癌

原发于颊黏膜的癌称为颊癌，为口腔癌常见的类型之一。

（一）临床表现

颊黏膜鳞癌通常有溃疡形成，伴深部浸润，仅有少部分表现为疣状或乳突状的外突型。腺源性颊黏膜癌则少有出现溃疡者，主要表现为外突状或浸润硬结型肿块。由白斑发展而来的颊癌，常可在患区查见白斑。颊癌早期一般无明显疼痛，导致患者往往延误就医。当肿瘤浸润肌肉等深层组织或合并感染时，出现明显疼痛，伴不同程度的张口受限，直至牙关紧闭。牙周组织受累后，可出现牙痛或牙松动。由于肿瘤浸润、溃疡形成，特别是伴发感染时，可引起局部继发性出血，疼痛加重。患者常有颌下淋巴结肿大，也可累及颈深上淋巴结群。

（二）诊断

颊癌的诊断主要根据病史、临床表现及病理检查。

（三）治疗

由于颊癌呈浸润性生长，局部复发率高，主张采用以手术为主的综合治疗。

1.术前或术后放疗

一般在4周内照射40～50 Gy剂量，如术前放疗后，通常需休息4～6周，如无特殊情况即可进行手术切除。

2.术前化疗

又称诱导化疗，是目前颊癌综合治疗方案中最常用且效果肯定的重要措施。术前可单一用药，也可联合用药。给药途径可采用静脉注射全身用药，也可经颈外动脉分支灌注区域浓集性给药。

3.手术治疗

颊癌手术治疗的原则与要点如下。

（1）足够的深度：即使早期病例，也必须使切除深度包括黏膜下脂肪、筋膜层。

（2）足够的边界：应在肿瘤可判断的临床边界以外2cm的正常组织处切除。术后洞穿性缺损可施行颈阔肌肌皮瓣，额部、颈后或胸部前臂皮瓣转移整复。

（3）颈淋巴结清扫术：凡临床出现颈淋巴结（含颌下淋巴结）肿大，或原发灶在T$_3$以上，鳞癌Ⅱ级以上，或颊癌生长快，位于颊部后份者，应常规做同侧颈淋巴结清扫术。

（四）预后

因病例组合不同，文献报道的颊癌5年生存率差别较大。

四、腭癌

腭癌不多见，在口腔癌中占10%左右。

（一）临床表现

腭癌常先起自一侧，并迅速向牙龈侧及对侧蔓延。腭癌多呈外生型，边缘外翻，被以渗出物和血痂，触之易出血；有时也呈溃疡型。腭癌周围的黏膜有时可见有烟草性口炎或白斑存在。由于腭黏骨膜与腭骨紧贴，故易早期侵犯骨质。腭癌的淋巴结转移主要侵及颌下淋巴结及颈深上淋巴结；咽后淋巴结转移在临床上很难判断，多在手术中才发现。

（二）治疗

1.原发灶的处理

腭癌的治疗以手术为主。腭癌手术，一般应行连同腭骨在内的病灶切除术；对较大的病损应行上颌骨次全切除术。上颌窦已受侵时，应做上颌骨全切除术。

2.转移灶的处理

腭癌的颈淋巴结转移率在40%左右。晚期病例常发生双侧颈部转移，可考虑行双侧选择性颈淋巴结清扫术，术式可采用一侧功能性或双侧功能性颈淋巴结清扫术。

（三）预后

腭鳞癌的预后较腭涎腺癌为差，文献报道5年生存率约为60%。晚期及有淋巴结转移者预后较差，5年生存率为25%左右。

五、口底癌

口底癌指发生于口底黏膜的鳞癌。

（一）临床表现

口底癌以发生在舌系带两侧的前口底为常见。局部可出现溃疡或肿块。由于口底区域不大，极易侵犯口底舌系带而至对侧，并很快向前侵及牙龈和下颌骨舌侧骨板，进一步侵入骨松质后，可使下前牙发生松动，甚至脱落。向后侵犯，除波及后口底外，还可深入舌腹肌层。晚期向深层侵犯诸肌群。口底癌，特别是前口底癌极易发生双侧颈淋巴结转移。最易侵及的是颏下及颌下淋巴结，后期则多转移至颈深上群淋巴结。

（二）诊断

口底癌的触诊，特别是双手合诊十分重要，可通过触诊了解肿瘤的性质和实际浸润部位。若需明确有无骨质破坏，可拍摄X线片以协助诊断（早期以摄咬合片为宜，晚期则可选用曲面体层片）。

（三）治疗

1.原发灶的处理

鉴于口底癌易早期侵及下颌舌侧牙龈及骨板，故在切除口底原发灶时常需一起行下颌骨牙槽突或下颌骨方块状切除术。

2.转移灶的处理

口底癌的颈淋巴转移率与舌癌相似，国内文献报道在40%左右，国外报道可高达70%。一般应考虑选择性颈淋巴结清扫术。

3.组织缺损的修复

组织的缺损要采用相应的组织瓣来修复。

（四）预后

早期口底癌的预后较好，晚期较差。随访资料表明，10年生存率约为50%，5年生存率约为60%。

六、上颌窦癌

上颌窦癌因发病部位及临床表现不同而常就诊于耳鼻咽喉科及口腔科，鳞癌多见。

（一）临床表现

由于早期肿瘤局限于上颌窦内，患者可以毫无症状而不被发觉。当肿瘤发展到一定程度后才出现明显症状而引起患者的注意。临床上可根据肿瘤原发部位的不同而出现不同的症状。当肿瘤发生自上颌窦下壁时，常先引起牙松动、疼痛、颊沟肿胀，如将牙痛误认为牙周炎等而将牙拔除时，肿瘤突出入牙槽骨内，创口不愈合形成溃破；当肿瘤发生自上颌窦内侧壁时，常先出现鼻阻塞、鼻出血，一侧鼻腔分泌物增多，鼻泪管阻塞，有流泪现象；肿瘤发生自上颌窦上壁时，常先使眼球突出，向上移位，可能引起复视；肿瘤发生自上颌窦外壁时，则表现为面部及颊沟肿胀，以后皮肤破溃，肿瘤外露，眶下神经受累可发生面颊部感觉迟钝或麻木；肿瘤发生自上颌窦后壁时，可侵入翼腭窝而引起张口受限。由于上颌窦癌临床表现的多样性，致使患者可首诊于各不同的临床科室。上颌窦癌常转移至颌下颈部淋巴结，有时可转移至耳前及咽后淋巴结，远处转移少见。

（二）诊断

常规X线摄片，华氏位、颅底位虽有一定参考价值，但在判断有无原发肿瘤及定位上远不及CT，因此对上颌窦癌的诊断，CT应作为首选。

（三）治疗

上颌窦癌的治疗应是以手术为主的综合治疗，特别是结合放疗的综合疗法。

1.放疗

已确诊为上颌窦癌的病例可以先行术前放疗，放疗结束3～4周后手术。

2.手术治疗

为上颌窦癌的主要治疗方法。原则上应行上颌骨全切除术。病变波及眶下板时，须行全上颌骨及眶内容物切除；如病变累及其他部位，应施行上颌骨扩大根治性切除术，甚至于施行颅颌面联合切除术。

3.化疗

主要采用经动脉插管区域性化疗的方法。药物可选用平阳霉素或氟尿嘧啶持续灌注，化疗结束后即行手术治疗。

（四）预后

上颌窦癌的预后迄今仍不能令人满意，据文献报道，5年生存率大多在50%以内，其失败的原因主要是治疗后局部复发。

七、唇癌

唇癌仅指唇红黏膜发生的癌，主要为鳞状细胞癌。唇内侧黏膜应属颊黏膜癌；发生于唇部皮肤者，应归于皮肤癌。

（一）临床表现

唇癌常发生于唇中外1/3间的唇红缘部黏膜。早期为疱疹状的结痂肿块，随后出现火山口状溃疡或菜花状肿块，以后肿瘤向周围皮肤及黏膜扩散，同时向深部肌组织浸润，晚期可波及口腔前庭及颌骨。下唇癌常向颏下及颌下淋巴结转移；上唇癌则向耳前、颌下及颈深淋巴结转移。

（二）诊断

依据病史及临床表现不难做出诊断，有必要做活组织检查以明确肿瘤性质。

（三）治疗

早期病例无论采用外科手术、放疗、激光或低温治疗，均有良好的疗效。但对晚期病例及有淋巴结转移者则应用外科治疗。

（四）预后

唇癌如能早期扩大切除，预后较好。

八、纤维肉瘤

纤维肉瘤是来源于口腔颌面部成纤维细胞的恶性肿瘤。

（一）临床表现

以青壮年多见，肿瘤呈球形或分叶状。肿瘤发生于口内者，生长较快，多见于牙龈、颌骨；发生于皮肤者可呈结节状。晚期导致颌面部畸形和功能障碍，还可经血行转移至肺部。

（二）诊断

主要依据活体组织检查，以明确诊断。

（三）治疗

以手术治疗为主，应采用局部彻底广泛切除，如有淋巴结转移，也应行颈淋巴结清扫术。手术前后采用化疗。

（四）预后

通常纤维肉瘤患者的预后较癌为差。

九、骨肉瘤

骨肉瘤由肿瘤性成骨细胞、骨样组织所组成，为起源于成骨组织的恶性肿瘤。

（一）临床表现

临床上常发生于青少年，下颌骨较上颌骨多见，并有损伤史。早期症状是患部发生间歇性麻木和疼痛，进而转变为持续性剧烈疼痛，伴有放射性疼痛；肿瘤迅速生长，破坏牙槽突及颌骨，发生牙齿松动、移位，面部畸形，可发生病理性骨折。在X线片上显示为不规则破坏，由内向外，为溶骨型；骨皮质破坏，代以增生的骨质，呈日光放射状排列，为成骨型。临床上也可见兼有上述两型表现者，为混合型。晚期患者血清钙、碱性磷酸酶可升高，肿瘤一般沿血行转移到肺。

（二）诊断

除根据临床表现外，主要靠X线摄片、CT做出初步诊断，最后还要依靠病理活检才能确诊。

（三）治疗

以手术为主的综合治疗。手术须行大块根治性切除，特别要强调器官切除的概念，以避免因管道或腔隙传播而导致局部复发。

（四）预后

骨肉瘤的5年生存率为30%～50%。

十、恶性淋巴瘤

恶性淋巴瘤是原发于淋巴网状系统的恶性肿瘤，病理上分为霍奇金淋巴瘤（HL）与非霍奇金淋巴瘤（NHL），NHL与HL的发病率比例约为5∶1。

（一）临床表现

可发生于任何年龄，但以青壮年为多。起源于淋巴结内者称结内型，以颈部淋巴结最好发生；起源于淋巴结外者称结外型，可发生于牙龈、腭、颊、口咽、颌骨等部位。结内型早期表现为颈部、腋下、腹股沟等处的淋巴结肿大，质地坚实而具有弹性，无压痛，大小不等，可移动，以后互相融合成块，失去动度。结外型临床表现多样，有炎症、坏死、肿块等各型。晚期多为全身性，如发热，肝肿大、脾肿大，全身消瘦，贫血等。

（二）诊断

疑为恶性淋巴瘤时，及时病理检查非常重要。对结内型可以采用细胞学穿刺病理检查，或摘除整个淋巴结做病理检查；对结外型则钳取或切取活检，都可考虑。采用免疫组化染色可以提高诊断的正确率。由于恶性淋巴瘤是全身性疾病，除了口腔颌面颈部病损外，要排除纵隔、胸部、肝、脾、后腹膜等部位淋巴结受累，为此除常规X线摄片外，CT、MRI都是必须采用的检查手段。

（三）治疗

恶性淋巴瘤对放疗及化疗都比较敏感，因此应行以放疗后化疗为主的综合治疗。对经过放疗后不消退的结外型口腔颌面部恶性淋巴瘤，特别是已侵犯骨组织者，也可考虑行局部扩大根治性切除术，术后再考虑进行化疗。

（四）预后

恶性淋巴瘤中 HL 的预后较 NHL 好，但总的来说预后不够理想。

第四节　典型病例教学探讨

一、病历摘要

患者男，54 岁。

主诉：口底新生物 1 个多月。

现病史：2020 年 6 月患者无意中发现右侧口底、下唇小泡伴破溃，伴轻微疼痛，无发热、盗汗、畏寒及头痛等不适。于当地诊所就诊诊断为"口腔溃疡"，给予药物治疗（药名不详）无明显好转。随后包块增大，疼痛放射至耳颞区，影响进食，遂至我院颌面外科就诊。患者病程中精神、食欲可，大小便正常，体重无下降。

既往史：2011 年患"短暂性脑缺血发作"，2017 年因"慢性酒精中毒性脑病，颈腰椎间盘突出症，高脂血症，低钾血症"入院治疗。否认肝炎、结核病史，否认外伤及手术史，吸烟 15 年，每天 20 支，未戒烟；喝酒 20 年，每餐 100 mL，已戒酒。

家族史：无家族遗传病史。

体格检查：疼痛评分 2 分，ECOG 评分 1 分，营养评分 2 分。心、肺、腹未见明显异常。颜面部对称无畸形，表情正常，无面瘫，双侧颌下、颏下可扪及多个肿大淋巴结，右颌下较大者约 3 cm×2.5 cm 大小，质地较硬，界限欠清楚，表明光滑，活动度差，与周围组织明显黏连。口腔：张口正常，张口度约三横指，牙列不齐，咬合关系可，口腔卫生较差，右侧口底可见一范围 4 cm×3 cm 菜花状新生物，被覆假膜，边界不清，前跨过中线，内侧累及舌侧牙龈，内侧至舌腹，触压痛，舌前伸受限。

实验室检查：三大常规未见异常，肝肾功能、血生化正常。

辅助检查：2020 年 7 月 8 日 MRI 增强检查提示：下牙槽周围可见不规则团块状长 T_1、长 T_2 信号影，较大层面范围约 2 cm×3.9 cm，边界欠清，病灶侵犯右侧下牙槽骨、颌下腺，周围脂肪间隙模糊，增强扫描病灶明显强化。双侧颌下及颈部见明显肿大淋巴结，较大者 1.9 cm×2.3 cm，增强扫描呈不均匀强化。

2020 年 7 月 8 日行口底包块部分切除活检，病理示：口底中分化鳞状细胞癌。

初步诊断：（1）右口底中分化鳞癌（$cT_4N_{2b}M_0$）；（2）双侧颈部淋巴结转移癌。

治疗：患者因病灶广泛，经肿瘤科、颌面外科、放疗科、影像科 MDT 讨论后，于 2020 年 7 月 8 日转入肿瘤科先行新辅助治疗。2020 年 7 月 16 日 8 月 10 日行"尼妥珠单抗+白蛋白紫杉醇+信迪利单抗+奈达铂"新辅助化疗 3 周期，2020 年 8 月 25 日复查 MRI：下牙槽周围信号影较大层面范围约 2.3 cm×1.5 cm，双侧颌下及颈部见明显肿大淋巴结，较大者 1.5 cm×1.1 cm，较 2020 年 7 月 10 日病变缩小。

2020 年 9 月 30 日颌面外科行全麻下右口底恶性肿瘤扩大切除术+右侧颈部淋巴结清扫

术+右侧胸大肌皮瓣制备术+右侧胸大肌皮瓣修复术+下颌骨裂开术+下颌骨复位内固定术。术后病理：原发灶中分化鳞状细胞癌伴坏死，癌组织侵及深部固有组织（累及涎腺），可见脉管内癌栓。癌组织距前切缘 0.7 cm，后切缘 0.7 cm，外侧切缘 1.2 cm，内侧切缘 1.1 cm。另送淋巴结：右颈 II，III，IV 区淋巴结（0/16），右颈 V 区淋巴结（查见脂肪组织，未见淋巴结结构，未见癌转移）。术后分期：$T_4N_{2b}M_0$。

2020 年 11~12 月行术后辅助化疗 3 周期，方案：信迪利单抗+白蛋白紫杉醇+奈达铂。因免疫治疗后出现甲减（2020 年 12 月 25 日游离甲状腺素 4.32 pmol/L↓，TSH94.66 IU/mL↑），给予甲巯咪唑治疗。2020 年 12 月 25 日复查 MRI：右侧口底可见不规则团块状短 T_1 长 T_2 信号影，较大层面范围约 6.7 cm×1.7 cm，考虑脂肪填充。另口咽部及颌下可见软组织影，呈 T_1 长 T_2 信号，边界不清，可见融合，增强扫描病灶明显强化，大小 1.8 cm×1.3 cm。考虑肿瘤侵犯可能性大，较 9 月 15 日比较口咽部、咽旁肿块增大。

2021 年 1 月行放疗，口底局部复发病灶剂量 70 Gy/33f，局部肿大淋巴结剂量 70 Gy/33 f，中上颈淋巴引流区 60 Gy/33 f，下颈淋巴引流区 50 Gy/25 f。

2021 年 4 月 9 日复查 MRI：右侧口底可见不规则团块状短 T_1 长 T_2 信号源，较大层面范围约 6.7 cm×1.7 cm，考虑脂肪填充。右颈部淋巴结，最长径 0.7 cm，较 2020 年 12 月 26 日比较口咽部、咽旁肿块未见，右侧颈部淋巴结缩小。

患者门诊随访至 2022 年 2 月 5 日，病情稳定。

二、病例分析

根据 2022 年国家癌症中心最新发布的中国癌症统计数据，2016 年我国口腔癌发病排在恶性肿瘤发病的第 20 位，406.4 万人中有 5.2 万人会罹患口腔癌，其中口腔鳞状细胞癌（OSCC）是口腔癌中最为常见的类型。据文献报道，我国 OSCC 的平均发病年龄为 48.8~55.7 岁。本案例中，患者为中年男性，且有大量的烟酒史，首发症状为"口腔溃疡伴疼痛"，查体可见"菜花状新生物伴颈部淋巴结肿大"。这些流行病学特点和临床表现符合口腔鳞癌的的常见特征。需要鉴别的疾病包括良性溃疡、小唾液腺癌、肉瘤等，需要活检进一步明确病理诊断。

口腔癌在自然病程早期往往会侵袭软组织，一般只有较大的肿瘤才会累及骨，但起自龈黏膜的肿瘤除外。因此，治疗前除对口腔进行全面视诊和触诊外，还需要进行影像学检查。MRI 在准确发现骨浸润的同时能更好地显示软组织受累和明显的神经周扩散，因而能补充或替代 CT。CT 扫描可因金属牙体修复物和骨皮质缺陷而影响检查结果，而 MRI 则受运动伪影和炎症反应的干扰，同时评估区域淋巴结转移情况；完善胸部 CT 评估肺转移，PET-CT 可协助排除远处转移，综合上述检查结果，对患者做出准确的分期。对于临床上不明确的肺部小结节，应予以随访。

对于早期的 OSCC（I 期及 II 期）治疗上一般首选手术而非放疗，因为前者的并发较少，但这方面尚缺乏设计精良的临床对照试验，因此该推荐主要基于临床经验。一项针对国家癌症数据库中 20 000 余例早期口腔癌患者的当代研究发现，首选放疗者的死亡风险显著高于首选手术治疗者，但应注意，该研究中绝大多数患者都接受了手术治疗。选择疗法时还需考虑原发肿瘤的具体部位，以及颈部有可能也需要治疗。

Ⅲ期和Ⅳ期口腔癌患者的治疗需兼顾原发肿瘤和颈部。

三、病例点评

口腔鳞状细胞癌(OCSCC)包括起源于唇、口底、舌体、下牙槽嵴、上牙槽嵴、磨牙后三角、硬腭和颊黏膜的肿瘤。因为局部晚期口腔癌出现局部区域性复发和疾病相关死亡的风险较高，通常需综合治疗。对于晚期OSCC患者来说，主要采用免疫、靶向、化疗及放疗为联合的治疗模式，并根据患者具体情况个体选择。由于手术的长期并发症通常比放疗少，因此对于可以转化治疗的患者来说，可以考虑先行新辅助治疗，为手术创造机会。诱导化疗在缩瘤，特别是对于提高手术切除率方面有着更重要的意义。所有患者术前都应由外科医生、放射肿瘤科医生和肿瘤内科医生进行评估，以制订术前治疗计划。

对于OCSCC术前免疫治疗的应用有待进一步研究，目前正在开展随机试验。从两项Ⅱ期临床研究中，我们看到接受纳武利尤单抗+伊匹木单抗术前治疗，或单剂帕博利珠单抗均可出现某种程度的肿瘤病理学缓解。本案例中，患者分期较晚，有颈部淋巴结转移，经MDT讨论后给予诱导治疗—手术—术后辅助治疗模式。根据本例患者给予靶向联合免疫联合化疗的诱导治疗方案，使病灶明显缩小，为手术创造了机会。术后完成辅助化疗及放疗，无疾病进展时间超过16m，治疗较为成功。

四、教学探讨

此例为典型的口底鳞状细胞癌。学员需要掌握口底鳞状细胞癌的临床表现特点、鉴别诊断、分期和治疗原则，肿瘤大小、浸润范围或深度，以及有无区域淋巴结转移，这对于治疗规划十分重要。对于OSCC分期，一般用美国癌症联合会(AJCC)和国际抗癌联盟(UICC)制定的TNM分期系统进行分期。新版的分期系统在肿瘤面积虽小但侵袭较深的方面做了更有效的改进。对于局部病变范围较大、有区域性淋巴结受累或远处转移的患者为Ⅲ期或Ⅳ期。这部分教学内容较为抽象，因此教师可结合解剖图示进行讲解。

在教学中，教师还应当结合治疗模式展开对不良反应及处置的讲解。鉴于口腔在言语、咀嚼和吞咽中的作用，手术和放疗均可对生活质量产生深远影响，因此所有局部区域性晚期口腔癌患者的治疗都需要进行仔细的患者遴选和手术规划。对局部晚期口腔癌患者采用综合治疗会增加严重并发症的风险。可能发生的直接手术并发症包括感染、出血、误吸、伤口破溃、皮瓣丢失和瘘。口腔和颈部照射可能导致黏膜炎、皮肤反应、口干燥症、味觉丧失和吞咽困难。晚期毒性反应可能包括皮肤和软组织萎缩和纤维化、放射性骨坏死、口干燥症和张口困难。此外，可根据病例的特点，结合药物最新研究和治疗进展给学员进行相关知识拓展。在教学中，需要引导学员以患者为中心，充分考虑患者的生理，心理需求，选择个体化治疗方案，加强人文关怀的引导。

参考文献

[1]张良，胡洁，曹丹.糖尿病眼病临床防治[M].广州：广东科技出版社,2020.

[2]陈有信.北京协和医院眼科病例精解[M].北京：科学技术文献出版社,2020.

[3]张铭连.新编临床眼科学[M].北京：人民卫生出版社,2019.

[4]刘家琦，李凤鸣.实用眼科学[M].3版.北京：人民卫生出版社,2020.

[5]杨仕明，申卫东.解放军总医院耳鼻咽喉头颈外科疑难病例集[M].北京：人民卫生出版社,2019.

[6]John A.DENT，Ronald M.HARDEN.医学教师必读实用教学指导[M].5版.北京：北京大学医学出版社,2019.

[7]李维业，黎晓新，徐国彤.糖尿病视网膜病变[M].北京：人民卫生出版社,2018.

[8]吴文灿.眼鼻相关微创外科学[M].北京：人民卫生出版社,2020.

[9]王宁利，杨柳.眼科学[M].北京：北京大学医学出版社,2019.

[10]张仁俊，钟兴武，张铭连.中西医眼科学[M].北京：科学出版社,2019.

[11]彭清华.中西医结合眼科学[M].北京：人民卫生出版社,2019.

[12]何文清，余青松.眼耳鼻咽喉口腔科学[M].华中科技大学出版社,2019.

[13]马芙蓉，刘博.耳鼻咽喉头颈外科分册[M].北京：人民卫生出版社,2020.

[14]张磊.头颈外科常见疾病的诊疗[M].南昌：江西科学技术出版社,2019.

[15]李玉明，李西达，陈礼明.临床教学缺陷与矫正[M].北京：科学出版社,2017.

[16]朱连云，彭尔佳.教师发展指导者课堂教学临床指导研究[M].上海：上海教育出版社,2016.

[17]恩德.临床教学的理论与实践[M].曾学军，黄晓明,王玉，等,译.北京：中国协和医科大学出版社,2014.

[18]梁红敏，彭云珠.临床教学组织与管理[M].昆明：云南科技出版社,2016.

[19]李宗芳，狄文.临床医学 PBL 教学案例集[M].北京：人民卫生出版社,2016.

[20]向清平，杨良枫，张绍凤，等.医学临床教学管理与实践[M].武汉：华中科技大学出版社,2015.